妇产科诊治纲要与案例精粹

FUCHANKE ZHENZHI GANGYAO YU ANLI JINGCUI

◎ 主编　孙慧霞　等

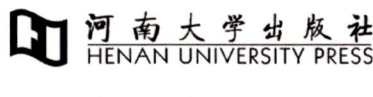

·郑州·

图书在版编目（CIP）数据

妇产科诊治纲要与案例精粹 / 孙慧霞等主编 .
郑州 : 河南大学出版社, 2025.1. -- ISBN 978-7-5649-6225-8

Ⅰ . R71

中国国家版本馆 CIP 数据核字第 2025YG4166 号

责任编辑：林方丽
责任校对：阮林要
封面设计：河南树青文化传播有限公司

出版发行：河南大学出版社
地　　址：郑州市郑东新区商务外环中华大厦 2401 号
邮　　编：450046
电　　话：0371-86059750（高等教育与职业教育出版分社）
　　　　　0371-86059701（营销部）
网　　址：hupress.henu.edu.cn

印　刷：广东虎彩云印刷有限公司
版　次：2025 年 1 月第 1 版
印　次：2025 年 1 月第 1 次印刷
开　本：787 mm × 1092 mm　1/16
印　张：16.25
字　数：361 千字
定　价：49.00 元

（本书如有印装质量问题，请与河南大学出版社营销部联系调换。）

编委会

主　编

孙慧霞　南阳市中心医院

滕　沫　广州医科大学附属第二医院

刘　冰　郑州大学第三附属医院

蔡园园　河南省中医院

　　　　（河南中医药大学第二附属医院）

副主编

朱　虹　江门市人民医院

程　恒　深圳市第三人民医院

李志莹　深圳市第三人民医院

曾庆松　荆州市第一人民医院

邓艳琴　荆门市人民医院

　　　　（荆楚理工学院附属中心医院）

主编简介

孙慧霞

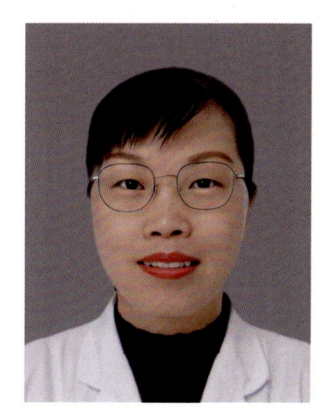

硕士毕业于郑州大学，现就职于南阳市中心医院妇科，副主任医师。从事妇产科工作10余年，2018年进修于陆军军医大学西南医院，主修妇科肿瘤及宫腹腔镜手术。擅长子宫肌瘤、子宫腺肌病、卵巢囊肿、子宫内膜异位症、异位妊娠等良性疾病的微创治疗，以及妇科恶性肿瘤的规范化综合治疗，对不孕症、异常子宫出血、内分泌疾病有独到见解，对妇科急危重症患者的抢救有丰富经验。任河南省科学保健学会妇幼健康专业委员会委员。发表论文10余篇，参编著作2部，获得河南省科技成果2项，获得国家发明专利1项。

滕 沫

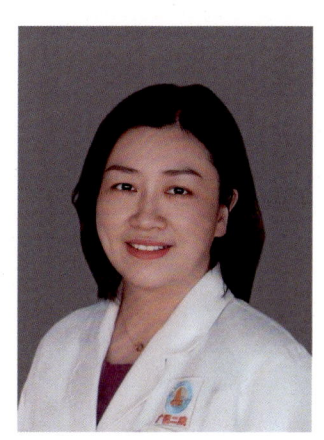

本科毕业于华中科技大学同济医学院，现就职于广州医科大学附属第二医院产科，主治医师。擅长产科常见疾病的诊治，如妊娠期糖尿病、妊娠期高血压、胎盘早剥、早产等疾病的诊治及管理，以及产科异常分娩的早期发现及处理，对于产科高危妊娠、产科急危重症患者的抢救有丰富临床经验，熟练开展产科常规手术操作。任广东省医师协会子宫内膜异位症专业委员会委员。参与、主持省市级课题多项，发表论文多篇。

刘　冰

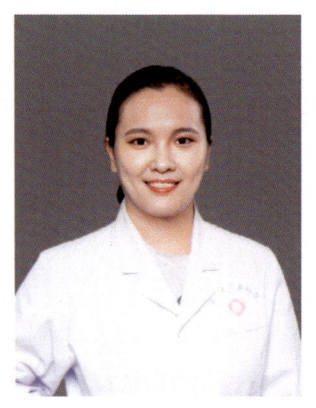

硕士毕业于西安交通大学妇产科学专业，现就职于郑州大学第三附属医院超声医学科，主治医师。从事胎儿出生缺陷及妇科常见病、疑难病的诊断工作 10 余年，擅长盆底功能障碍性疾病盆底超声检查及实时三维输卵管超声造影。获得中华医学胎儿基金会颁发的产前超声医师资格认证书和英国胎儿基金会 NT 筛查证书。

蔡园园

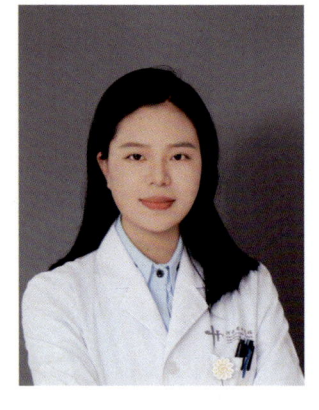

硕士毕业于河南中医药大学中医妇科专业，现就职于河南省中医院（河南中医药大学第二附属医院）妇科，主治医师，师从中原庞氏妇科第七代传承人张大伟老师。擅长运用中西医结合治疗先兆流产、不孕症、月经类病、痛经、多囊卵巢综合征、盆腔炎、阴道炎等妇科常见病。任河南省中医药学会妇科分会委员。发表论文 6 篇。

前 言

随着科学技术的发展和医疗技术的进步,妇产科疾病的诊疗有了突飞猛进的发展。但科学的发展并不平衡,有些患者因当地医疗水平和技术的限制而失去最佳的救治机会。为此我们特组织多名经验丰富的妇产科医生编写了本书,旨在帮助妇产科医生正确诊断及防治妇产科各种疾病,提高诊疗技术,降低疾病的发生率及死亡率,以保障广大女性的健康。

本书内容密切联系临床,力求实用。第一篇为妇科篇,主要介绍了子宫内膜异位性疾病、盆腔功能障碍性疾病、妇科内分泌疾病、妇科肿瘤等常见病的病因、临床表现、诊断及治疗,以及妇科疾病超声检查及妇科疾病中医诊疗的章节。第二篇为产科篇,主要介绍了病理妊娠、分娩并发症等相关内容。书中还加入了临床真实病例,将实际工作场景真实地予以再现,从中可以看到专业理论、医疗技术与临床思维的有机结合。

在本书的编写过程中,不仅融入了编者在工作中的大量临床经验和切身体会,还广泛参考了国内外的有关资料,这在帮助我们提高诊疗水平的同时,也进一步拓宽和提升了妇产科医务人员的知识结构和医疗水平。由于妇产科疾病的诊断和治疗方法发展飞快,一些新的治疗手段不断出现,书中难免有疏漏之处,敬请同行谅解。

编 者

目 录

妇科篇

第一章　子宫内膜异位性疾病 …………………………………… 2
第一节　子宫内膜异位症 ……………………………………………… 2
第二节　子宫腺肌病 …………………………………………………… 16
　　★子宫腺肌病保守性手术 ………………………………………… 17

第二章　盆腔功能障碍性疾病 …………………………………… 21
第一节　子宫脱垂 ……………………………………………………… 21
第二节　阴道前壁膨出 ………………………………………………… 29
第三节　尿失禁 ………………………………………………………… 32
第四节　肛门失禁 ……………………………………………………… 39

第三章　妇科内分泌疾病 ………………………………………… 45
第一节　功能失调性子宫出血 ………………………………………… 45
第二节　下丘脑功能性闭经综合征 …………………………………… 52
第三节　多囊卵巢综合征 ……………………………………………… 58
第四节　卵巢过度刺激综合征 ………………………………………… 63

第四章 妇科肿瘤 ··· 70

第一节 外阴癌 ··· 70
第二节 阴道肿瘤 ·· 80
第三节 妊娠性滋养细胞疾病 ·· 88
　★卵巢囊性畸胎瘤 ·· 91
　★卵巢黏液性囊腺瘤 ·· 93
　★Castleman 病（玻璃样血管型） ·· 95

第五章 妇科疾病超声检查 ·· 103

第一节 子宫疾病 ··· 103
第二节 卵巢疾病 ··· 118
　★卵巢成熟性畸胎瘤超声表现 ·· 135
　★卵巢黏液性囊腺瘤超声表现 ·· 136
　★卵巢子宫内膜异位囊肿超声表现 ··· 138
　★黏膜下子宫肌瘤超声表现 ·· 139
　★子宫内膜息肉超声表现 ··· 140

第六章 妇科疾病中医诊疗 ·· 142

第一节 痛经 ··· 142
第二节 闭经 ··· 149
第三节 多囊卵巢综合征 ·· 156
第四节 盆腔炎性疾病 ··· 159
第五节 子宫腺肌病 ·· 163

产科篇

第七章 病理妊娠 ······ 170

第一节 异位妊娠 ······ 170
第二节 前置胎盘 ······ 176
第三节 胎盘早剥 ······ 183
第四节 自然流产 ······ 189
第五节 胎儿窘迫 ······ 197
第六节 胎儿生长受限 ······ 200
第七节 羊水过多 ······ 205
★凶险性前置胎盘 ······ 209

第八章 分娩并发症 ······ 214

第一节 羊水栓塞 ······ 214
第二节 产科休克 ······ 231
第三节 子宫破裂 ······ 245

全书参考文献 ······ 251

妇科篇

第一章 子宫内膜异位性疾病

第一节 子宫内膜异位症

子宫内膜异位症（内异症）是由具有生长功能的子宫内膜组织［腺体和（或）间质］，在子宫腔被覆内膜和宫体肌层以外的部位生长，并出现周期性出血而引起的一种常见妇科病。近年来，相关文献报道该疾病的临床发病率为10%～15%，且有逐年增高的趋势。该疾病多见于30岁左右的育龄女性，生育少、生育晚的女性发病率高于多生育者。不孕症女性罹患此病的概率为正常女性的7～10倍，其发病率高达20%～40%。此病偶见于青春期发病，多与梗阻性生殖道畸形有关。而青春期前，如婴儿期、儿童期或青少年期极少有人患此病。绝经后，子宫内膜异位症病灶将随卵巢功能衰退而萎缩退化，再次发病的情况极少，一旦再次发病多与雌激素替代有关，这提示病变的发生及发展与卵巢功能密切相关。

子宫内膜异位症在组织学上是一种良性疾病，但却具有增生、浸润、种植、复发、恶变等恶性生物学潜能。90%的子宫内膜异位症病灶位于盆腔，特别是卵巢、直肠子宫陷凹、宫骶韧带等部位，也可以出现在直肠阴道隔、阴道、宫颈、直肠、膀胱、会阴切口部位、剖宫产切口部位、输卵管、阑尾、结肠、腹股沟管及腹膜后淋巴结等处，甚至在远离子宫的鼻腔、胸腔、脑膜、乳腺及四肢也偶有发生。子宫内膜异位症病灶分布如此之广，在良性疾病中罕见。

一、病因与发病机制

Rokitansky首次描述了子宫内膜异位症，虽然关于子宫内膜异位症发病机制的研究近年来已取得不少进展，但至今尚未完全阐明。子宫内膜异位症主要有以下几种学说。

（一）经血逆流与种植学说

早年Sampson提出月经期脱落的子宫内膜碎片，可随经血经输卵管逆流至盆腔，黏附并浸润种植在盆腔腹膜和卵巢表面，形成子宫内膜异位症。有人通过手术使猴的经血直接流入腹腔，若干时日后发现，部分实验猴的腹腔内出现了典型的子宫内膜异位症病灶。研究发现，在月经期，59%～79%的女性腹腔液中存在体外培养可成活的子宫内膜细胞。而且有子宫内膜异位症的女性，其逆流的经血容量及子宫内膜碎片的数量均比正常女性多，且经血逆流现象更为常见。临床发现生殖道畸形伴经血潴留者，常并发盆腔子宫内膜异位症；剖宫取胎术后、腹壁瘢痕处发生的子宫内膜异位症，很可能是由于手术过程中，小块子宫内膜被手术者不慎带入腹壁切口内引起的。由此可见，不论是通过经血逆流或医源性扩散，子宫内膜组织均可在身体其他部位种植，并发展为子宫内膜异位症。

经血逆流是一种常见的生理现象，但并不是所有女性都会发生内异症。目前研究发现：内异症患者的在位子宫内膜在黏附、侵袭和血管形成等多方面有别于正常子宫内膜，其根本差异很可能是基因表达的差异，如内异症女性的子宫内膜存在细胞周期蛋白、糖基化蛋白、同源核基因 A-10（HOXA10）、基质金属蛋白酶（MMPs）等基因的表达差异。而这些差异表达的基因可能是逆流经血中的内膜碎片发生黏附、侵袭和生长的关键因素，即不同人（患者与非患者）在位子宫内膜的差异是发生子宫内膜异位症的决定因素。故认为子宫内膜异位症的发病取决于患者在位子宫内膜的特性，经血逆流可能只是这一发病过程由潜能到实现的桥梁。

（二）体腔上皮化生学说

卵巢的表面上皮、腹膜上皮、腹股沟管的疝囊上皮和胸膜上皮等，与子宫内膜及输卵管黏膜一样，均来源于原始体腔上皮。Meyer 认为原始体腔上皮有高度分化的潜能，这些来源于体腔上皮的组织，在反复受到某些因素，如炎症、激素或经血等的刺激后，可向子宫内膜组织衍化，形成子宫内膜异位症。有研究发现，癌基因 K-ras 的激活可能诱导了卵巢表面上皮化生为卵巢子宫内膜异位症病灶的过程。这一学说似可解释病变的广泛性，但目前尚缺乏充分的临床依据和实验证明。

（三）淋巴及血行转移学说

Halban 首次提出远离盆腔的子宫内膜异位症可能是通过淋巴扩散的。除了盆腔淋巴结，不少学者在小静脉内也发现了子宫内膜组织。在盆腔子宫内膜异位症患者进行尸检中发现，20% 的盆腔淋巴结内有异位子宫内膜。Javert 观察到子宫静脉内存在子宫内膜组织，认为子宫内膜的腺体和间质细胞可以像恶性肿瘤般，先侵入子宫肌层或肌束间的淋巴管及微血管，然后再向邻近器官、腹膜后淋巴结及远处转移。

（四）免疫学说

早年，Weed 等发现子宫内膜异位症患者的宫腔内膜组织有淋巴细胞和浆细胞浸润，以及补体 C3 沉积，提出子宫内膜异位症的发病与免疫有关。由于子宫内膜异位症患者的自身抗体检出率较高，且不少患者同时患有类风湿性关节炎、系统性红斑狼疮等自身免疫性疾病，因而有人认为它是一种自身免疫性疾病。近年来，随着免疫学研究的深入，临床研究已经证明子宫内膜异位症患者的细胞免疫和体液免疫功能均有明显变化，认为患者机体免疫系统对盆腔内各种子宫内膜细胞的免疫清除能力的下降，是导致子宫内膜异位症发生的原因之一。研究发现，患者外周血和腹腔积液中的自然杀伤细胞（NK）的细胞毒活性明显降低。病变越严重者，NK 活性降低越明显。还有学者发现，NK 活性还与雌激素水平呈负相关，雌激素水平越高，NK 活性则越低，细胞毒性 T 淋巴细胞的活性亦下降。另一方面，有证据表明，内异症与亚临床腹膜炎症有关，表现在内异症患者腹腔积液量增加，腹腔积液中巨噬细胞明显增多且高度活化，释放大量具有不同生物活性的细胞因子；血清及腹腔积液中，免疫球蛋白 IgG、IgA 及补体 C3、C4 水平均增高，还出现抗子宫内膜抗体和抗卵巢组织抗体等多种自身抗体。以上免疫功能的种种变化说明，子宫内膜异位症与机体免疫功能异常密切相关，但两者的因果关系仍有待进一步探讨。

（五）遗传学说

在子宫内膜异位症患者中，7%～10% 的患者有家族史。直系亲属中有子宫内膜异位症患者，其发病的危险性明显增高，是正常人群的 7 倍以上，这说明本病有遗传倾向。最近的研究认为，子宫内膜异位症具有与卵巢癌相似的遗传特征，如异位内膜细胞有非整倍体核型、杂合子缺失、某些基因的突变等，据此推测该病症可能与卵巢癌类似，是以遗传为基础，受多因素诱导、多基因变化影响的遗传性疾病。

目前，关于子宫内膜异位症的病因研究已深入到细胞分子和基因的水平，并涌现出许多新的假说，如干细胞学说、表观遗传改变、在位内膜决定论等，但尚无单一理论可以解释所有内异症的发生。上述前三种学说仅能解释不同部位的子宫内膜组织的由来，但能否发展为子宫内膜异位症，可能主要取决于机体的免疫功能，尤其是细胞免疫功能、性激素水平及基因决定的个体易感性。

二、病理

子宫内膜异位症的基本病理变化是异位种植的子宫内膜受卵巢激素变化的影响而周期性出血，由此诱发局部的炎症反应，并伴有纤维细胞增生及纤维化，形成瘢痕性硬结，或与邻近器官紧密粘连。当病灶反复出血或出血较多时，血液在局部组织中积聚，形成大小不等的包块，这些包块称为子宫内膜样瘤。

（一）大体特征

绝大多数的子宫内膜异位症发生在盆腔，病灶的大体外观取决于病灶种植部位、活动程度及种植时间的长短。位于卵巢和腹膜的病灶，主要表现为周期性出血导致的周围组织纤维增生，从而形成囊肿；而位于直肠阴道隔、宫骶韧带等处的深部浸润性病灶，还可能出现平滑肌和纤维组织增生。

1. 卵巢内膜样囊肿

该疾病约 80% 的患者病变位于一侧卵巢，20% 的患者双侧卵巢受累，病灶通常位于卵巢深部。由于病灶反复出血，初始时卵巢表面囊泡内积血增多，并向卵巢深部扩张，逐渐形成一个灰蓝色或灰白色的卵巢囊肿。这些囊肿的直径大多在 10 cm 以内，囊壁厚薄不均，常与盆底、子宫及阔韧带后叶及腹膜粘连。由于异位内膜在卵巢皮质内生长并周期性出血，陈旧性血液可聚集在囊内形成暗咖啡色、黏稠状液体，似巧克力样，故又称为卵巢巧克力囊肿。值得注意的是，任何卵巢囊肿有陈旧性出血时，其内容物均可呈巧克力糖浆样。因此在诊断卵巢内膜样囊肿时，需结合组织学及临床表现全面考虑。

2. 浅表子宫内膜异位症

该疾病的病变可位于卵巢表浅或盆、腹膜和脏器浆膜面。由于腹腔镜的广泛应用，人们发现病灶呈多种形态，早期呈斑点状或小泡状突起，单个或数个呈簇状分布，无色素沉着。病灶可因出血时间不同、残留脱落组织的量不同而呈不同颜色，包括红色、紫蓝色、褐黄及棕黑色等。新近出血者，病灶颜色较鲜红；出血较陈旧者，病灶颜色较暗。在卵巢表面可见红色或棕褐色斑点或小囊泡。出血逐渐吸收后，病灶呈淡黄色或白色，似腹膜瘢痕。手术中辨认病灶可进行热色实验（HCT），即将可疑病变部位加热，其内的含铁血黄素会呈现出棕褐色。此外，还有一些病灶表现为局部腹膜缺损。

3. 深部浸润型子宫内膜异位症

深部浸润型子宫内膜异位症是指浸润深度大于 5 mm 的子宫内膜异位症，病灶多位于直肠阴道隔、宫骶韧带、肠道、膀胱、输尿管等部位。病变区域伴有明显的平滑肌和纤维组织增生，从而形成坚硬的结节。病灶反复出血及纤维化后，与周围组织或器官发生粘连。直肠子宫陷凹常因粘连而变浅，甚至完全消失，使子宫后屈固定。病变向阴道黏膜发展时，在阴道后穹隆形成多个息肉样赘生物或结节样瘢痕。月经期，有的病灶表面黏膜出现小的出血点。随病程进展，直肠阴道隔的病灶结节逐渐增大，形成包块，甚至压迫直肠。少数患者病变可累及直肠黏膜，出现月经期便血；若侵入直肠或乙状结肠壁，则可能诱发恶性病变，甚至导致完全梗阻。

（二）镜下特征

早期和较小的病灶，在显微镜下常能够观察到典型的子宫内膜腺体与间质，以及吞噬了大量含铁血黄素的巨噬细胞。卵巢内膜样囊肿的内壁通常被子宫内膜样上皮细胞覆盖。当囊肿较大时，由于反复出血和囊内压力的影响，囊壁会变薄，内衬上皮可脱落或萎缩，因而有些研究仅在囊壁皱褶处发现少许残存的子宫内膜样上皮细胞和少量内膜间质细胞；有些囊肿上皮可全部脱落，囊壁仅见大量含铁血黄素细胞或含铁血黄素沉积。现通常认为，子宫内膜异位症的异位内膜组织有四种成分：子宫内膜腺体、子宫内膜间质、纤维素和富含含铁血黄素的巨噬细胞，确诊时需要观察到两种以上成分。当组织学检查缺乏子宫内膜异位症的证据时，应结合临床进行诊断。

异位的子宫内膜组织与宫腔内膜相似，具有雌、孕激素受体（ER、PR），但 ER、PR 含量均较宫腔内膜低，且 ER 在月经周期中无明显变化。因此，在月经周期，异位的子宫内膜组织虽也可随卵巢激素的变化而出现增生或分泌反应，但其反应程度一般不及宫腔内膜敏感，尤其对孕激素的反应更差，故异位的子宫内膜与宫腔内膜的组织学变化往往不同步，且异位子宫内膜多呈增生期改变。

（三）恶变

子宫内膜异位症是一种良性疾病，但其中少数可发生恶变，文献报告的恶变率多小于1%。恶变部位多见于卵巢，发展为卵巢内膜样腺癌、卵巢透亮细胞癌、卵巢浆液性腺癌或卵巢黏液性腺癌等。流行病学研究显示：子宫内膜异位症和卵巢癌之间存在某种关联，患有子宫内膜异位症的女性发生卵巢癌的相对危险度为普通人群的 1.3～1.9 倍。分子生物学研究发现，子宫内膜异位症具有与恶性肿瘤相似的一些性质，如病灶细胞的单克隆生长、抑癌基因的突变等。卵巢癌，尤其是卵巢透亮细胞癌和卵巢内膜样腺癌，合并子宫内膜异位症者并不少见，文献报告记录显示合并概率分别高达 17.4%～53.0% 与 11%～33%，并认为合并子宫内膜异位症的卵巢癌细胞分化较好，5 年生存率较高。但如果要证明卵巢癌是由异位的子宫内膜组织恶变而来，应符合 Sampson 所提出的诊断标准，即癌组织与异位的子宫内膜组织位于同一卵巢上；两者共存的卵巢为原发病灶，而不是由其他部位转移而来；癌组织中有被特征性的子宫内膜间质包围的子宫内膜样腺体。

临床上出现以下情况时，需警惕子宫内膜异位症是否发生恶变：①肿块增大迅速；②绝经后肿块不缩小或出现新肿块；③疼痛节律改变；④影像学检查提示囊壁内有乳头状物质，囊壁局部不规则增厚，病灶血流丰富；⑤血清 CA125 水平明显升高或呈现进行性升高。

三、症状

子宫内膜异位症的临床表现多种多样，表现取决于生长的部位和严重程度。其典型的三联症是痛经、性交痛和排便困难，但仍有约 25% 的患者无症状。

（一）痛经

子宫内膜异位症有 60%～70% 的患者有痛经的症状，常为继发性痛经伴进行性加剧。患者多于月经前 1～2 天开始出现下腹和（或）腰骶部胀痛，经期第 1～2 天症状加重，月经净后疼痛逐渐缓解。病灶位于宫骶韧带及直肠阴道隔的患者，疼痛可向臀部、会阴及大腿内侧放射；病变较广及严重的患者，还可能出现经常性的盆腔痛，痛经较重，常需服止痛药，甚至必须卧床休息。疼痛的程度通常与病灶深度有关，宫骶韧带和直肠阴道隔等深部浸润性病灶，即使病灶较小，亦可出现明显的痛经；卵巢内膜样囊肿，尤其是囊肿较大者，疼痛也可较轻，甚至毫无痛感。这种痛经与经前水肿及血液和内膜碎片外渗引起的周围组织强烈的炎症反应有关，而炎症反应主要与病灶局部前列腺素（PG）增高有关。月经期异位的子宫内膜组织释放大量 PG，局部诱发炎症反应，使病灶高度充血水肿和出血，产生大量激肽类致痛物质，刺激周围的神经末梢感受器从而引起疼痛。有报告称，痛经越严重，病灶中的 PG 浓度越高。此外，近期研究显示：子宫内膜异位症女性的病灶局部存在感觉神经纤维末梢的分布，并且神经纤维的分布密度高于正常对照组女性，这亦提示在痛觉传导过程中，子宫内膜异位症女性的痛经感觉可能更为严重。

（二）性交痛

病灶位于宫骶韧带、直肠子宫陷凹及直肠阴道隔的患者，因性交时触碰这些部位，可能出现盆腔深部疼痛。国外报告，性交痛的发生率为30%～40%。月经前，病灶充血水肿，性交痛更明显。因子宫内膜异位症所致的严重盆腔粘连，亦能引发性交痛。

（三）排便困难

当病变累及宫骶韧带、直肠子宫陷凹及直肠阴道隔时，由于月经前或月经期异位内膜的肿胀，粪便通过宫骶韧带时，可能出现典型的排便困难和便秘。

（四）不孕

不孕是子宫内膜异位症的主要症状之一。据统计，子宫内膜异位症中40%～60%的患者有不孕症，不孕症中25%～40%为子宫内膜异位症。由此可见两者关系的密切。

子宫内膜异位症引起不孕的原因，除输卵管和卵巢周围粘连、输卵管扭曲及管腔阻塞等机械因素外，一般认为还与下列因素有关。

1. 盆腔微环境改变

子宫内膜异位症患者的腹腔液量增多，腹腔液中的巨噬细胞数量增多且活力增强，不仅可吞噬更多的精子，还可释放IL-1、IL-6、IFN等多种细胞因子，这些活性物质进入生殖道内，可通过不同方式影响精子的功能及卵子的质量，从而不利于受精过程及胚胎着床发生。

2. 卵巢内分泌功能异常

子宫内膜异位症患者中，约25%的患者黄体功能不健全，17%～27%的患者有未破裂卵泡黄素化综合征（LUFS）。Donnez和Thomas发现，在腹腔镜下，中度和重度子宫内膜异位症患者中分别只有28%和49%有排卵滤泡小斑。这一数值显著低于正常对照组和轻微病变组的91%和85%的排卵滤泡小斑形成率。

3. 子宫内膜局部免疫功能异常

患者的体液免疫功能增强，子宫内膜上有IgG、IgA及补体C3、C4沉着，还产生抗子宫内膜抗体。后者通过补体作用可对子宫内膜造成免疫病理损伤，进而干扰孕卵的着床和发育，可能导致不孕或早期流产。

（五）月经失调

部分患者可因黄体功能不健全或无排卵而出现月经期前后阴道少量出血、经期延长或周期紊乱。有的患者因合并子宫肌瘤或子宫腺肌病，也可出现经量增多。

（六）急性腹痛

较大的卵巢内膜样囊肿，可因囊内压力骤增而破裂，囊内容物流入腹腔刺激腹膜，产生剧烈腹痛；常伴有恶心、呕吐及肠胀气，疼痛严重者甚至出现休克。其临床上需与输卵管妊娠破裂、卵巢囊肿蒂扭转等急腹症一起鉴别。通常，卵巢内膜样囊肿破裂多发生在月经期或月经前后。阴道后穹隆穿刺若抽出咖啡色或巧克力色液体，可确诊为本病。

（七）直肠、膀胱刺激症状

病灶位于直肠阴道隔、直肠或乙状结肠，可出现与月经有关的周期性排便痛，以及肛门和（或）会阴部坠胀及排便次数增多。若病灶压迫肠腔，可致排便困难。少数病变累及直肠黏膜，可出现月经期便血。

病灶位于膀胱和输尿管，可出现尿频、尿急和周期性血尿。若病灶压迫输尿管，可并发肾盂积水和反复发作的肾盂肾炎。

四、体征

子宫内膜异位症的典型体征为：妇科检查发现宫骶韧带和（或）子宫颈后上方、直肠子宫陷凹等处有质地较硬的小结节，多为绿豆至黄豆大小，常有压痛。子宫大小正常，多数因与直肠前壁粘连而呈后位，活动受限。有的因合并子宫肌瘤或子宫腺肌病，其子宫亦可增大。于一侧或双侧附件区可扪及囊性包块，囊壁较厚，常与子宫、阔韧带后叶及盆底粘连并固定，亦可有轻压痛。

深部浸润型子宫内膜异位症病灶多位于后穹隆。检查时，后穹隆黏膜呈息肉样或乳头状突起，触时呈瘢痕样硬性结节，有的结节融合并向骶韧带或直肠阴道隔内发展，形成包块，常有压痛。月经期，病灶表面可见暗红色的出血点。

腹壁及会阴手术瘢痕的子宫内膜异位症，可于局部扪及硬结节或包块，边界欠清楚，常有压痛。病变较表浅或病程较长者，表面皮肤可呈紫铜色或褐黄色。月经期，患者除局部疼痛外，包块常增大，压痛更明显。

五、诊断

子宫内膜异位症是妇科的常见病，典型病例根据病史和体征不难诊断，但有些患者的症状与体征不相称。例如，有明显痛经者，妇科检查并无异常发现；而盆腔有明显包块者，却毫无症状，因而造成诊断困难。

诊断子宫内膜异位症应行盆腔三合诊检查，特别注意宫骶韧带及直肠子宫陷凹有无触及痛性结节或小包块，必要时可在月经周期的中期和月经期的第2天，各做一次妇科检查，如发现月经期结节增大且压痛更明显，或盆腔出现新的结节，可诊断为子宫内膜异位症。当临床诊断困难时，可采取以下方法协助诊断。

（一）B 超检查

妇检发现或怀疑有盆腔包块时，可行 B 超检查。卵巢内膜样囊肿的图像特征多为单房囊肿，位于子宫的一侧或双侧，囊壁较厚，囊内为均匀分布的细小弱光点。若囊肿有出血或出血量较多时，囊内可能出现液性暗区；陈旧血块机化后，可见液性暗区间有小片状增强回声区。有的囊肿可有分隔或多房，囊内回声不一致。但 B 超对于一些较小的囊肿、浅表子宫内膜异位症及深部浸润型子宫内膜异位症的检出率不高。

（二）磁共振成像（MRI）

磁共振成像为多方位成像，组织对比度较好，分辨率高。卵巢内膜样囊肿，由于囊肿反复出血，使其 MRI 信号呈多样性的特征，囊内形成分层状结构，囊肿边缘锐利。据调查研究：① T_1 加权像显示高信号；② T_2 加权像部分或全部显示高低混杂信号，可以诊断为内膜样囊肿。MRI 对发现深部浸润型子宫内膜异位症有较高的敏感性和特异性。

（三）血清 CA125 检测

子宫内膜异位症患者的血清 CA125 值常增高，但多数在 100 U/mL 以下。由于 CA125 的升高并无特异性，而且病变较轻者 CA125 值往往正常（＜ 35 U/mL）。因此，一般认为 CA125 检测用于诊断子宫内膜异位症的价值不大。

（四）腹腔镜检查

目前认为腹腔镜检查是诊断子宫内膜异位症的金标准。腹腔镜检查可以发现影像学不能诊断的腹膜病灶。通常，腹膜的红色及褐色病灶容易发现；而无色素沉着的病灶和仅有腹膜粘连的情况，可用热–色试验加以识别；若病灶中有含铁血黄素沉着，局部加热后病灶呈棕黑色，即可确认为子宫内膜异位症。必要时可取活检证明。腹腔镜检查还可了解盆腔粘连的部位与程度，卵巢是否有内膜样囊肿及输卵管是否通畅等。但资料显示，即使是腹腔镜检查，一些早期、不典型的子宫内膜异位症病灶仍有遗漏的可能性，漏诊率仍达 5%～10%，能否识别出早期不典型的子宫内膜异位症病灶主要与手术医师的经验有关。

六、鉴别诊断

（一）卵巢恶性肿瘤

患者除下腹或盆腔可扪及包块外，直肠子宫陷凹内常可扪及肿瘤结节，但与子宫内膜异位症不同的是包块较大，多为实质性或囊实性，常伴有腹腔积液，癌结节较大且无压痛。患者病程较短，一般情况较差，多数血清 CA125 升高更为明显，彩色多普勒超声显示肿块内部血供丰富，必要时抽取腹腔积液行细胞学检查，有条件可行 MRI 或腹腔镜检查加以确诊。

（二）盆腔炎性包块

急性盆腔感染，若未及时彻底治疗，可转为慢性炎症，在子宫双侧或一侧形成粘连性包块。患者常感腰骶部胀痛或痛经，也有患者会不孕，但其痛经程度较轻，也不呈进行性加剧。多数有急慢性盆腔感染病史，用抗生素治疗有效。包块位置较低者，可经阴道后穹隆穿刺包块，若抽出巧克力色黏稠液体，可诊断为卵巢内膜样囊肿。

结核性盆腔炎也可在子宫旁形成包块及有压痛的盆腔结节。患者除不孕外，有的会出现经量减少或闭经；若患者有结核病史，或胸部X线检查发现有陈旧性肺结核，对诊断生殖道结核有重要参考价值。进一步检查可行诊断性刮宫、子宫输卵管碘油造影以协助诊断。

（三）直肠癌

发生在直肠阴道隔的子宫内膜异位症，有时需与直肠癌区分。直肠癌病变最初位于直肠黏膜，患者较早出现便血和肛门坠胀，且便血与月经无关，肿瘤向肠壁及直肠阴道隔浸润而形成包块；三合诊检查包块较硬，表面高低不平，直肠黏膜不光滑，肛检指套有血染。子宫内膜异位症较少侵犯直肠黏膜，患者常有痛经、经期肛门坠胀或大便次数增多；病变累及黏膜可出现经期便血。病程较长，患者一般情况较好。直肠镜检查并行组织学活检即可明确诊断。

（四）子宫腺肌病

痛经症状与子宫内膜异位症相似，但通常更为严重和难以缓解。妇科检查时子宫多呈均匀性增大，球形，质硬，经期检查触痛明显。本病常与子宫内膜异位症合并存在。

七、临床分期

子宫内膜异位症的临床分期见表1-1。

表1-1 子宫内膜异位症的分期（R-AFS）

类别	异位病灶				粘连				直肠子宫陷凹封闭的程度	
	位置	大小（cm）			程度	范围				
		<1	1~3	>3		<1/3包裹	1/3~2/3包裹	>2/3包裹	部分	完全
腹膜	表浅	1	2	3	—	—	—	—	—	—
	表深	2	4	6	—	—	—	—	—	—
卵巢	右侧，表浅	1	2	4	右侧，轻	1	2	4	—	—
	右侧，表深	4	16	20	右侧，重	4	8	16	—	—
	左侧，表浅	1	2	4	左侧，轻	1	2	4	—	—
	左侧，表深	4	16	20	左侧，重	4	8	16	—	—

续表

类别	异位病灶				粘连				直肠子宫陷凹封闭的程度	
	位置	大小（cm）			程度	范围				
		<1	1~3	>3		<1/3包裹	1/3~2/3包裹	>2/3包裹	部分	完全
输卵管	-	-	-	-	右侧，轻	1	2	-	-	-
	-	-	-	-	右侧，重	4	8	4	-	-
	-	-	-	-	左侧，轻	1	2	16	-	-
	-	-	-	-	左侧，重	4	8	4	-	-
直肠子宫陷凹封闭	-	-	-	-	-	-	-	-	4	40

（1）输卵管伞端全部包入应评为16分。

（2）此分期法将内膜异位症分为四期。Ⅰ期（微型）：1~5分；Ⅱ期（轻型）：6~15分；Ⅲ期（中型）：16~40分；Ⅳ期（重型）：>40分。

美国生殖医药协会（ASRM）针对这一问题再次对R-AFS进行评估后，作如下补充建议。

1）增加一个记录病灶形态的图表，将腹膜病灶归纳为红色（包括红色、粉红色和透明病灶）、白色（包括白色、黄褐色病灶和腹膜缺损）及黑色（蓝色和黑色病灶）三类，并要求注明各类病灶所占百分比。

2）为了评分更正确，卵巢内膜样囊肿应有组织学证明，否则必须符合以下几点：①囊肿直径>2cm；②囊肿与盆壁或阔韧带粘连；③卵巢表面见子宫内膜异位症病灶；④囊内容物为柏油样稠厚的巧克力色液体。

3）进一步明确直肠子宫陷凹封闭情况的划分，若在宫骶韧带下方仍可见到部分正常腹膜，应定为直肠子宫陷凹部分封闭，否则为完全封闭。

作以上补充规定后是否能弥补R-AFS的不足，尚有待临床验证。

八、治疗

迄今为止，尚无一种理想的根治子宫内膜异位症的方法，无论是药物治疗还是保守性手术治疗，术后的复发率仍相当高，而根治则须以切除全子宫双附件为代价。因此，应根据患者年龄、生育要求、症状轻重、病变部位和范围，以及有无并发症等全面考虑，给予个体化治疗方案。

（一）一般原则

1. 要求生育者

（1）即使是无症状或症状轻微的微型和轻度子宫内膜异位症患者，也多建议行腹腔镜检查，而不主张期待疗法。由于子宫内膜异位症是一种进行性发展的疾病，早期治疗可防止病情进展及减少复发。因此，如果是行腹腔镜诊断者，应同时将病灶消除。术后无排卵者可给予控制性促排卵，年龄＞35岁可考虑积极的辅助生育技术，以提高妊娠率。

（2）有症状的轻度和中度子宫内膜异位症患者，可选择腹腔镜手术和（或）联合药物治疗，术后或停药后可考虑促排卵治疗，以提高妊娠率。

（3）重度子宫内膜异位症或有较大的卵巢内膜样囊肿（直径≥5 cm）者、直径2～4 cm连续2～3个月经周期者，宜选择腹腔镜检查及手术治疗。有文献报道，手术前后给予药物治疗2～3个月，不仅能使手术顺利进行，还有利于减少术后复发。停药后再促排卵或加以其他辅助生育技术。

2. 无生育要求者

（1）无症状者，若盆腔肿块直径＜2 cm，且无临床证据提示肿块为恶性肿瘤，包括CA125正常水平，多普勒超声显示肿块血供不丰富，阻力指数＞0.5，可定期随访或给予药物治疗；若盆腔肿块在短期内明显增大或肿块直径已达5 cm以上，或CA125显著升高，无法排除恶性肿瘤可能者，则需行手术治疗。

（2）有痛经的轻、中度子宫内膜异位症患者，可用止痛药对症治疗。症状较重或伴经常性盆腔痛者，宜口服避孕药，或先用假孕疗法、假绝经疗法3～4个月，然后再口服避孕药维持治疗。

（3）症状严重且盆腔包块＞5 cm，或药物治疗无效者，须手术治疗。根据患者年龄和病情，选择根治性手术或仅保留卵巢的手术。若保留卵巢或部分卵巢，术后宜药物治疗2～3个月，以减少复发。

3. 卵巢内膜样囊肿破裂者

卵巢内膜样囊肿破裂者须急诊手术，行囊肿剥除或一侧附件切除术，对侧卵巢若有病灶一并剔除，保留正常卵巢组织。术后予以药物治疗。

（二）治疗方法

1. 药物治疗

（1）假孕疗法：早年Kistner（希斯特纳）模拟妊娠期体内性激素水平逐渐增高的变化，采用雌、孕激素联合治疗子宫内膜异位症取得成功，并将此种治疗方法称为假孕疗法。治疗期间患者出现闭经及恶心、呕吐、嗜睡和体重增加等不良反应。最初，由于激素剂量过大，患者多难以坚持治疗。随后将剂量减小，每日服炔诺酮5 mg、炔雌醇0.075 mg，其疗效相当，而不良反应明显减轻。假孕疗法疗程长，需连续治疗6～12个月，症状缓解率可达80%左右，但妊娠率仅20%～30%，停药后复发率较高。目前对要求生育者，一般不再单独选择此种方法治疗。

（2）孕激素类药物：单纯采用孕激素治疗可抑制子宫内膜增生，使异位的子宫内膜萎缩，患者会出现停经。一般采用甲羟黄体酮、18-甲基炔诺酮等，治疗期间如出现突破性阴道出血，可加少量雌激素，如炔雌醇 0.03 mg/d 或结合雌激素（倍美力）0.625 mg/d。治疗后的妊娠率与假孕疗法相当，但不良反应较轻，患者多能坚持治疗。

（3）假绝经疗法如下。

1）达那唑：一种人工合成的 17α-乙炔睾酮的衍生物，具有轻度雄激素活性。它通过抑制垂体促性腺激素的合成与分泌，抑制卵泡的发育，使血浆雌激素水平降低；同时，它还可能与雌激素受体结合，导致在位和异位的子宫内膜萎缩，患者出现闭经，因而又称此种治疗为假绝经疗法。体外实验证明，达那唑可抑制淋巴细胞增生和自身抗体的产生，具有免疫抑制作用。推测达那唑还可能通过净化盆腔内环境，减少自身抗体的产生等提高受孕能力。常用剂量为 400～600 mg/d，分 2～3 次口服，于月经期第 1 天开始服药，连续 6 个月。症状缓解率达 90%～100%，停药 1～2 个月内可恢复排卵。治疗后的妊娠率为 30%～50%。若 1 年内未妊娠，其复发率为 23%～30%。

达那唑的不良反应，除可出现痤疮、乳房变小、毛发增多、声调低沉及体重增加等轻度男性化表现外，少数可致肝脏损害，出现血清转氨酶升高，故治疗期间需定期检查肝功能，如发现异常，应及时停药，一般在停药 2～3 周后肝功能可恢复正常。阴道或直肠使用达那唑栓可减少全身用药的不良反应，有较好的疗效。

2）孕三烯酮：一种 19-去甲睾酮的衍生物，作用机制与达那唑相似，但雄激素作用较弱。由于它在体内的半衰期较长，故不必每天服药。通常从月经期第 1 天开始服药，每次服 2.5 mg，每周服 2 次。治疗后的妊娠率与达那唑相近，但不良反应较轻，较少出现肝脏损害，停药后的复发率亦较高。有人报告停药 1 年的复发率为 25%。

3）促性腺激素释放激素激动剂（GnRH-a）：是人工合成的 10 肽类化合物，作用与垂体促性腺激素释放激素（GnRH）相同，但其活性比 GnRH 强 80～100 倍。持续给予 GnRH-a 后，垂体的 GnRH 受体将被耗尽而呈现降调作用，使促性腺激素分泌减少，卵巢功能明显受抑制而闭经。因其体内雌激素水平极低，故一般称之为"药物性卵巢切除"。

GnRH-a 有皮下注射和鼻腔喷雾两种剂型，GnRH-a 乙酰胺喷雾剂为每次 200～400 mg，每日 3 次；皮下注射剂有每日注射 1 次和每月注射 1 次，目前应用较多的是每月 1 次，如戈舍瑞林长效制剂（又名诺雷德 zoladex），它是一种可生物降解，持续释放的 GnRH-a，每针 3.6 mg，于月经期第 1 天腹壁皮下注射第 1 针，以后每 4 周注射 1 次，一般连续注射 3～6 次。大多数患者于开始治疗的 8 周内停经，末次注射后的 2～3 个月内月经复潮。

GnRH-a 治疗的不良反应为低雌激素血症引起的潮热、出汗、外阴及阴道干涩、性欲减退和骨质丢失，长期用药可致骨质疏松。为预防低雌激素血症和骨质疏松，可采用反加疗法（add-back），即在 GnRH-a 治疗期间，加小量雌激素或植物类雌激素，如黑升麻提取物。有报道称，血浆 E_2 水平控制在 30～50 ng/L 范围内，既可防止骨质疏松，又不致影响 GnRH-a 的疗效。通常在给 GnRH-a 2～3 次后，应加倍美力 0.3～0.625 mg/d 及甲羟黄体酮 2 mg，或服 7-甲炔诺酮（利维爱）2.5 mg/d。GnRH-a 的疗效优于达那唑，但无男性化和肝脏损害，故更安全。

2. 手术治疗

手术治疗的目的：①明确诊断及进行临床分期；②清除异位内膜病灶及囊肿；③盆腔粘连及恢复盆腔正常解剖结构；④治疗不孕；⑤缓解和治疗疼痛等症状。

手术方式有经腹手术和经腹腔镜手术，由于后者创伤小，恢复快，术后较少形成粘连，现已成为治疗子宫内膜异位症的最佳处理方式。目前认为，以腹腔镜确诊，手术与药物治疗为子宫内膜异位症治疗的金标准。

（1）保留生育功能的手术：对要求生育的年轻患者，应尽可能行保留生育功能的手术，即在保留子宫、输卵管和正常卵巢组织的前提下，尽可能清除卵巢、盆腔及腹膜的子宫内膜异位症病灶，分离输卵管周围粘连等。术后疼痛缓解率达80%以上，妊娠率为40%～60%。若术后1年不孕，复发率较高。

（2）半根治手术：对症状较重且伴有子宫腺肌病，又无生育要求的患者，宜切除子宫及盆腔病灶，保留正常的卵巢或部分卵巢。由于保留了卵巢功能，患者术后仍可复发，但复发率明显低于行保守手术者。

（3）根治性手术：即行全子宫及双侧附件切除术。由于双侧卵巢均已切除，残留病灶将随之萎缩退化，术后不再需要药物治疗，也不会复发。但病变广泛且粘连严重者，术中可能残留部分卵巢组织。为预防卵巢残余综合征的发生，术后药物治疗2～3月。

（4）缓解疼痛的手术：对部分经多次药物治疗无效的顽固性痛经患者，还可试采取以下两种手术方案缓解疼痛。①宫骶神经切除术（LUNA）：即切断多数子宫神经穿过的宫骶韧带，将宫骶韧带与宫颈相接处1.5～2.0 cm的相邻区域切除或激光破坏。②骶前神经切除术（PSN）：在下腹神经丛水平切断子宫的交感神经支配。近期疼痛缓解率较好，但远期复发率高达50%。

（三）子宫内膜异位症复发

子宫内膜异位症复发是指手术切尽内异灶后又重新生长出新的子宫内膜异位症病灶，需与既往手术未切尽、病灶在术后复燃相区别。内异症复发包括以下几点：①子宫内膜异位症相关症状的复发；②临床检查发现新的深部浸润型子宫内膜异位症；③超声或核磁共振成像（MRI）提示出现新的卵巢内膜样囊肿；④MRI提示出现新的深部浸润型子宫内膜异位症；⑤再次行腹腔镜手术取得子宫内膜异位症的组织病理学证据。

内异症术后的复发率较高，保守性手术后1年和2年的复发率可达10%和15%。手术联合药物治疗可能对于减少复发有一定的作用，但仍需大规模的临床试验加以验证，而手术和药物治疗是否规范直接影响术后复发率的高低。

（四）子宫内膜异位症恶变

以下情况要警惕恶变：①囊肿过大，直径 > 10 cm 或有明显增大趋势；②绝经后又有复发；③疼痛节律改变，痛经进展或呈持续性；④影像检查卵巢囊肿腔内有实性或乳头状结构，或病灶血流丰富；⑤血清 CA125 明显升高（> 200 IU/mL）。

子宫内膜异位症恶变诊断标准：①癌组织与内异症组织并存于同一病变中；②两者有组织学的相关性，有类似于子宫内膜间质的组织围绕于特征性内膜腺体，或有陈旧性出血；③排除其他原发肿瘤的存在，癌组织发生于内异症病灶而不是从其他部位浸润转移而来；④有内异症向恶性移行的形态学证据，或良性内异症与恶性肿瘤组织相接。恶变的部位主要在卵巢，其他部位如直肠阴道隔、腹部或会阴切口等较少。一旦恶变，应要遵循卵巢癌的治疗原则。

九、预防

尽管子宫内膜异位症的发病机制尚未完全阐明，但针对流行病学调查发现的某些高危因素，采取一些相应的措施，仍有可能减少子宫内膜异位症的发生。

（一）月经失调和痛经者

劝导晚婚女性，尤其是伴有月经失调和痛经者，尽早生育。若婚后 1 年尚无生育，应行不孕症的有关检查。

（二）暂无生育要求或已有子女者

若有痛经、经量增多或月经失调，建议口服避孕药，既可避孕，还可能减少子宫内膜异位症的发生。

（三）直系亲属中有子宫内膜异位症患者

有原发性痛经者，建议周期性服用黄体酮类药物或避孕药，并坚持有规律的体育锻炼。

（四）尽早治疗并发经血潴留的疾病

如处女膜无孔、阴道及宫颈先天性闭锁或粘连等。

（五）防止医源性子宫内膜异位症的发生

（1）凡进入宫腔的腹部手术和经阴道分娩的会阴切开术，在缝合切口前，应用生理盐水冲洗切口，以免发生瘢痕子宫内膜异位症。

（2）施行人工流产电吸引术时，在吸管出宫颈前，应停止踩动吸引器，以使宫腔压力逐渐回升，避免吸管出宫颈时，在宫腔压力骤变的瞬间，将宫内膜碎片挤入输卵管和盆腔。

（3）输卵管通液或通气试验，以及子宫输卵管碘油造影等，均应在月经干净后 3～7 天内进行，以免手术中将月经期脱落的子宫内膜碎片送至盆腔。

（孙慧霞）

第二节 子宫腺肌病

子宫腺肌病（adenomyosis）是指子宫内膜腺体和间质存在于子宫肌层中，约15%的子宫腺肌病同时合并内异症。以往曾称之为内在性内异症，而将非子宫肌层的内异症称为外在性内异症以示区别。但两者的发病机制和对性激素的敏感性有所不同，内异症对孕激素敏感，子宫腺肌病对孕激素不敏感。

一、病因

本病病因至今不明确。目前多数研究者认为子宫腺肌病是基底层内膜细胞增生、侵入到肌层间质的结果。遗传、子宫内膜基底层损伤（如多次妊娠、刮宫和剖宫产、慢性子宫内膜炎）、高雌激素血症和病毒感染与本病发生关系密切。其中，高雌激素血症与子宫腺肌病的关系尤为引人注目。

二、病理

1. 巨检

子宫多呈均匀增大，球形，一般不超过12周妊娠子宫大小。子宫肌层病灶有弥漫型及局限型两种。一般多为弥漫性生长，剖面可见肌层明显增厚、变硬，在肌壁中见到粗厚的肌纤维带和微囊腔，腔中偶见陈旧血液。少数子宫内膜在子宫肌层中呈局限性生长形成结节或团块，类似子宫肌壁间肌瘤，称子宫腺肌瘤（adenomyoma）。其剖面缺乏子宫肌瘤明显且规则的漩涡状结构，周围无包膜，与四周肌层无明显分界，因而难以将其自肌层剥出。

2. 镜检

子宫肌层内呈岛状分布的子宫内膜腺体与间质是本病的镜下特征。因其他疾病切除的子宫作连续切片检查发现，10%~30%的切片在子宫肌层中有子宫内膜组织，故诊断子宫腺肌病的确切侵袭深度仍然存在一些争议。现多数采用的深度标准是3 mm，或内膜基底层下一个低倍镜视野。由于异位内膜细胞属基底层内膜，对雌激素有反应性改变，而对孕激素不敏感或无反应，故异位腺体常处于增生期，偶尔见到局部区域有分泌期改变。

三、临床表现

以经量增多和经期延长及逐渐加剧的进行性痛经为其主要症状。痛经常在月经来潮的前1周开始，至月经结束，疼痛位于下腹正中。约35%患者无任何临床症状。妇科检查可发现子宫呈均匀性增大或有局限性结节隆起，质硬而有压痛，经期时压痛尤为显著，合并内异症时，子宫活动度较差。约半数患者同时合并子宫肌瘤，无症状者术前难以区分。

四、诊断

根据典型的症状（进行性痛经和月经过多）及体征可做出初步诊断，确诊需依据术后组织病理学检查。超声和CT等影像学检查对诊断有一定帮助。本病应注意与子宫肌瘤和子宫内膜异位症相区别。

五、治疗

根据患者年龄、有无生育要求和症状轻重确定治疗方案。

1. 期待疗法

期待疗法用于无症状、无生育要求者。

2. 药物治疗

药物治疗同子宫内膜内异症一样，目前尚无根治本病的有效药物。症状较轻患者，可用非甾体消炎药或中药等对症治疗；对年轻、有生育要求和近绝经期患者，可试用GnRH-a治疗，使用时应注意不良反应的预防。GnRH-a可使疼痛缓解或消失、子宫缩小，但停药后症状复现，子宫重又增大。近年来，左炔诺黄体酮宫内节育器（LNC-IUS）治疗该病取得了较好的疗效。LNC-IUS含有左炔诺黄体酮（LNC），可稳定释放左炔诺黄体酮，放置宫腔后，局部高浓度的LNC促使内膜萎缩并间接抑制内膜增生，使患者月经量减少甚至闭经；LNC使内源性前列腺素I_2（PG-I_2）和血栓素A_2的产生减少并直接作用于子宫腺肌病病灶，使异位病灶萎缩，这一作用可以缓解痛经。对子宫增大明显或者疼痛症状严重者，可先应用GnRH-a治疗3～6个月后，再使用LNC-IUS。

3. 手术治疗

对年轻或有生育要求者，可行病灶切除或者子宫楔形切除；对子宫腺肌瘤患者，可试行病灶挖除术，术后有复发风险；年轻希望保留生育功能者，亦可合并使用子宫动脉阻断术；无生育要求表现为月经量增多者，可进行子宫内膜切除术；对症状严重、无生育要求或药物治疗无效者，可采用子宫全切术，卵巢是否保留取决于卵巢有无病变和患者年龄。

（朱　虹）

★子宫腺肌病保守性手术

一、病例摘要

患者女性，34岁。

过敏史：无。

主诉：进行性痛经加重4年，月经量增多1年。

现病史：患者2021-04因"异常子宫出血"就诊外院，行妇科彩超示子宫体大小为90 mm×92 mm×84 mm，内膜厚16 mm；2021-05-29于外院行"诊断性刮宫术"，术后病检良性。因患者有生育要求，建议可暂行保守治疗，但患者月经量较前明显增多，痛经进行性加重，不能耐受，于2021-06-11要求手术入院。

既往史：无特殊，未孕未育。

二、检查

体格检查：T 36.9 ℃，P 96次/min，R 20次/min，BP 127/77 mmHg。

专科检查：外阴已婚型，阴道畅，壁光滑，内见少量白色分泌物。宫颈光滑充血，肥大，举痛（−）。子宫增大，宫底位于脐耻之间，左侧附件区增厚、压痛（−），右侧附件区未触及明显异常。

辅助检查：血红蛋白94.00 g/L，糖类抗原CA125（化学发光）587.60 U/mL，糖类抗原CA19-9（化学发光）115.23 U/mL。

三、诊断

诊断：①子宫腺肌病；②子宫腺肌瘤。

鉴别诊断如下。

（1）妊娠子宫：有停经史及早孕反应，子宫随停经月份增大变软，借助尿或血HCG测定、B超可确诊。

（2）子宫肌瘤：有继发性痛经、进行性加重的病史，子宫多呈不规则增大，很少超过3个月妊娠大小、质硬，也可有月经增多等症状，B超检查可有助于诊断。

（3）功能性子宫出血：患者有月经多、月经紊乱的症状，但妇科检查子宫正常大小，B超等辅助检查均提示子宫和附件正常，无器质性病变存在。

（4）子宫恶性肿瘤：多发于老年女性，有不规则阴道流血及白带增多或不正常排液等症状，生长迅速，可出现侵犯周围组织的症状，子宫增大变软或有息肉状、质脆的赘生物脱出，可借助B超、宫颈细胞学刮片检查、宫颈活体组织检查、宫颈管搔刮及分段诊刮等鉴别子宫恶性肿瘤。

四、诊疗经过

行"子宫病损切除术+三瓣法子宫成形术"，术中沿子宫纵轴方向正中切开子宫前后壁肌层达病灶下极，同时切开宫腔底部，见肌层增厚呈蜂窝状改变，右侧底部为甚。进入宫腔，探明宫颈管及双侧子宫角部方向，围绕宫腔分四个象限切除子宫前后壁内病灶，保留黏膜下 3 mm 厚肌层及浆膜下 10 mm 厚肌层，3-0 可吸收线关闭宫腔，间断全层关闭子宫前壁下段后，采用肌瓣重叠缝合法关闭剩余病灶腔，成形子宫。术中顺利（图 1-1），术后病检回报：①子宫腺肌病；②子宫腺肌瘤。

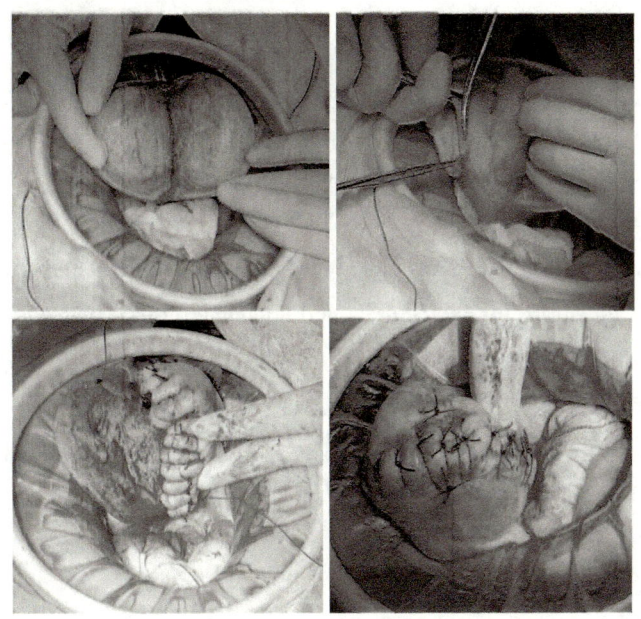

图 1-1　子宫病损切除术 + 三瓣法子宫成形术

五、出院情况

患者术后 5 天顺利康复出院，术后予以 GnRH-a 治疗 6 次，术后半年复查彩超示：子宫大小为 50 cm × 58 cm × 48 mm。2022-04 随访，患者诉月经量较前明显减少，无痛经。

六、讨论

近年来，子宫腺肌病在临床上越来越受到关注。保守型手术治疗方法在国内外得到广泛应用。在国内，子宫腺肌病保守型手术治疗方法主要包括口服药物治疗、介入治疗和微创手术治疗。其中，口服药物治疗主要是调节激素水平，改善症状，缩小肌瘤大小，但缺点是疗效慢，复发率高。介入治疗主要是通过介入手段破坏肌瘤，达到治疗目的，但也存在复发的风险。微创手术治疗包括腹腔镜手术和宫腔镜手术，具有创伤小、恢复快、疗效好等优点，是当前治疗子宫腺肌病的主要方法之一。在国外，子宫腺肌病保守型手术治疗方法也比较多样化。其中，口服药物治疗和介入治疗同样是主要治疗方法之一。此外，激光治疗、超声波治疗、冷冻治疗等新型治疗方法也逐渐得到应用。激光治疗通过激光器直接照射肌瘤，破坏其细胞结构，达到治疗目的。超声波治疗则是通过超声波的热效应或机械效应来破坏肌瘤。冷冻治疗则是通过低温冷冻来破坏肌瘤。这些新型治疗方法优点是创伤小、恢复快、疗效好，但仍需要更多的临床研究证实其安全性和有效性。

总而言之，子宫腺肌病保守型手术治疗方法在国内外都得到广泛应用，并不断发展和完善。临床医生应根据患者具体情况选择最合适的治疗方法，以达到最佳治疗效果。

参考文献

[1] SINHA R, HEGDE A, MAHAJAN C, et al. Laparoscopic myomectomy: do size, number, and location of the myomas form limiting factors for laparoscopic myomectomy? [J]. Journal of Minimally Invasive Gynecology, 2008, 15 (3): 292-300.

[2] HUA T C, WU M Y, YANG H W, et al. Safety of ultrasound-guided high-intensity focused ultrasound treatment for uterine fibroids and adenomyosis: a review of 9988 cases [J]. Ultrason Sonochem, 2015, 27: 671-676.

[3] HESLEY G K, FELMLEE J P, GEBHART J B, et al. Noninvasive treatment of uterine fibroids: early Mayo Clinic experience with magnetic resonance imaging-guided focused ultrasound [J]. Mayo Clinic Proceedings, 2006, 81 (7): 936-942.

（曾庆松）

第二章 盆腔功能障碍性疾病

第一节 子宫脱垂

子宫脱垂是一种妇科常见病，虽然近年由于计划生育的推行，产妇减少，发病率有所降低，但在我国农村的发病率仍然较高。此病虽然不影响患者生命，但严重影响患者的工作和生活质量。

一、病因与发病机制

1. 分娩损伤

在正常分娩过程中，盆底组织扩张已达极限，部分组织已发生不可恢复的损伤。如在分娩过程中，附加一些因素，如第二产程延长、头位不正、枕后位、额先露、骨盆下口狭窄、耻骨弓角度狭窄，或因产科助产手术，如不正确地使用产钳、臀牵引，或因妊娠高血压综合征所引起的组织水肿等，则必然使已达伸展极限的组织发生断裂或撕伤，成为发生子宫脱垂的解剖基础。分娩时盆底组织的损伤主要包括盆腔韧带和泌尿生殖膈，以及会阴及其肌肉。

2. 子宫支持组织薄弱

子宫脱垂多见于围绝经期女性，此阶段由于卵巢功能逐渐减退，卵巢的雌激素分泌减少，使盆腔支持组织变得薄弱，张力减低；再加年龄增长，全身组织衰退，盆腔的支持结构减弱。在已有分娩损伤的基础上，附加一些其他因素，如腹压增加、体势用力等，可形成子宫脱垂。个别未经分娩的年轻女性，偶见子宫脱垂，主要是由先天性子宫支持组织发育不良或缺陷所引起。

3. 腹腔内压力增加

在盆腔组织损伤及子宫支持组织薄弱的情况下，一旦腹腔内压力增加，超过负荷量，尤其在产后6~8周有过重体力劳动，即可发生子宫脱垂。腹腔内压力的增加，如肥胖、腹腔积液、肿瘤、慢性咳嗽；重体力劳动，如肩挑、举重等。

4. 先天性子宫脱垂

先天性子宫脱垂是指未曾分娩的女性，患有子宫脱垂。

5. 术后生殖道脱垂

由于子宫疾病或其他原因，行子宫切除或行子宫脱垂手术后，生殖道再出现脱垂。这类患者在病因、发病机制及治疗上，均有一定的特殊性。

二、临床表现

1. 症状

轻者可无自觉症状，重者可有下列症状。

（1）腰骶部酸痛和下坠感：由于下垂子宫对子宫韧带的牵引，引起盆腔充血，而出现腰骶部酸痛。其疼痛的特点为劳动或长期站立后症状出现，经卧床休息后，疼痛即可消失或缓解，可与其他原因引起的腰背痛加以区别。此外，疼痛有其局限性，无固定的痛点，疼痛与子宫脱垂的程度多不一致。

（2）阴道脱出物：由于脱出的脏器不同，脱垂的程度不一，但患者自诉均有球形物从阴道内脱出，脱垂严重者，由于行走活动，与衣裤摩擦而感不适；久经摩擦，则易发生溃疡、感染、局部渗出物增多，偶伴有创面出血。

（3）尿失禁：多数子宫脱垂的患者，合并有压力性尿失禁，当其大笑、体势用力等均可导致腹腔压力突然增加，引起尿液失控而外溢。尿液的浸渍，导致外阴湿疹与皮肤炎症。子宫脱垂都伴有不同程度的膀胱膨出，但是否出现压力性尿失禁，则取决于膀胱与尿道的解剖关系是否改变。

（4）排尿困难：个别子宫脱垂患者，自述不能自动排尿，在排尿时需用手指将脱出的子宫和膀胱向前推举回纳后，方能排尿。此种症状的出现，是由于膀胱膨出严重，膀胱底部的静脉压较高，压迫尿道所致，或脱垂的子宫、阴道前壁牵拉尿道，导致尿道折叠。

（5）排便困难：子宫脱垂患者伴有严重的直肠膨出者，由于直肠呈袋状膨出于阴道口外，使粪便堆积于直肠袋内，引起排便困难。因而，有的患者排便时需用手指将膨出的直肠向后推压方能完成排便。

（6）出血、白带多：盆腔脏器的脱出，导致血液循环的障碍使盆腔瘀血，导致血液循环障碍，影响正常月经，成为不规则子宫出血的原因。此外，由于血液循环障碍，以及阴道的溃疡感染，致使白带增多，并伴有血性分泌物。

2. 体征

（1）常伴有膀胱膨出和直肠膨出，尤其是前者，因膀胱与子宫颈密切相连。但也仅有子宫脱垂而不伴有阴道脱垂者，此种情况是先天性组织发育不良所致。

（2）子宫脱垂多伴有宫颈延长，使膀胱子宫陷窝距阴道前穹隆部的距离从原来的 2 cm 延长至 4～5 cm。子宫直肠窝与阴道后穹隆也可以延长，但程度不如前穹隆与膀胱窝明显。输尿管也随子宫下移，弯成沟状而入膀胱。

三、脱垂程度分度及分期

1. 国内分度

国内目前将子宫脱垂分为以下三度。

Ⅰ度：宫颈距离处女膜缘少于 4 cm，但未脱出处女膜环以外。

Ⅱ度：宫颈下降至处女膜环以外，甚至部分宫体也脱出于处女膜环以外。

Ⅲ度：子宫完全脱出于处女膜环以外。

2. 国际尿控协会

盆腔器官脱垂量化分期与分度在国际上，目前主要采用国际尿控协会盆腔器官脱垂量化分期法（POP-Q），该法将阴道分成 6 个位点和 3 条径线，与处女膜的关系以厘米测量（表 2-1、表 2-2）。

表 2-1 国际尿控协会盆腔器官脱垂量化分期

分期	主要特点
点 Aa	位于阴道前壁正中离尿道口 3 cm 处，相当于尿道膀胱皱襞处，数值范围 –3 ~ 3 cm
点 Ba	位于阴道顶端或阴道前穹隆的阴道反折，至 Aa 点之间阴道前壁脱垂的最明显处。无脱垂时，该点位于 –3 cm 处
点 C	宫颈的最远端，或全子宫切除后的阴道顶端
点 D	位于后穹隆，相当于子宫骶骨韧带在宫颈的附着处；如宫颈已切除，该点省略
点 Ap	位于阴道后壁正中离处女膜 3 cm 处，数值范围 –3 ~ 3 cm
点 Bp	位于阴道后壁向上轴线的最远端，即后穹隆的阴道反折，至 Ap 点的阴道后壁脱垂的最明显处无脱垂时，与处女膜的距离为 3 cm
Gh	生殖裂隙长度，即从尿道外口量至处女膜后缘中线
pb	会阴体高度，从外阴裂隙的后缘量至肛门口
tvl	阴道全长，是当 C 或 D 处于完全正常位置时的阴道的最大深度的厘米数

表 2-2 国际尿控协会盆腔器官脱垂分度

分度	主要特点
0 度	无脱垂。点 Aa，Ap，Ba，Bp 都是 –3 cm。D 相当于 tvl 的负值，C 比 D 短 2 cm
Ⅰ度	脱垂的最远端位于处女膜上 1 cm。定量值 < –1 cm
Ⅱ度	脱垂的最远端位于处女膜外 ≤ 1 cm。定量值的范围为 –1 ~ 1 cm
Ⅲ度	脱垂的最远端位于处女膜外 > 1 cm，< tvl–2 cm。定量值 > +1 cm，且定量值 < +（tvl–2 cm）
≥Ⅳ度	下生殖道完全翻出阴道口，脱垂的最远端至少 tvl–2 cm。定量值 ≥ tvl–2 cm

四、诊断

其主要依靠症状、体征和病史，以及检查而进行诊断。检查时叮嘱患者在膀胱截石位时向下屏气，观察阴道壁膨出的程度及子宫颈脱出的程度是否与患者描述的相符合。同时，注意有无溃疡存在，其部位、大小、深浅及有无感染等。并叮嘱患者在咳嗽时，观察有无溢尿情况；注意子宫颈长短，同时行子宫颈刮片。如为Ⅲ度脱垂，可触及子宫大小，将脱出的子宫还纳，做双合诊检查子宫两侧有无包块；如为Ⅱ度或Ⅰ度，则叮嘱患者自解小便，然后取蹲位并用力屏气，观察脱垂程度有无增加。还应注意阴道前壁和后壁膨出情况，并做肛诊检查了解直肠疝囊与视诊是否吻合。做双合诊检查泌尿生殖裂隙松紧情况及肛提肌损伤、松弛程度。

五、非手术治疗

子宫脱垂发病机制复杂，主要由盆底支持组织损伤及削弱所致。欲达到子宫脱垂的治愈目的，必须根据不同的发病原因，选用不同的治疗方法。多年的临床实践证明，非手术治疗方法能暂时缓解症状，但不能达到彻底治愈的目的。非手术治疗的疗效提高，有待于进一步研究。

1. 子宫托疗法

子宫托是用硬橡胶或塑料制成的一种支托子宫的工具，形状与大小均不相同。用它将脱垂的子宫还纳于阴道内，使子宫在盆腔内维持一定的位置，达到缓解症状，并可防止脱垂程度的继续加重。它只是一种姑息疗法，不能达到治愈子宫脱垂的目的。

（1）适应证：①因全身情况或因严重的心、肝、肾等疾病，而不宜手术治疗者；②拒绝手术治疗，或因环境、经济等无条件施行手术治疗者；③轻度子宫脱垂合并腰背酸痛等症状严重的患者，先采用子宫托非手术治疗，症状缓解者，可作为手术治疗的适应证；④不适宜施行手术治疗者。

（2）禁忌证：①阴道、宫颈明显有炎症或溃疡者；②阴道口宽敞及阴道短浅者；③盆腔有明显炎症或肿瘤者；④会阴重度裂伤，或有尿瘘、粪瘘者；⑤月经期、妊娠期、产褥期均不宜用子宫托。

（3）类型：分为支持型和填充型，常用的有球型、喇叭花型、柄杯型、摇篮型四种形状，各型均有大、中、小三种型号。

（4）子宫托的优缺点如下。优点：各度子宫脱垂皆能应用，使用方便。患者能自己上托，可根据个人需要随时使用，如白天放入，夜间休息时取出。缺点：子宫托是一种异物，对阴道有刺激作用，可使阴道分泌物增多。子宫托只能是一种姑息疗法，达不到治愈子宫脱垂的目的。

（5）子宫托治疗的注意事项：各种类型的子宫托的作用机制基本相同，达到将子宫固定于盆腔内一定位置的目的,但子宫脱垂的类型不同,应选用不同类型的子宫托,以发挥不同类型子宫托的作用。摇篮型子宫托不但能将子宫固定于盆腔内,还可纠正后倾的子宫,恢复为前倾位。国内目前一般多采用球型子宫托。子宫托类型及大小的选择,可根据子宫脱垂的类型选用,以达到治疗的个别化。子宫托选用的适合标准是能达到还能维持子宫在盆腔内不再脱出的效果,并无任何不适感。

(6)目前子宫托多系塑料或硅橡胶制品,不能煮沸消毒,避免变形,可采用消毒药液浸泡的消毒法。患者在使用子宫托期间,必须注意阴道清洁,应经常清洗外阴或坐浴;在治疗期间应增加营养、锻炼身体、增强体质,避免从事增加腹压的工作;子宫托应在每天清晨起床后置入,每晚睡前取出,久置不去容易发生子宫托嵌顿,甚至引起压迫性尿瘘或粪瘘。使用子宫托期间应定期随访,根据症状的改善,适当地更换子宫托的类型及大小。

2. 雌激素治疗

绝经后女性使用雌激素(全身或阴道局部用药)可以改善组织张力,促进萎缩性或溃疡性阴道炎的疗效。

六、手术治疗

子宫脱垂手术途径的选择决定于下列因素:患者年龄、妊娠或保留阴道功能的要求、脱垂程度和并发症(膀胱膨出、张力性尿失禁、肠膨出、直肠膨出)。一般轻度至中度子宫脱垂症状较轻。对于年轻患者一般待其完成生育要求或生育期以后再行手术治疗,否则可能导致原发病的复发。

1. 子宫颈切除加阴道前后壁修补

该术式是既往治疗子宫脱垂的常用方法,手术以切除延长的子宫颈,加强盆腔的支持组织,并对尿道膨出、膀胱膨出、直肠膨出和会阴裂伤同时进行修补整形,并行膀胱、尿道后角成形术,以治疗尿失禁。此型手术适应于Ⅱ度子宫脱垂,可部分保留生殖功能。由于术后不孕症、流产及早产的发生率高,因此仍主张在完成生育后再行手术治疗。现已较少采用此型手术。

2. 经阴道全子宫切除加阴道前后壁修补

该术式曾是国内治疗子宫脱垂的最常用方法,适用于Ⅱ度以上的子宫脱垂且有子宫切除指征者,目前仍在一些医院采用,但存在复发率高、远期疗效不佳等问题,逐渐被新手术替代。

3. 阴道封闭或阴道纵隔成形术

阴道封闭术优点是手术时间短,病率低,安全,有效,副损伤及手术风险小,适用于年老体弱、无性生活需求者。文献报道,阴道封闭术治疗女性盆腔脏器脱垂的成功率接近100%。阴道封闭类手术包括部分或全阴道封闭,部分或全阴道切除等术式。将阴道口封闭或将阴道前后壁缝合形成人工纵隔,从而阻止子宫从阴道口掉出。

4. 骶棘韧带固定术（SSLF）

此术式具有成功率高，效果持久，保留阴道功能等优点，已成为治疗子宫或穹隆脱垂的主要术式之一。该术式适用于Ⅰ、Ⅱ度子宫脱垂患者。术前对阴道脱垂程度和有否阴道前后壁膨出进行充分的评估。手术方法是先根据阴道前后壁膨出情况进行阴道前后壁修补，然后进行阴道骶棘固定术。具体方法：纵行切开阴道后壁，上达后穹隆，打开阴道直肠间隙，向两侧分离阴道黏膜暴露直肠旁脂肪，用食指钝性分离直肠旁结缔组织，在直肠阴道间隙和坐骨棘间开窗，直达直肠支柱，用食指和中指将上述窗口扩大，找到骶棘韧带上缘。用专用拉钩或左手食指和中指将周围组织撑开，用 0-1 不可吸收带针线，在手指的引导下于骶棘韧带中点缝针，将线牵出缝合于阴道或宫颈骶韧带附着处，打结。一般固定一侧即可，如阴道足够长、穹隆宽，亦可固定两侧。若有多余的阴道壁黏膜，切除即可。骶棘韧带固定术多采用阴道后壁入路到达骶棘韧带，也有少数报道经阴道前路和在腹腔镜下完成者。SSLF 的并发症有：阴部或臀下血管损伤引起的出血，坐骨或阴部神经损伤导致的臀部向下放射至大腿后部的疼痛。有研究认为，SSLF 术后可能导致阴道前壁膨出，但对此看法尚不一致。到底阴道前壁膨出是 SSLF 造成，还是患者及膀胱本身就存在易膨出倾向，需进一步研究确定。

5. 髂尾肌筋膜阴道悬吊术

髂尾肌筋膜位于坐骨棘前方、直肠侧方，通过阴道后壁的中线切口，经腹膜外朝坐骨棘方向分离可到达。由于其周围没有重要结构，手术不易引起副损伤，而且，无论患者多年老，脱垂多严重，髂尾肌筋膜都会存在。已有的研究显示，其治疗效果与 SSLF 相当，仅术后阴道深度略短于 SSLF，但可能减少 SSLF 术后阴道前壁膨出的发生率。此术式尤其适合阴道短、骶棘韧带无法接近或经阴道，如腹腔行骶韧带悬吊困难的病例。

6. 阴道或子宫骶骨固定术

此方法是治疗阴道穹脱垂的金标准术式。其基本设计是利用合成补片或自身筋膜作为搭桥物将阴道悬吊于骶骨上，恢复阴道顶端的正常支持。具体方法是进腹后，先分离出阴道穹及骶前区域，再利用自身筋膜或合成补片将阴道悬吊到骶前正中纵韧带上。术式的变异多在补片形状、种类、缝线，如何缝合腹膜及关闭陶氏窝上。补片可裁剪成长条状、桶状、T 形或 Y 形，目前多采用 Y 形。无论哪种形状，补片与穹隆的缝合面积应足够大，以防撕脱。手术时需先从穹隆上充分游离膀胱、打开后腹膜，暴露耻骨宫颈筋膜上方和直肠阴道隔上端，再将补片两臂分别缝合到前、后方上述游离区域上，缝时不应有张力，补片的另一端则缝合悬吊到骶前纵韧带上，最后关闭腹膜覆盖补片。在陶氏窝深而低的情况下，放置补片前应先行子宫陷凹封闭成形术，以防止后来可能发生的肠膨出、肠疝。如同时伴有高位直肠膨出，主张将补片的一端通过阴道后壁向下一直延伸缝合到会阴体，这样可重建会阴体到骶骨的阴道悬吊韧带和紧固其间的筋膜层，此又称经腹阴道会阴骶骨缝合术。由于开腹行阴道或子宫骶骨固定术手术创伤大、术后恢复慢，目前多采取在腹腔镜下进行，但操作难度大，只限于腔镜技术极为熟练者。

7. McCall 后穹隆成形术及高位骶韧带悬吊术

McCall 后穹隆成形术（McCall culdeplasty）及高位骶韧带悬吊术（HUS）的基本术式是，经阴道在中线折叠缝合两侧骶韧带及其间的腹膜，关闭道格拉斯窝，以支持阴道穹，防止肠膨出。近年来，此术式在技术、方法上有了多种变异和改良，其改良之处多体现在骶韧带缝合的部位、方式，是否同时缝合腹膜、关闭道格拉斯窝及如何悬吊穹隆上。其中报道最多的为 Mayo 后穹隆成形术、骶韧带悬吊术，以及高位骶韧带悬吊术。Mayo 后穹隆成形术是在缝合骶韧带后，再将阴道穹悬吊于其上，又称阴道骶韧带悬吊术，其优点是能更好地悬吊阴道。Weber 推荐此术式用在后穹隆没有严重的膨出病例中，不需中线折叠缝合骶韧带，不关闭道格拉斯窝，而是将阴道残端与同侧的骶韧带缝合，认为这样可避免影响直肠功能，有利于保持阴道穹的宽度。HUS 是指在平坐骨棘水平高度缝合骶韧带，因此可更高地悬吊穹隆和保留更深的阴道。上述术式均既可作为穹隆脱垂的治疗手段，也可作为子宫切除时预防穹隆脱垂的措施。此系列术式安全、经济，主要并发症是输尿管损伤，发生率为 1%~11%。

8. 全盆底重建术

全盆底重建术适用于盆腔器官脱垂，常同时伴有膀胱膨出及直肠脱垂。Delancey 提出了阴道支持结构的三个水平理论。三个不同水平的脱垂之间既相对独立又相互影响。因此，加固盆底筋膜组织、恢复盆底解剖功能成为降低盆腔器官脱垂术后复发率的关键。法国的 Michel Cosson 提出应用网片的全盆底重建手术（Prolift），该网片是预先剪好的轻薄、多孔、不可吸收的聚丙烯网片，分为前部、后部及全盆底网片，可以同时纠正前、中、后盆腔缺陷。文献报道，其有效率达 95%，是目前治疗盆腔器官脱垂较好的方法。但价格昂贵，为了降低费用，国内一些学者将网片自行修剪进行改良全盆底重建，亦取得良好疗效。

七、预防

子宫脱垂的防治工作，应遵循预防为主这一原则，具体措施有以下几个方面。

1. 加强锻炼，增强体质

儿童时期就要养成良好的个人卫生习惯；参加各种体育活动，加强体质锻炼，是预防疾病的重要措施。

2. 积极做好计划生育工作

分娩损伤为发生子宫脱垂的重要原因之一，分娩次数少，盆底和尿道损伤的机会必然减少。积极做好计划生育工作，是预防子宫脱垂的重要措施。

3. 加强孕产妇管理

（1）产前应按期进行检查，矫正胎位异常，预防难产的发生。

（2）做好分娩的处理，在第 1 产程应避免过早加用腹压向下用力。因为宫口未开全以前，过早地使用腹压，可使盆底组织撕伤。

（3）处理好第2产程，在宫口开全后，应尽量避免使用催产药物，这种药物会使子宫收缩过强，导致盆底组织扩展过快，容易引起损伤。

（4）助产人员应掌握好第2产程时间，不应过长或过短。分娩时应做好助产工作，对不适宜保护会阴情况，应适时地做会阴切开，避免撕伤。一旦会阴撕伤，应按层次进行缝合，对有急产史者更应避免自产。

（5）处理好难产，避免使用高位产钳和困难的中位产钳。宫口未开全以前，禁用产钳或胎头吸引和臀位牵引。应用产钳和胎头吸引术时，均应掌握手术指征和正确的操作技术。正确地处理异常胎位的分娩。

（6）加强产后管理，产褥期要经常排空膀胱，由于胀大的膀胱可妨碍子宫的复旧和位置的复原。产后应适当地离床活动，并应避免过度的体力劳动，尤应避免加重腹压的体力劳动和蹲式工作。

4. 防治慢性气管炎

长期咳嗽，会使腹腔内压力经常增加，是发生子宫脱垂的因素之一。因此，对患慢性气管炎的女性，应积极加强防治。

5. 加强肛提肌的锻炼

肛提肌为盆底的重要支持组织，肛提肌也参与排尿的生理活动。一旦肛提肌因各种原因或分娩损伤致使其张力减弱，均可削弱其支持功能。

（1）肛提肌为随意肌，可由人的意志进行控制，经常做肛提肌锻炼，可达到增强肛提肌支持功能的目的。排便或排尿时，使肛提肌有意识地突然停止排便或排尿的动作，即为肛提肌收缩的结果。因此，经常进行此种动作，可达到锻炼肛提肌的目的。

（2）肛提肌锻炼适应于盆底松弛的女性及更年期、老年期女性，压力性尿失禁者（包括大笑、咳嗽等，而引起不能控制的尿液外溢者），有夜晚遗尿的儿童，产褥期女性等。以上情况均应加强肛提肌的锻炼。

（3）肛提肌的锻炼，须每日规则进行。具体执行是有意识地收缩肛门括约肌。每次使肛提肌收缩3 s，然后再放松3 s。如此反复，连续进行10 min。每日早、午、晚锻炼三回。坚持进行，效果显著。对压力性尿失禁的患者，效果尤好。

6. 养成规律的大便习惯

养成每日按时大便的习惯，多食含有纤维的食物，如蔬菜、水果，可避免便秘的发生。如有便秘，应积极寻找原因，进行治疗。

7. 注意更年期的身心健康

更年期女性体质逐渐衰弱，组织张力日趋减退，以致松弛。所以更年期女性，要适当地锻炼身体，注意营养，并坚持做肛提肌锻炼，防止盆底组织的松弛，对预防子宫脱垂也很重要。

（孙慧霞）

第二节 阴道前壁膨出

阴道前壁膨出是一种较常见的盆底功能障碍性疾病，常合并尿失禁、尿潴留等泌尿系统症状，严重影响患者生活质量。

一、病因及发病机制

1. 分娩

随着孕次产次（特别是阴道分娩）增多，脱垂的发病率及脱垂程度也有所增加。分娩过程中软产道及其周围的盆底组织极度扩张，肌纤维拉长或撕裂，特别是第2产程延长和助产手术导致的损伤。如产后过早参加体力劳动，特别是重体力劳动，将影响盆底组织张力的恢复，从而导致阴道前壁脱垂。此外，宫颈成熟和扩张伴随胶原酶和弹性蛋白酶的激活，降解宫颈结缔组织基质，同时也会降解阴道周围结缔组织，从而导致盆底结构松弛。但是未生育女性也不是绝对不会发生子宫脱垂。根据女性健康促进会的报道，在未行子宫切除的未生育女性中，约19.2%有不同程度的脱垂，其中阴道前壁膨出占14.9%，子宫脱垂占6.3%，阴道后壁膨出占6.5%。

2. 盆底器官脱垂手术史

在阴道后壁修补术、后陷凹成形术及骶棘韧带悬吊术后，阴道前壁膨出和尿失禁的发病率增加，这与阴道被拉向后方，传导至前盆腔压力增加有关。

3. 肥胖

肥胖是有限的几个可以改变的危险因素之一。一项研究表明，体重指数 > 30 kg/m^2 的女性，发生脱垂的调整危险系数为1.40～1.75（与体重指数 < 25 kg/m^2 的女性比较，脱垂的危险性增加40%～75%）。

4. 慢性腹压增加

与慢性腹压增加有关的生活习惯是引起脱垂的危险因素。一项研究表明，长期做抬举工作的女性发生脱垂的危险性增高。在其他情况下，如习惯性便秘、哮喘、慢性阻塞性肺部疾病、慢性咳嗽等也不同程度地增加脱垂的发生率。

5. 支持组织松弛薄弱

支持组织松弛薄弱主要见于绝经后雌激素降低、盆底组织萎缩退化而薄弱或盆底组织先天发育不良。

二、临床表现

阴道前壁膨出的临床表现主要有阴道口有肿物突出，盆底坠胀和压迫感，性功能改变，以及泌尿系统症状。泌尿系统症状具体有压力性尿失禁（包括以前有压力性尿失禁症状但随着脱垂情况的加重反而消失了)、尿急或急迫性尿失禁、混合性尿失禁、尿频,以及排尿功能障碍,如尿等待、膀胱不能排空、排尿时需要复位脱垂的组织。尽管这些症状不能将脱垂定位于特异腔室,但却可以反映脱垂的程度。当脱垂发生在处女膜内时,女性通常不会注意到有膨出存在,但是会感到盆腔下坠感和负重感。尽管盆腔疼痛和腰骶部疼痛一直以来被认为是脱垂症状,但最近一项对152名女性的研究却发现盆腔疼痛并不与脱垂相关。

三、诊断

根据临床表现即可初步诊断阴道前壁膨出。根据耻骨宫颈筋膜断裂的部位不同,可分为阴道旁缺陷、中央缺陷、横行缺陷和远端缺陷等类型,在诊断时应加以区别。

1. 阴道旁缺陷

阴道旁缺陷是最常见的阴道前壁膨出类型,是指耻骨宫颈筋膜与骨盆侧壁盆筋膜腱弓连接处断裂而造成的阴道前壁膨出。体格检查过程中阴道旁缺陷的特点是:①阴道侧沟消失;②于阴道内以手指沿阴道侧壁向耻骨支方向向上顶起阴道,阴道侧壁抵抗力消失,部分患者可将阴道顶至腹壁下;③用卵圆钳撑起阴道侧沟,卵圆钳远端达坐骨棘,近端置于耻骨下方,并令患者做Valsalva动作,若阴道前壁膨出完全消失,则为阴道旁缺陷。继而分别支撑两侧阴道侧沟,以明确患者为单侧缺陷还是双侧缺陷,部分缺陷还是完全缺陷。阴道旁缺陷常为单侧,并且更多累及右侧。

2. 中央缺陷

中央缺陷为耻骨宫颈筋膜在中线或其周围撕裂而导致的膀胱与阴道壁之间的薄弱,较少见;表现为阴道前壁中央黏膜壁皱褶消失,支撑阴道侧沟后,膨出仍然存在。

3. 横行缺陷

横行缺陷为耻骨宫颈筋膜在宫颈前有横行断裂,表现为膀胱底与阴道前壁与宫颈之间膨出,阴道前穹隆消失。

4. 远端缺陷

远端缺陷是尿道的支撑结构薄弱或撕裂而导致远端尿道从耻骨联合下分离所致,极为罕见。

四、治疗

1. 非手术治疗

阴道前壁膨出的非手术治疗主要包括子宫托疗法、盆底肌肉锻炼法、电刺激疗法及生物反馈疗法。非手术治疗法适合于症状较轻或无法耐受手术治疗的患者。

2. 手术治疗

(1) 阴道前壁修补术:切开阴道前壁黏膜,荷包缝合或褥式对缝膀胱筋膜,缩小膨出的部位，切除部分阴道黏膜。该术式是目前国内治疗子宫脱垂的较常用方法，其手术操作较容易，术中、术后并发症少，但因其解剖学校正效果较差，故术后复发率较高。部分患者需再次手术。

（2）阴道旁修补术：White 提出阴道前壁膨出的真正原因是盆内筋膜与骨盆侧壁的分离，并提出了缝合阴道侧沟于白线治疗阴道前壁膨出的手术方式。Richardson 发现许多阴道前壁膨出患者，阴道前壁黏膜皱襞完好，术中解剖发现膀胱与阴道前壁之间耻骨宫颈筋膜并不薄弱，而存在耻骨宫颈筋膜从骨盆侧壁两侧的白线处撕裂，形成阴道旁组织缺陷。此后该理论逐渐被人们所接受，并采用经腹阴道旁修补术、经阴道旁修补术及腹腔镜下阴道旁修补术治疗阴道前壁膨出，取得了良好的疗效。

1）经腹阴道旁修补术：耻区纵切口或横切口，分离耻骨后间隙，背侧至坐骨棘，腹侧至耻骨后，暴露白线，确定阴道旁缺陷，间断缝合两侧耻骨宫颈筋膜、盆筋膜腱弓 5～6 针，使耻骨宫颈筋膜恢复其原来附着水平。

2）经阴道旁修补术：使患者取膀胱截石位，纵向切开阴道前壁黏膜，钝、锐性分离阴道壁黏膜及其下筋膜。暴露盆筋膜腱弓，背侧达坐骨棘前方 1～2 cm，腹侧达耻骨支下外 1 cm 盆筋膜腱弓起点处。此时经阴道可看到白亮的盆筋膜腱弓。在此过程中进行触诊以最后明确阴道旁缺陷部位，若手指能轻松通过阴道旁间隙进入耻骨后间隙，则说明该部位耻骨宫颈筋膜与盆筋膜腱弓已经断裂，该部位存在缺陷。根据缺陷范围，用不可吸收缝线将盆筋膜腱弓缝至耻骨宫颈筋膜，留线，待缝合完毕后，由内至外逐一打结，若同时存在中央缺陷或横向缺陷，还应在修补阴道旁缺陷的同时进行修补。

3）腹腔镜下阴道旁修补术：在耻骨联合上缘打开腹膜，充分游离膀胱前间隙，显露耻骨联合，继续向下游离耻骨后筋膜，暴露双侧耻骨支内面和闭孔内肌筋膜。将膀胱推向一侧，术者左手置入阴道，向一侧上方顶高阴道侧沟，可清楚看到阴道旁缺陷。继续分离，背侧至坐骨棘，腹侧至耻骨支后方。在阴道内的手抬高侧上阴道沟，用非吸收线穿过侧阴道沟缝合阴道壁（勿缝穿黏膜层），在盆筋膜腱弓相应位置进针，缝合打结。缝好第 1 针后，约每隔 1 cm 缝一针，缝合阴道及其上面覆盖的耻骨宫颈筋膜与盆筋膜腱弓，最背侧的一针在坐骨棘前 1 cm 处，最腹侧的一针应尽可能靠近耻骨支。如有出血用双极电凝止血，观察无出血后用可吸收线连续缝合腹膜。

这三种术式虽途径不同，但手术的目的都是将耻骨宫颈筋膜的侧缘重新缝合至盆筋膜腱弓。经腹阴道旁修补术暴露好、止血容易、可清楚直视缺陷的具体部位并根据缺陷的部位进行针对性修补，但是手术创伤大，术后恢复慢，患者接受性差。经阴道旁修补术的手术视野暴露困难，特别是盆筋膜腱弓，越靠近坐骨棘越难暴露，常常需要特殊的器械，如需要带光源的拉钩。有报道使用自动缝合器进行缝合，但自动缝合器价格昂贵，不易普及使用。无特殊器械时，手术难度较大，术中易出现出血等并发症。腹腔镜下阴道旁修补术保留了开放耻骨后术式暴露好、止血容易、可明确缺陷的具体部位、手术后阴道内无伤口等优点，同时手术创伤小、痛苦轻、术后恢复快，患者可接受性强。

（3）加用补片的阴道前壁修补术：一些自身组织薄弱的盆腔脏器脱垂患者应使用替代材料加固阴道壁的支撑结构。替代材料主要包括自体筋膜补片、同种异体筋膜、异种筋膜组织、人工合成材料四种。自体筋膜组织相容性好，无侵蚀，但术中创伤较大；生物补片相容性好，质地柔软，侵蚀少，但价格昂贵；人工合成材料牢固、耐用，但术后感染、侵蚀发生率较高。

术者可根据患者脱垂范围修剪移植物的大小及形状，常见的补片形状有长方形、T形及双翼形等。切开阴道前壁，分离阴道黏膜与其下筋膜组织，于膀胱下缝合固定于两侧盆筋膜腱弓（亦有学者认为可不缝合），注意补片不应有张力，亦不能重叠、打折。目前多数学者报道，对于重度及复发性膀胱膨出患者加用补片修补，短期随访效果优于不加补片修补效果；但亦有报道补片修补后阴道弹性较差，对性生活有一定影响。

（孙慧霞）

第三节 尿失禁

尿失禁是指客观上的不自主漏尿，可引起社会或卫生健康问题。液体流动的规律是从高压处流向低压处。排尿期膀胱压大于尿道压，尿液得以排出。同理，若储尿期出现膀胱压大于尿道压的现象，则将发生尿失禁，各种尿失禁都具有这一基本特征。

一、压力性尿失禁

由于各种原因引起盆底肌肉及筋膜组织松弛，膀胱和尿道解剖位置改变及尿道阻力减低，致使排尿功能发生障碍。其特点是在正常状态下无尿失禁，而在腹压增加时尿液自动流出。

（一）病因

（1）妊娠、分娩或手术损伤，影响盆底组织复旧，致使尿道膨出，尿道内压力减低，膀胱颈下降，后尿道膀胱角消失，使尿道变得短而宽。另外，由于泌尿生殖膈及浅层肌肉的损伤，外括约肌失去功能，发生尿失禁。

（2）子宫脱垂及阴道前壁膨出时，由于膀胱过度下垂，膀胱尿道角度消失，尿道内括约肌受牵拉而关闭不全，发生压力性尿失禁，如合并尿道膨出，则尿失禁症状更加明显。子宫脱垂患者中约39%合并尿失禁。

（3）老年性尿失禁。约50%的老年女性有尿失禁。雌激素对维持女性尿道平滑肌紧张度和尿道长度起重要作用，当雌激素缺乏时，尿道张力明显减退，尿道内压力下降，以致膀胱内压力远远超过尿道内压力，而出现尿失禁。此外，由于泌尿道发生退行性改变，尿道黏膜萎缩，尿道长度变短，尿道阻力进一步下降而加剧尿失禁。

（4）会阴部及尿道损伤。

（5）盆腔内肿物压迫致使腹压增高，膀胱颈位置降低。

（二）发生机制

女性的不自主（括约肌）排尿功能，由膀胱外下部与尿道上部肌肉相互作用而成，在尿道膀胱连接处最明显，有其他盆底组织相互联合作用。正常静止时，不自主的膀胱肌与尿道环状肌关闭尿道膀胱口，阻止尿流，当不自主膀胱肌与尿道肌收缩时，尿道后部张开，尿道近端与膀胱呈漏斗状，尿液流入尿道。压力性尿失禁患者：①膀胱底部下降，近端尿道也下降至腹内压作用范围以外，当腹内压增加时，压力只能传向膀胱，而不能传至尿道，使尿道阻力不足以对抗膀胱的压力而尿外流；②正常尿道膀胱后角为90°～100°，压力性尿失禁患者的膀胱底部向下向后移位，使尿道膀胱后角消失，尿道缩短，一旦腹压增加，即可诱发尿失禁；③尿道轴发生旋转，使其倾斜角从正常的10°～30°增至90°，导致尿失禁。

（三）临床表现及分度

患者平时不漏尿，在腹压突然增加时发生漏尿，多发生在咳嗽、打喷嚏、大笑、提重物、便秘加腹压时。在各年龄女性中均有轻微以至较明显的尿失禁，最常见于45岁以上曾有分娩创伤的女性，约50%的老年女性有尿失禁。

尿失禁程度轻重不一，由偶发几滴漏尿到全部尿不能控制流出。常依症状的轻重分为四个不同程度。Ⅰ度：腹压增加时偶有尿失禁。Ⅱ度：腹压增加时常有尿失禁。Ⅲ度：直立时即有尿失禁。Ⅳ度：平卧时即有尿失禁。Nario等根据尿失禁的状态、频率、数量给予临床评分。如尿失禁发生在咳嗽、打喷嚏、举重物、跑步时，评1分；如发生在上楼梯、行走、大笑、性交时，评2分。在尿失禁的频率上，如每周发生，评1分；如每日发生，评2分。在尿失禁的数量上，如每天少于一张卫生巾，评1分；如每天多于两张卫生巾，评2分。累计总分1～3分为轻度，4～7分为中度，不少于8分为重度。

（四）诊断

详细询问病史，鉴别是压力性尿失禁还是急迫性尿失禁；有无尿频、尿急、尿痛及脓尿，与膀胱炎及尿道炎区别；注意询问尿失禁与增加腹压的关系；神经性尿失禁多伴有其他神经支配障碍。妇科检查注意有无尿瘘、子宫脱垂、膀胱膨出、尿道膨出及盆腔肿物等。可进行以下实验和检查。

1. **诱发试验**

患者仰卧位，双腿屈曲外展，检查者压患者腹壁，如有尿液溢出，而患者无排尿感，腹压解除后溢出停止，即为阳性。

2. 膀胱颈抬高试验

检查者右手伸入阴道，中、食指置阴道壁尿道的两侧，指尖位于膀胱及尿道交接处，向前上方将膀胱颈抬高，再行诱发试验，如无尿液溢出，即为阳性。

3. 膀胱尿道造影

该检查可发现尿道后角消失伴尿道倾斜角＞45°；膀胱尿道位置下移，膀胱颈位置为膀胱的最下缘，膀胱颈开放如锥状。

4. 尿道压力测定

该测定需用测压导尿管测定。正常人最大尿道压平均为 6.86 kPa，最大尿道关闭压一般在 4.90 kPa 以上。尿失禁患者最大尿道压明显下降，最大尿道关闭压低于 4.96 kPa。

5. 超声检查

阴道超声诊断张力性尿失禁的标准为：①休息状态的膀胱角≥90°；②膀胱角至耻骨弓的距离≥2.3 cm；③膀胱颈的活动度≥20°。符合以上标准的两项即可诊断。

（五）治疗

1. 药物治疗

凡合并慢性咳嗽、尿道感染、阴道炎者应对症治疗。有老年性萎缩性阴道炎者多合并尿道黏膜萎缩，可用雌激素口服或阴道栓剂。Stother 报道，用雌二醇阴道栓治疗 62～72 岁绝经女性尿失禁 3 个月，80% 女性尿急、尿痛缓解，尿失禁次数减少一次以上，而采用安慰剂者仅 14% 缓解。雌二醇阴道栓每日释放 2 mg 剂量。雌二醇可增加泌尿道血运供给和增强盆底部肌力，同时还可避免尿路感染。有些女性害怕口服雌激素的不良反应，或害怕乳腺癌的发生，或有其他禁忌证而不能服用雌激素时，雌激素阴道栓是治疗绝经女性尿失禁的较好选择，因阴道栓的雌激素量很小。但不能治疗及预防骨质疏松症及心血管疾病等其他老年疾病。

口服普鲁苯辛 15～30 mg，每日 3 次，或托特罗定 2 mg，每日 2 次，可抑制逼尿肌对刺激的反射，使膀胱容积增大，缓解尿频和尿急。中药补中益气汤、六味地黄丸等，配合针灸也能取得一定疗效。

2. 肛提肌锻炼

因盆底组织松弛的压力性尿失禁，可行肛提肌运动，即每日 3 次行缩肛门及阴道的动作，每次 20 min 左右，持续 6～8 周为 1 个疗程。

3. 电刺激

对盆壁组织行电刺激治疗，每日 2 次，共 12 周，对肌肉张力、漏尿及诱发试验有明显改善，有效率达 35%～70%。

4. 手术治疗

手术原则为修补膀胱颈及尿道的支持力量，重建尿道膀胱后角，增加尿道长度。子宫脱垂手术时应注意修补阴道前壁膨出及尿道膨出。手术多应用于保守治疗无效者。按手术原理和术式可分四组。①泌尿生殖膈成形术：包括阴道前壁修补术、尿道折叠术等。②耻骨后固定术：包括固定尿道旁组织于耻骨联合的术式（MMK 术）和固定尿道旁组织于 Cooper 韧带术式（Burch 术）。③尿道中段悬吊术：包括筋膜悬吊术和复合医用材料吊带术（Sling、TVT、InFast、IVS、SPARC、TVT-O、MONARC 术等）。④针刺悬吊术：包括 Peregra、Stamey、Gittes、Raz 等术式或联合手术。此外，尿道旁硬化剂注射术可作为一种保守性手术应用于临床。目前常用术式有以下四种：尿道膀胱筋膜缝合术、耻骨后膀胱尿道固定术、腹直肌筋膜悬吊术、复合医用材料阴道悬吊术。

随着现代生物技术的发展，吊带的材质有了很大改进，使尿失禁手术发生了革命性的变化，各种微创手术相继出现，前些年 Ulmstern 等提出了经阴道无张力尿道悬吊术（TVT），几乎同时 Petros 提出经阴道吊带成形术（IVS），随之又出现了经耻骨上无张力悬吊带术（SPARC）、经闭孔尿道悬吊术（TOT）、逆向经闭孔尿道悬吊术（TVT-O）等。根据吊带放置位置和穿刺路径的不同，可将手术分为以下三类。

（1）耻骨后无张力尿道中段悬吊术：该术式主要有 TVT、前路 IVS 和 SPARC 三种。① TVT 术：经耻骨联合上穿出，将尿道中段抬高。术中出血、感染等并发症少，术后留置导尿和住院时间短，康复快。采用的吊带为非吸收性，持久耐用，排斥反应小。手术主要治疗作用是加强尿道中段支撑，增加尿道阻力。手术最大的进步是提出了吊带无张力置放的新观念，降低了术后排尿困难、尿道侵蚀等并发症，提高了手术治愈率。②前路 IVS 术：与 TVT 一样，也是通过阴道前壁的切口向耻骨联合上方的两个小切口穿刺，在中段尿道下置入吊带，恢复尿道的吊床支持。与 TVT 手术的区别是：TVT 术穿刺针较尖锐，而 IVS 的穿刺针头为钝性，膀胱损伤的可能性似乎小些。③ SPARC 术：与 TVT、前路 IVS 术的原理一样，也是采用合成的聚丙烯吊带加强中段尿道支持，但穿刺方向与前两者相反，是从耻骨联合上的小切口向阴道方向穿刺。在吊带采用的材质上，TVT 术的吊带具有许多倒刺样微小结构，术后可立即固定于组织，与纤维上皮一起生长。而前路 IVS 与 SPARC 的吊带较为光滑而致密，与上皮的亲合性似乎弱一些。

（2）经闭孔无张力尿道悬吊术：该术式包括 TOT 与 TVT-O 两种。TOT 手术首次由法国医师 Emmanuel 报道，此手术的主要优点是无腹部切口，完全经外阴和阴道完成，是迄今报道的创伤最小的压力性尿失禁术式。其穿刺路径不经耻骨后间隙，而是经闭孔的耻骨降支，将吊带同样置于尿道中段下形成支撑。与 TVT、SPARC 和 IVS 等手术相比，穿刺路径更远离膀胱和尿道，减少了损伤、出血和血肿等并发症的发生。

（3）改良 TVT-O 及"童氏前路悬吊术"：该术式是同济大学童晓文设计的符合中国国情的改良的两种治疗女性压力性尿失禁的术式，近期效果良好。改良 TVT-O 手术入路与 TVT-O 相同，是将丝线缝扎于 1.5 cm × 10 cm 聚丙烯网片的两端替代 TVT-O 的网带。"童氏前路悬吊术"方法则是将一块蝶形聚丙烯补片（长度根据骨盆大小及耻骨弓夹角计算）的 4 角悬吊于两耻骨降支骨膜前组织上，于尿道中段下方形成"吊床"，调整适当松紧，至没有尿液漏出为止。"童氏前路悬吊术"的改良之处主要在于简化了手术路径，简化了以往需要进腹悬吊或经阴道做远距离穿刺的手术步骤，而其作用机制完全符合 Ulmsten 和 Petros 等提出的尿道关闭的"吊床"理论，选择的悬吊作用点并非膀胱或尿道旁筋膜，而是部分骨膜组织，作用点稳定牢固，悬吊部位的组织随年龄等因素的变化影响小，从而确保疗效的长期性。手术完全可以在局部麻醉下完成，而类似术式的手术路径复杂，有的需要进腹手术，有的要用金属钉固定于耻骨，有的要用专用穿刺设备等，不能做到真正的微创，且麻醉及手术操作要求高，并发症较多。一旦出现并发症，术后处理麻烦。"童氏前路悬吊术"基本克服了这些缺点，特别对一些年老体弱伴有并发症的患者，没有手术禁忌证，是一种值得推广的方法。

（六）预防

正确处理分娩，临产时定时排尿，及时处理第二产程滞产，避免困难的或不适当的产时助产。产后进行保健运动锻炼，特别避免增加腹压的重体力劳动，治疗慢性咳嗽、便秘等。

二、急迫性尿失禁

急迫性尿失禁是指有强烈尿意，有意识性抑制排尿，但不能控制，导致尿液经尿道漏出。男女均可发生，女性高于男性。据统计，急迫性尿失禁在女性人群中的发病率：20～30岁为15%，30～40岁为16%，50～60岁为20%。急迫性尿失禁的患者中约90%为运动急迫性尿失禁，只有少数为感觉急迫性尿失禁。

（一）分类及病因

1. 感觉急迫性尿失禁

仅有急迫性尿失禁，而无逼尿肌无抑制性收缩，没有不稳定膀胱，称为感觉急迫性尿失禁。其见于各种原因引起的膀胱炎症刺激，如各种膀胱炎、膀胱肿瘤的浸润、膀胱结石、膀胱异物、尿道综合征等。中年女性感觉急迫性尿失禁较常见。

2. 运动急迫性尿失禁

尿失禁原发于逼尿肌无抑制性收缩，称为运动急迫性尿失禁。各种逼尿肌无抑制性收缩统称为不稳定膀胱。虽然并非所有的不稳定膀胱均发生尿失禁，但运动急迫性尿失禁的原因与不稳定膀胱的原因完全相同，故运动急迫性尿失禁是不稳定膀胱的一种特殊的临床表现。其见于膀胱以下尿路梗阻、神经系统疾病、原因不明的原发性运动急迫性尿失禁。儿童及老人运动急迫性尿失禁较常见。

区分压力性尿失禁和急迫性尿失禁很重要，因为它们的治疗方法不同。急迫性尿失禁能成功地用抗胆碱能药物治疗，而压力性尿失禁，除了轻度可以通过骨盆底部肌肉锻炼或理疗得以改善外，通常需要外科手术。

（二）鉴别诊断

鉴别诊断见表 2-3。

表 2-3 急迫性尿失禁与压力性尿失禁症状鉴别要点

症状	急迫性尿失禁	压力性尿失禁
尿急（强烈的、突然的排尿需求）	有	无
尿急的频次（大于 8 次 /24 h）	有	无
体力活动（如咳嗽、喷嚏、举重物等）时发生漏尿	无	有
及时到达厕所的能力（伴随尿急）	无	有
夜间醒来排尿	经常	很少

（三）治疗

1. 原发病治疗

神经系统疾病引起的急迫性尿失禁，根据其不同病因和病变部位，采取不同的治疗方法。膀胱以下尿路梗阻有排尿困难、膀胱激惹和剩余尿，半数以上有不稳定膀胱。所以，首先应解除梗阻，然后再对症治疗，否则会带来严重后果。感觉急迫性尿失禁为疾病的一种症状，在对症治疗的同时，应对原发病进行治疗。如各种膀胱炎、结石、肿瘤等，原发性疾病治愈后，感觉急迫性尿失禁亦随之消失。

2. 药物治疗

药物治疗的目的是抑制逼尿肌收缩，降低膀胱内压，增加膀胱容量，降低膀胱的敏感性。常用药物有如下几类：①抗胆碱药，如溴丙胺太林等，注意若有下尿路梗阻，应先解除梗阻，否则不能应用此类药物；②逼尿肌松弛药，如黄酮哌酯（渡洛捷、津源灵）、托特罗定（舍尼亭）、奥昔布宁（奥宁）等；③钙通道阻滞剂，如维拉帕米、硝苯地平等；④前列腺素合成抑制剂，如吲哚美辛等；⑤α-受体阻滞剂，如特拉唑嗪（高特灵）等。

3. 膀胱训练

通过膀胱训练，抑制膀胱收缩，增加膀胱容量。方法是白天多饮水，尽量憋尿，延长排尿间隔时间。夜晚不再饮水，可适量服用镇静安眠药物，使患者安静入睡。治疗期间应记录排尿日记，增强治愈信心。膀胱训练的疗效是肯定的，特别是对原因不明的原发性运动急迫性尿失禁的疗效更佳。

4. 生物反馈治疗

这是行为治疗的一种形式。方法是置入阴道内的反馈治疗仪以声、光、图像等形式，表达膀胱的活动，当患者出现逼尿肌无抑制性收缩或不稳定膀胱时，仪器即发出特定的声、光、图像等信号，使患者能直接感知膀胱活动并有意识地逐渐学会自我控制，达到抑制膀胱收缩的目的。

5. 电刺激治疗

通过对储尿和排尿的各反射通路或效应器官（逼尿肌、盆底肌、括约肌）施以适当的电刺激，达到治疗目的。近年来，电刺激治疗排尿功能障碍取得了重大进展，特别是对急迫性尿失禁及压力性尿失禁的治疗，都取得了明显的疗效。电刺激器分为外置式及内置式两种。内置式骶神经根电刺激疗法已获美国FDA认证并应用于临床，主要用于治疗急迫性尿失禁、严重尿频尿急及非梗阻性尿潴留。通过脉冲电刺激骶3神经，调节与排尿相关的逼尿肌、括约肌和盆底肌的神经反射，能显著改善症状，提高生活质量。

6. 手术治疗

对于病情特别严重，有上尿路扩张导致肾脏损害的患者，可慎重考虑手术治疗，如膀胱扩大术、选择性骶2~4神经根切除术、尿路改道术等。

三、混合性尿失禁

混合性尿失禁是指压力性尿失禁和急迫性尿失禁同时存在，并伴随着膀胱括约肌功能不全。诊断急迫性尿失禁对治疗很重要，因为在对压力性尿失禁进行任何手术尝试前，逼尿肌不稳定性必须得到药物治疗，以免影响或危及随后的（手术）疗效。

四、充溢性尿失禁

充溢性尿失禁是指膀胱内尿液过度充盈，致使膀胱内压力超过尿道关闭能力而发生尿液漏出。

五、反射性尿失禁

反射性尿失禁是指骶髓以上排尿中枢及其相关神经通路病变或损害，引起以逼尿肌反射亢进为主要动力的尿失禁。此类尿失禁多伴有其他膀胱尿道功能异常。

六、不稳定性尿道

不稳定性尿道是指储尿期尿道括约肌自发性或诱发性松弛而引起尿失禁，一般仅见于女性。

七、完全性尿道关闭功能不全

完全性尿道关闭功能不全是指尿道括约肌功能严重损害，尿道关闭压呈持续负值，即使无腹压增加亦可出现漏尿。

（朱　虹）

第四节 肛门失禁

肛门失禁属于无意识的肛门排气和排便,虽然是一种良性疾病,但它会给某些患者带来社会学、心理学和精神上的影响。目前对肛门节制性疾病的了解甚少,肛门失禁有时不能被患者所描述,或被医务人员忽视,甚至有的医务人员不能识别肛门失禁。最近,人们对肛门失禁的研究兴趣逐年增加,研究提示肛门排便节制问题较以前的报道更受关注。

在社区报道中,肛门失禁的发生率在 2% 左右。该病在年长的女性群体中更普遍。健康的成年人中,能认识到有气体失禁和大便失禁的比例分别为 7% 和 18%;在住院和制度化管理的年长患者中,发病率在 17%~66%,尿失禁和肛门失禁可以协同发生,双重失禁的发生率较单独的肛门失禁要高出 12 倍,肛门失禁的不固定义可以解释大部分报道的不同发生率。

一、病因

1. 产科损伤

产科损伤是女性肛门失禁最重要的因素,通过直接的肌肉损伤,支配盆底组织和肛管的运动及感觉神经损伤,或两者混合损伤,均可以导致排泄机制的障碍。据推测分娩时胎儿头部通过盆腔,因胎儿头部通过 Alcock 管时的压迫可以导致阴部神经损伤,或在第 2 产程因胎头使会阴膨胀而致继发性神经牵拉损伤。直接肌肉损伤通常表现为括约肌前部断裂,括约肌复合体形态缺损。目前认为产钳分娩与阴部神经和括约肌损伤有某些关系,然而,究竟是来自产钳本身的直接损伤,抑或来自产钳使用适应证的间接损伤,哪一个是括约肌损伤的主要原因,目前仍无可靠的资料能确证。

2. 会阴沉降

当削弱的盆底处于正常的水平面以下时,即发生异常会阴沉降(PD),盆底向下移动超过 2.5 cm 和会阴平面下降超过坐骨结节平面时称为会阴沉降过度。大部分 PD 可以用会阴收缩力计或排粪造影进行检测。许多患特发性大便失禁者,PD 发生增加;有便秘和直肠痛的患者,大多有会阴沉降异常。除了与第 2 产程延长有关的产科损伤外,慢性和复发性劳损、慢性便秘也可以导致明显的会阴沉降增加,PD 的力量可以迫使直肠前壁凸向肛门,从而引起感觉不完全性缺损,结果会有更多更严重的问题出现。在这些病例中,目前的证据揭示阴部神经损伤是肛门括约肌削弱及其所致肛门失禁的主要原因,看来这是运动神经和感觉神经支配均受损伤的结果。

3. 老龄化

对老龄肛门直肠功能的影响进行研究发现,随着年龄的增长会导致在静息或有张力的情况下会阴沉降增加,阴部神经的传导变慢,肛门静息和最大收缩压力降低。已经确证异位促肾上腺皮质激素综合征（EAS）内有雌激素受体，虽然它具有非常重要的作用，然而，要明确老龄和月经对肛门直肠失禁影响的相互关系，就目前的资料还很难下结论。

4. 糖尿病

约有超过20%的糖尿病患者可能会出现周围和自发性神经病变，基于肛门控制的机制来看，这会导致直肠主动感觉的阈值升高，EAS对直肠扩张反应性收缩的反射难度增加。自发的神经障碍可以导致慢性腹泻，从而导致维持粪便控制的难度加大。

5. 创伤性因素

对肛门括约肌的直接损伤可以导致肛门失禁，最常见的肛门括约肌损伤原因是医源性损伤。因此，肛管直肠手术甚至括约肌切除处理后的肛门失禁，其主要原因是去神经支配损伤而不是局部括约肌肌肉损伤或断裂。除了产科和医源性损伤导致的肛门失禁外，其他的致病因素较罕见（＜10%）。这些因素包括盆底骨折的意外并发伤、会阴撕裂伤和性交创伤。大多数为并发症，如括约肌的多发撕裂伤和（或）盆腔神经损伤，因此，大多数需要更彻底的外科手术干预，包括股薄肌或臀肌转位手术。

6. 放射性损伤

放射性损伤是导致肛门失禁的另一罕见原因，直肠是盆腔放射后最常见的损伤靶点，盆腔放射后约有超过70%的患者有严重的慢性结直肠损伤性疾病。放射损伤导致的直肠乙状结肠炎也可以引起肛门失禁，这种病变可以用乙状结肠镜进行诊断，镜下表现为红斑、毛细血管扩张、溃疡形成和坏死，双重对比的气钡灌肠常常发现结肠和直肠的扩张能力丧失。将近75%的患者会选择保守的内科治疗，包括直肠用甾体激素、低盐饮食和抗腹泻治疗。因放射损伤导致肛门失禁的其他因素包括瘘、小肠炎和肠道狭窄，在瘘中以直肠阴道瘘最常见，其次是结肠膀胱瘘；小肠炎可以导致吸收障碍、腹泻和肛门失禁；肠道狭窄即肠管管腔变窄和容量缩小，结果出现频繁排泄、里急后重和肛门失禁。放射对直肠的直接损伤可以导致直肠的运动能力、容量和顺应性下降，这就降低了直肠的本体感受能力从而导致频发、急迫和紧迫性肛门失禁。肛门内括约肌损伤通常导致肛管静息压力和生理长度显著降低，同时肛门括约肌反射减弱。这两种活动可能是一种顺应性降低、肠壁肌层的神经丛损伤和（或）盆腔感受器功能直接损伤的表现。相对而言，肛门外括约肌不受影响。

二、临床表现

通过对患者进行病史询问和物理检查，确定有无肛门失禁，并对有关发作时间、发病持续时间、频率、严重程度和其他与肛门失禁发病相关的环境状况均进行详细记录。肛门失禁涉及的肛门气体、液体，或成形大便及混合便均是非常重要的信息，能为判断何处存在缺损提供线索。大便急迫、紧迫性肛门失禁或无法控制气体或液体便的病史，可能表明有EAS功能缺损；不能控制成形大便排泄病史者，可能表明有耻骨直肠肌异常，或者患者主述无大便迫切的感觉，那么可能有感觉缺损。具有感觉缺损的患者可能会有粪便污损，因为这类患者可能有胰岛素自身免疫综合征（IAS）缺损、肛裂、痔和肛门息肉。有慢性或血性腹泻、直肠疼痛病史者，理应考虑到炎症性肠疾病，这些患者应该进一步进行合适的检查评估，包括结肠镜。任何新发生的不常见的肠道或膀胱综合征，应该想到或排除神经学异常。

三、辅助检查

1. 物理检查

（1）在行盆腔检查时，能从阴道、会阴、直肠和肛门的视诊和触诊中收集到大量的信息。首先，可以检查内裤有否粪便污染或染色；然后，任何红斑、皮炎、不良的卫生迹象，以及会阴或肛周皮肤的其他异常均应该仔细检查。通过这些检查，可以发现既往外阴切开术或撕裂留下的瘢痕。扩张且多裂口的肛门，可能提示存在严重的功能缺陷。直肠阴道瘘可以立即被排除。直肠脱垂在仰卧静息检查时并不明显；当直肠脱垂的病史不确切时，可要求患者行 Valsalva 操作检查，或在站立位检查。用该法还可以发现明显的会阴沉降，神经系统病理学检查可以评定 S2～S4 的协调性。为了测试 EAS 的运动功能，可以通过轻微擦划肛门周围的皮肤来诱导肛门反射，同时观察 EAS 的同心收缩；或者轻叩阴蒂能引出 bulbocavernosus 反射和肛门反射。假如这些方法不成功或结果不确定时，可以采用咳嗽反射法进行测试，即在咳嗽之前 EAS 和肛提肌立即放射性收缩。感觉功能即是辨别直肠扩张或收缩的能力，通过物理检查来决定是非常困难的，假如有病史提示则感觉功能可以排除，是否有感觉功能缺陷需要进一步地检查。当轻微触碰或针刺进行测试时，在外阴和会阴上面对任何事件的感觉是对称的。

（2）EAS 和耻骨直肠肌协调性（统一性）可以通过观察和触摸静态和自主肛门收缩来进行评估，EAS 的中心收缩，会阴及 EAS 的向上和向内移动，耻骨直肠肌的次级收缩，均可以在要求患者行自主性括约肌收缩时发生，这些可以通过指肛检查评定。未受损伤的 EAS 有微弱的静息张力和微弱的自主收缩力，这一特征在阴部神经病理学研究中具有重要意义。

2. 肛门流体压力测量法

肛门测压是评定肛门直肠功能的最常见研究手段之一。虽然肛门括约肌功能可以通过指肛检查进行评估，但其精确性有限。重要的括约肌功能的流体压力测量参数，包括直肠肛管静息压和自主关闭肛门的最大直肠肛管压，均可通过肛门流体压力测定来确定。肛管的长度和直肠肛门抑制反射的出现或消失也能通过肛门流体压力测定来确定。在肛门流体压测定中，一种枪筒清扫绳式技术被广泛应用，它使用不同类型的导管来测定肛门静息和紧闭压，这些导管包括空气或液体充满微球导管，套管导尿管或灌水导管，以及微型传感器。多内腔灌注导管评估有代表性和直接的基础肛管压力，并给出肛管各象限的代表性压力。计算机进行代表性的分析，随即得出与括约肌解剖断裂相关节段的压力，判断缺陷的精确位点。

3. 电生理测试

盆底和 EAS 的张力性活动是来自持续的电活动，这一活动可以用电极记录。肛门括约肌和耻骨直肠肌的肌电图（EMG）证实了其神经支配的同源性，使用单根纤维或同轴针的肌电图技术，可以明确神经病理和肌肉病理改变。当存在有 EAS 分离时，同轴针肌电图是描绘 EAS 末端的有用技术，阴部神经末梢运动潜伏期（PNTML）也被用来确定诱发的潜力，延迟增加则提示有阴部神经损伤。

4. 超声检查

用 7～7.5 MHz 的直肠探头进行直肠内超声检查。该探头是一坚硬超透明真空水充满的塑料锥体，长度约 4 cm，外径 1.7 cm，就其在正常和异常解剖的辨别以及对处理的影响方面而言，直肠内超声检查已经受到过严格的评估。另外，已经证实直肠内超声检查的结果可以在检查者两者之间重复，解剖学研究已经显示腔内超声显像和解剖学的结构有紧密的关系，直肠内超声检查还能在减少肌电图等其他检测的情况下，确定肛门外括约肌缺陷，相关各壁缺陷的超声显像合并有肌电图活动缺乏，结果前者在诊断疾病时更精确。

5. 磁共振显像

MRI 已经用于动态评估盆底结构和提供卓越的解剖学显像，采用直肠内线圈显影括约肌复合体，可以提供精确的显像。然而，其在定义括约肌缺损方面的临床实用性仍待确定，且当与直肠内超声检查比较时，它仍是复杂、昂贵的，仅能提供有限的资料，似乎不会提供额外的信息。因此，需要更多的资料以建立其在临床和科研方面的应用。

6. 排粪造影

排粪造影或排便显影，以及在刺激排便期间用视频 X 线透视显像进行排便的放射显像评估，是诊断和定量直肠膨出、内脱垂、会阴沉降的有用工具。然而，在提供有关肛门痉挛和强直性盆底信息时，与其他前述的各种方法比较，其在评估肛门失禁时仅能提供很少的信息。

四、诊断

根据临床表现和辅助检查进行诊断。

五、非手术治疗

1. 一般处理

肛门失禁的治疗包括内科治疗、心理治疗、生物反馈治疗和外科治疗。假如有任何基本的胃肠道状况存在，在处理胃肠道症状之前应该彻底评估并慎重考虑肛门失禁的原因，如炎症性肠病可以采用激素治疗，肠道易激综合征可以通过抗胆碱能治疗，粪便阻塞可采用人工方法促进肠道的常规排空。假如对推测的原发问题进行适当的治疗后肛门失禁仍然存在，那么应该探讨其他的原因。

2. 干预措施

（1）中度的肛门失禁常常采用相对简单的干预。例如饮食改变，包括尝试通过低残渣饮食减少粪便的容积；保持并避免有使其自身症状恶化趋向的每日食物摄入；减少含 CO_2 饮料的摄入；避免啜饮和出声地吃热的食品或饮料，这样可以减少胃肠胀气，因为75%的肠内胀气来自吞入的空气。首先，要处理腹泻问题，因为成形大便较液体大便更容易控制。具有交界性括约肌功能的患者，将液体大便转为成形大便可以使这类患者恢复排泄控制。针对慢性腹泻和肛门失禁，洛哌丁胺和地芬诺酯能有效产出成形大便，降低大便的频率和总量。然而，洛哌丁胺除有明确有效的止泄作用外，还有利于增加 IAS 的静息压。即使是严重或慢性肛门失禁的患者也可以作为非外科治疗的临床试验候选者，并可能从这一干预治疗中取得显著疗效。对有阴部神经病变的患者采用经验性的非外科治疗特别重要，因为这可以作为括约肌修补术后预后不良的先兆。

（2）尽管有药物和饮食干预，肛门失禁仍然出现。假如患者有积极的态度和对直肠扩张有一定的敏感性，以及 EAS 至少还有微弱的收缩能力，那么还可以采用生物反馈治疗。生物反馈利用患者对自己努力结果的即时可视化，以期获得预期更好的效果。感觉和储备功能也能用生物反馈进行调节，当用于有运动反应者时，生物反馈大多数会成功获得疗效，多达70%~80%的患者从生物反馈治疗中获益，然而良好的结果会随着时间的推移而恶化。目前，虽然尚无可资借鉴的资料，但功能性电刺激已经用于尿失禁的治疗，由此可以判定其对一些肛门失禁患者是适用的。

六、手术治疗

由于肛门失禁发病的因素和机制尚未完全明确，外科干预仍是妇产科医师面临的极大挑战，且许多结果并不很成功，这并不奇怪。那些功能严重紊乱而导致大便成形缺损的患者，大多数有可能从外科干预中获益。以前就讨论过先天性异常的修补，对有直肠脱垂的患者，外科的矫正可以改善肛门失禁和粪便污损的症状，Parks 直肠前壁修补已经用于治疗盆底和直肠括约肌神经病理性改变的患者，然而其有效性是有限的，这种操作也许仅在有明显神经病理改变和完整外括约肌，且非外科治疗无效的患者中可以继续使用。其他一些已经用于治疗严重肛门失禁的更复杂手术操作具有不同的疗效，包括臀肌和股薄肌转位、人工括约肌和硅橡胶肛门吊带。目前常用的肛门失禁手术有以下几种。

1. 肛门括约肌修补术

该术式适用于高位肛瘘切除、切断内括约肌治疗肛裂等手术损伤及分娩撕裂伤等。手术将瘢痕切除，分离出受损伤的括约肌的两断端，进行括约肌端-端缝合成。

2. 括约肌折叠术

该术式适用于括约肌松弛者，如完全性直肠脱垂手术治疗后仍失禁及自发性失禁者。

手术在肛门前方 1～2 cm 处，沿肛缘开一"门"形切口，牵开皮片，逐渐分离，即可显露出两侧外括约肌与内括约肌之间的三角间隙，丝线缝合两侧外括约肌、闭合三角间隙、紧缩肛管，最后全层缝合皮与皮下组织。有人经阴道行括约肌折叠术，原理与上述相同，感染机会较少，但手术显露欠佳。

3. 肛管后方盆底修补术（FParks 手术）

该术式在距肛门缘后方 2～2.5 cm 开一"U"形切口，逐层分离，充分显露外括约肌、内括约肌和肛提肌，将该肌群向上牵开、分离至耻骨直肠肌及两侧髂尾肌和耻尾肌，间断缝合两侧肌肉，耻骨直肠肌要缝合牢固，以使肛管肛直肌前移，外括约肌应缝合缩短，置引流，缝合皮肤。

4. 括约肌成形术

该术式适用于括约肌损毁、括约肌松弛、先天性括约肌缺如及不能行括约肌修补术者。可用带蒂的股薄肌或臀大肌，移植于肛门周围替代括约肌功能。

5. 转移皮瓣肛管成形术

该术式适用于肛门皮肤完全缺损、黏膜外翻所致感觉性肛门失禁。手术切除黏膜及瘢痕，转移带蒂皮瓣于肛管内，恢复肛管感觉。该术式常用于会阴部 S 形皮瓣成形术。

（朱　虹）

第三章 妇科内分泌疾病

第一节 功能失调性子宫出血

功能失调性子宫出血（DUB）简称功血，是由于调节功能失常而非生殖器官本身的器质性疾病或全身性疾病所引起的异常子宫出血，表现为出血量过多、出血时间过长和间隔时间过短。它可引起患者贫血、继发感染、精神负担，甚至导致子宫切除。

功血按发病机制可分为无排卵型与有排卵型两类，前者占70%～80%，多见于青春期和绝经过渡期女性；后者占20%～30%，多见于生育年龄女性。

一、无排卵性（功能失调性）子宫出血

（一）病因

功血原因是促性腺激素或卵巢激素在释出或调节方面的暂时性变化。机体内部和外界许多因素，诸如精神过度紧张、恐惧、忧伤、环境和气候骤变及全身性疾病，均可通过大脑皮质和中枢神经系统影响下丘脑-垂体-卵巢轴的相互调节；营养不良、贫血及代谢紊乱也可影响激素的合成、转运和对靶器官的效应，从而导致月经失调。

（二）发病机制

1. 青春期

下丘脑和垂体的调节功能尚未成熟，与卵巢之间尚未建立稳定的周期性调节，尤其是对雌激素的正反馈调节存在缺陷。此时期，垂体分泌的促卵泡激素（FSH）呈持续性低水平，无促黄体生成素（LH）高峰出现。因此，虽有卵泡生长，却无排卵，卵泡发育到一定程度，发生退行性变，形成闭锁卵泡。

2. 围绝经期

由于围绝经期卵巢功能衰退，卵泡几乎耗尽，卵巢对促性腺激素反应性降低。由于卵泡近于耗竭，雌激素分泌量锐减，对垂体的负反馈变弱，垂体分泌的促性腺激素水平升高，主要是促卵泡素升高明显，黄体生成素仍在正常范围。尽管促性腺激素水平增高，但仍不能形成排卵前高峰，卵巢不能排卵。促卵泡素及黄体生成素协同作用，使衰退的卵巢仍有

部分卵泡生长发育，分泌一定量的雌激素，又因为卵巢不排卵，无黄体形成，缺乏孕激素，使子宫内膜仅有增生期改变而无分泌期变化，因此就发生了更年期无排卵性功血。其发病机制同青春期无排卵性功血。

（三）病理

卵巢中可见发育不同阶段的卵泡，但无排卵现象及黄体。在雌激素的作用下，子宫内膜可呈现不同程度的增生期改变。

（1）增生期子宫内膜较为多见，此时子宫内膜与正常月经周期中增生期内膜无区别，但在月经后半期甚至月经期仍表现为增生期。

（2）子宫内膜腺囊型增生过长，子宫内膜增厚，波及局部或全部，内膜呈息肉样增生。腺体增多，腺腔扩大，大小不一。

（3）子宫内膜腺瘤型增生过长，内膜腺体高度增生，数目增多，间质较少，呈背靠背现象。如果腺瘤型增生的程度严重，或者腺上皮发生异型改变，需警惕有发生癌变的可能，应密切随访并积极治疗。

（4）萎缩型子宫内膜较少见，内膜菲薄，腺体少而小。上皮细胞呈立方形，低柱状，腺腔狭小，间质少而致密，血管少，胶原纤维相对增多。

（四）临床表现

该疾病最常见的症状是子宫不规则出血，月经周期紊乱，经期长短不一且出血量多少不一。有时可表现为停经一段时间后出现阴道不规则流血，血量往往较多，出血时间较长或出血量大时可导致贫血。

（五）实验室及其他检查

1. 血常规检查

血常规检查包括红细胞、白细胞、血红蛋白、血小板、凝血时间等，用以了解贫血程度及有无血液病。

2. 基础体温测定

无排卵性功血的基础体温为单相型（图3-1）。

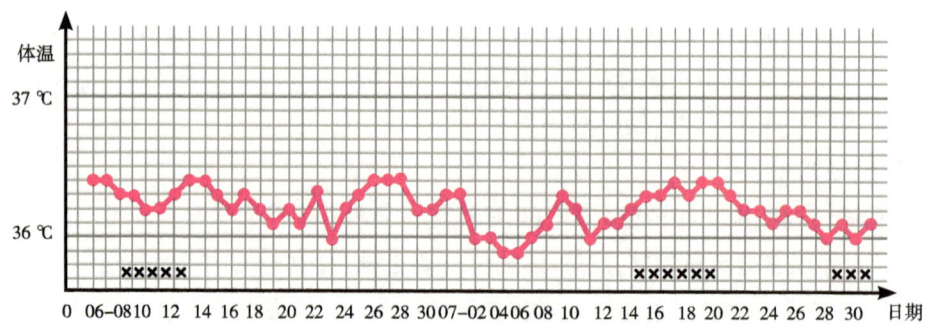

图3-1　基础体温单相型（无排卵性功血）

3. 宫颈黏液结晶检查

经前出现羊齿状结晶，提示无排卵。

4. 阴道脱落细胞检查

出血停止期间，连续涂片检查显示有雌激素作用，但无周期性变化，为无排卵性功血。如缺乏典型的细胞堆集和皱褶，提示孕激素不足。

5. 激素测定

如需确定排卵功能和黄体是否健全，可测孕二醇；如疑卵巢功能失调者，可测雌激素、睾酮、孕二醇、17羟孕酮或HCG等水平。

6. 诊断性刮宫

为排除子宫内膜病变且达到止血目的，必须进行全面刮宫，搔刮整个宫腔。诊刮时，应注意宫腔大小、形态，宫壁是否平滑，刮出物的性质和量。为了确定排卵或黄体功能，应在经前期或月经来潮6h内刮宫；不规则流血者，可随时进行刮宫。子宫内膜病理检查可见增生期变化或增生过长，而未见分泌期表现。

7. 子宫镜检查

子宫镜下可见子宫内膜增厚，也可见其不增厚，表面平滑无组织凸起，但有充血。在子宫镜直视下选择病变区进行活检，较盲取内膜的诊断价值高，尤其可提高早期宫腔病变如子宫内膜息肉、子宫黏膜下肌瘤、子宫内膜癌的诊断率。

（六）诊断和鉴别诊断

1. 诊断

（1）根据患者年龄、子宫出血情况及妇科检查，排除器质性病变后可初步确定诊断。

（2）依据子宫内膜的病理组织检查、B超检查、基础体温测定、激素水平测定、宫颈黏液涂片、阴道细胞涂片等了解卵巢的排卵功能。

2. 鉴别诊断

（1）全身系统性疾病如下。

1）血液病：最常见的是血小板减少性紫癜、再生障碍性贫血、白血病等。

2）内分泌疾病：如甲状腺功能减退、肾上腺皮质功能异常及糖尿病等引起的持续性无排卵。

3）肝脏疾病：由于影响雌激素代谢或凝血因子的合成等原因，而致子宫出血。

4）肾衰竭透析治疗后。

5）全身性红斑狼疮：由于损伤血管功能或血液抗凝抗体作用而引起。

6）神经系统肿瘤、精神创伤、应激、营养不良。

（2）生殖系统疾病如下。

1）妊娠并发症：各种流产、异位妊娠、葡萄胎。

2）肿瘤：子宫肿瘤如肌瘤（肌间、黏膜下）、宫颈癌、宫体内膜癌或肉瘤、绒毛膜上皮癌；多囊卵巢、卵巢肿瘤，尤其是分泌雌激素或雄激素的性索间质瘤；输卵管癌。

3）炎症：一般或特异性（结核、性病）子宫内膜炎、阴道炎、宫颈炎、宫颈息肉。

4）子宫肌腺症、子宫内膜异位症、子宫内膜息肉、引产后或分娩后胎盘或胎儿组织残留、子宫动静脉畸形、子宫内膜血管瘤。

5）生殖道创伤、异物。

（3）医源性出血如下。

放置宫腔避孕环后、使用激素类避孕药后、宫颈电烙后、服抗凝药后、性激素服用不当、药物流产术后等。

（七）治疗

1. 一般治疗

补充铁剂、维生素和蛋白质以改善全身状况。贫血严重者，需输血纠正。出血期间避免过度疲劳和剧烈运动，保证充分休息和睡眠。流血时间长者，给予消炎药物以控制感染。适当应用促凝或抗纤溶药物，以减少出血量。

2. 药物治疗

确诊后应首先行药物治疗，包括止血、调整周期和诱发排卵三个阶段。采用性激素止血和控制月经周期，出血期可辅以抗纤溶和促凝药物促进止血。青春期及生育年龄无排卵者应以促进排卵功能的建立和恢复为治愈目标，绝经过渡期患者的治疗应以调整周期、控制出血量和防止子宫内膜病变为目标。已发生子宫内膜增生过长病变者，应根据病变程度制定孕激素转化内膜方案及随访计划。

（1）性激素疗法：性激素对止血和调整周期极其有效。

1）止血：对大量出血者，要求在 8 h 内止血显效，24 ~ 48 h 内出血基本停止。选用药物种类和首剂量视体内雌激素水平和流血量而定。

大剂量雌激素止血：只适用于青春期未婚患者及血红蛋白 < 60 ~ 70 g/L 时。应用大剂量雌激素能快速促进内膜增生，修复创面而止血。缺点是剂量大，胃肠反应重，停药后，撤退出血多，并抑制下丘脑 - 垂体轴功能，现已较少采用。

2）调整周期：使用性激素人为地控制流血的周期及减少出血量是治疗月经失调的一项过渡措施。其目的在于：①使患者本身的下丘脑 - 腺垂体 - 卵巢轴暂时抑制一段时期，停药后可能出现反跳，恢复正常月经的内分泌调节；②性激素直接作用于生殖器官，使子宫内膜发生周期性变化，按期剥脱，并且出血量也不致太多。

（2）促进排卵：是治愈无排卵性功血的关键。青春期、育龄女性在月经周期已基本控制后，应选用下列药物促进排卵，其间测基础体温并观察疗效。

1）雌激素：己烯雌酚每日 0.125 ~ 0.25 mg，共 20 天，连用 3 ~ 6 个周期。

2）HCG：当卵泡发育至近成熟时，肌内注射，逐日加大剂量，可引起排卵。

3）氯底酚胺：有较高的促排卵作用，每日 50 ~ 100 mg，共 5 天，自经期第 5 日开始口服，连用 3 个周期。

4）促性腺激素释放激素（LHRH）：于月经周期的中期，仿效生理分泌形式，连续脉冲式给药，肌内注射或静脉注射，每日 5μg，共 3 天，可促使排卵。亦有在月经第 5 日开始给 50μg 肌内注射，每日 1 次，连用 7～10 天，或在月经周期第 14～15 日皮下注射 100μg。

5）绝经期促性腺激素（HMG）与 HCG 合用：适用于合并不育症患者。于月经周期或撤退性出血第 5 日给 HMG，每日 75 U，治疗 7 天后卵泡仍不大，可加大到每日 150 U；当卵泡发育达 20 mm、卵巢增大不超过 5～10 cm 时，可加肌内注射 HCG 5 000 U，每日 1 次，连注 1～3 天，起促排卵作用。

6）克罗米芬与 HCG 合用：停用克罗米芬 7～8 天再用 HCG 肌内注射 3 000～5 000 U，一般均可达到有效的诱导排卵。

（3）其他：对顽固性功血或年龄较大且子宫内膜呈腺瘤型增生过长或不典型增生者，可选择子宫切除术或通过电凝切除子宫内膜。

3. 手术治疗

（1）刮宫术：最常用，既能迅速止血又有诊断价值。更年期功血患者激素治疗前，宜常规刮宫，以排除子宫内器质性病变。对青春期功血刮宫应持慎重态度。

（2）子宫切除术：适用于年龄超过 40 岁，不能坚持用药物控制的功血及子宫内膜病理诊断为复杂性增生过长或已发生不典型增生患者。

（3）电凝或激光行子宫内膜切除术：仅用于年龄超过 40 岁的顽固性功血或对施行子宫切除术有禁忌证者。

（八）预防

（1）避免引起本病的诱因，避炎暑高温、涉水冒雨，忌食辛燥和生冷饮食。

（2）加强营养，补充维生素和铁剂以改善全身状况。贫血严重者，需输血纠正。出血期间避免过度劳累和剧烈运动，保证充分休息和睡眠。加强心理护理，注意观察病情变化。

二、排卵性功血

排卵性功血较无排卵性功血少见，多发生于生育年龄女性，主要为黄体功能异常，常见有黄体功能不足和子宫内膜不规则脱落两种类型。

（一）黄体功能不足（LPD）

黄体功能不足是指月经周期中有卵泡发育及排卵，但黄体期孕激素分泌不足或黄体过早衰退，导致子宫内膜分泌反应不良，引起异常子宫出血。

1. 发病机制

黄体的发育健全有赖于垂体分泌足够水平的 FSH 和 LH，卵巢对 LH 也必须具有良好的反应能力，并分泌足量甾体激素。卵泡发育不良、LH排卵峰分泌不足、LH排卵峰后的低脉冲缺陷，均可导致黄体功能不足。此外，生理性因素下，如流产后、分娩后及绝经前，也可能出现性腺轴功能紊乱，导致黄体功能不足的发生。

2. 病理

黄体功能不足使孕激素分泌降低，使分泌期子宫内膜腺体呈分泌不良状况。也可观察腺体与间质发育的不同步现象，或在内膜各个部位显示分泌反应不均。

3. 临床表现与诊断

月经周期缩短，月经频发。有时月经周期虽在正常范围内，但卵泡期延长，黄体期缩短，以致患者不易受孕或孕早期流产。根据病史和妇科检查，生殖器官无异常发现。基础体温双相型，但排卵后体温上升缓慢，上升幅度偏低，升高时间仅维持9～10天，便出现下降（图3-2）。诊断性刮宫显示子宫内膜分泌反应不良，可诊断无排卵性功血。

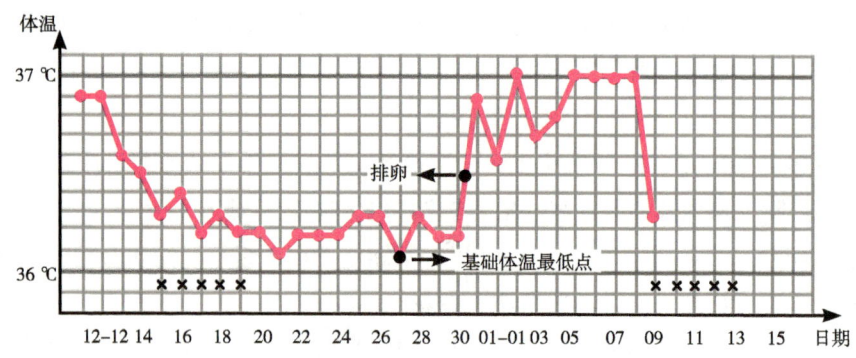

图3-2 基础体温双相型（黄体期短）

4. 治疗

（1）促排卵疗法：适合于卵泡成熟不良，黄体不健，不孕和习惯性流产者。方法为，① CC-HCG；② hMG-HCG；③ CC-hMG-HCG；④ GnRH-a 脉冲疗法；⑤各种 GnRH-a 长、短周期联合 hMG、HCG 疗法等。

（2）辅佐黄体功能：适用于黄体功能不健和萎缩不全者。① HCG疗法：于排卵期肌内注射HCG 5 000～10 000 U，5天后，再肌内注射5 000 U辅佐黄体；或排卵后3天、5天、7天，每天肌内注射HCG 2 000 U。②黄体酮疗法：排卵后，安宫黄体酮4～8 mg/d，口服10天；或BBT上升后3天开始，肌内注射黄体酮10～20 mg/d，5～7天。

（3）绒毛膜促性腺激素：于基础体温开始上升后第3日起，每日或隔日肌内注射1 000～2 000 IU，共5次，可起刺激及维持黄体功能的作用。

（二）子宫内膜不规则脱落

黄体持续过久，未能及时萎缩，又称黄体萎缩不全。其特征是患者有排卵，黄体发育良好，但萎缩过程延长，导致子宫内膜不规则脱落，经期延长。

1. 发病机制

黄体一般寿命多为2周，然后退化萎缩，通常在3~5天内完全退化。此时，内膜因缺乏雌、孕激素的支持而来月经。当下丘脑-垂体-卵巢轴调节功能紊乱引起黄体退化萎缩时间延长，内膜持续受孕激素影响，以致不能如期完整脱落。

2. 病理

正常月经期第3~4天，分泌期内膜已全部脱落，代之以再生的增生期内膜。但在子宫内膜不规则脱落时，于月经期第5~6天仍能见到呈分泌反应的内膜或混杂出血坏死组织及新增生的内膜。

3. 临床表现与诊断

临床表现为月经间隔时间正常，但经期延长，长达9~10天，且出血量大，严重者可出现贫血。诊断依据除典型的临床表现外，基础体温双相型，但下降缓慢（图3-3）。诊断性刮宫在月经期第5~6日进行，内膜切片检查仍能见到呈分泌反应的内膜，且与出血期及增生期内膜并存。

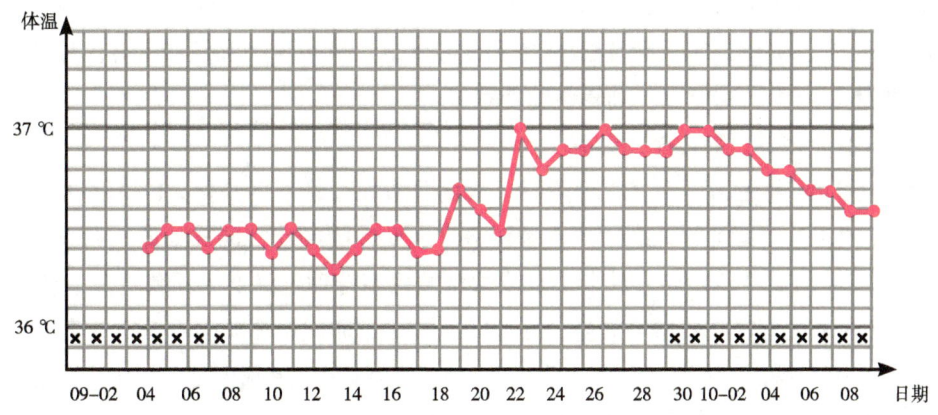

图3-3　子宫内膜不规则脱落双相型基础体温

4. 治疗

（1）孕激素：排卵性功血，不论是黄体功能过早衰退还是黄体功能萎缩不全，均可用补充孕激素作为首选，其具体用药时间以月经周期后半期投药为最好，这样用药可与月经周期中排卵后的黄体分泌的孕激素同步作用于子宫内膜，停药后发生撤退性出血。如在月经周期的最后10天应用安宫黄体酮6~8 mg/d或甲地黄体酮片4 mg/d。

（2）雌、孕激素联合疗法：经量过多或在月经期前、后有少量出血的生育年龄女性，单纯使用孕激素治疗效果不好者，可以选用短效避孕药，如0号、1号、2号三种中任选一种，在月经周期的第5天开始服用1片/d，连用22天，停药等待月经来潮，一般以3个周期为1个疗程，如果病情需要可以用2个疗程。停药后观察月经恢复情况。

（3）绒毛膜促性腺激素：可促进黄体功能，用法同前。

（程　恒）

第二节 下丘脑功能性闭经综合征

一、概述

中枢神经系统中的下丘脑-精神神经内分泌代谢系统，通过下丘脑 GnRH 神经元的活性，来调节女性生殖生理和生殖内分泌功能。功能紊乱将引发许多妇科内分泌疾病和功能缺陷。

功能性下丘脑闭经综合征（FHA）是由下丘脑激素分泌失调，而非垂体卵巢轴和其他内分泌腺器质性病变引起的可逆性闭经，主要包括应激-精神性闭经、运动性闭经、神经性畏食、神经性多食、营养不良性闭经、经前期焦虑症等。

1. GnRH 脉冲发生器功能失调

FHA 存在不同程度的下丘脑 GnRH 神经元脉冲发生器功能失调（dysfunction of GnRH pulse generator）、GnRH-Gn 脉冲释放频率和振幅降低、卵巢排卵和性激素分泌停滞，整个下丘脑-垂体-卵巢轴功能退步到青春前期状态。

2. 营养不良对下丘脑功能的影响

FHA 女性闭经前先出现精神心理障碍、饮食习惯和营养不良变化。FHA 闭经女性脂肪摄入量减少 50%，而糖类和纤维素摄入量较多。运动性闭经女性同样如此。营养物质质量和热卡摄入直接影响月经功能，热卡不足或饮食结构不合理可降低下丘脑垂体系统 GnRH-Gn 功能引起内源性下丘脑性避孕效应，导致闭经、无排卵、黄体功能不全，甚至不孕。

"青春期退缩学说"认为，女性体重降低，特别是脂肪含量减少是引起生育功能降低的重要因素。禁食、偏食、营养不良、大运动量训练和能量消耗如不能及时补偿，降低下丘脑-垂体 GnRH-Gn 功能，引起青春期和月经初潮延迟，甚至闭经。FHA 患者出现 DHEA 降低、高皮质醇血症和皮质醇与 DHEA 比值增高，呈现青春前期少女的内分泌变化。

营养因素对女性生殖内分泌功能的影响由神经肽 Y（NPY）介导，因下丘脑正中隆凸弓状核内神经肽 Y-促生长激素神经肽（galanin）阿肽系统，调节神经内分泌功能和进食行为。脂肪细胞分泌的瘦素（leptin）通过影响 NPY 基因表达间接参与生殖内分泌功能调节。除神经肽 Y 外，其他神经肽类，如 CRF 和尿皮质素（urocortin，CRF 相关肽），细胞因子和瘦素系统共同组成另外一个调节机体营养、代谢和生育功能的系统。

3. 低血糖和低胰岛素血症

FHA 患者血糖和胰岛素水平降低，脂肪摄入不足和代谢物质利用率降低。葡萄糖利用率降低，特别是脑内葡萄糖利用率降低直接影响下丘脑 GnRH 神经元内分泌功能。其他代谢紊乱因素也可以单一或复合方式影响 GnRH 神经元功能。

4. 甲状腺功能减退症

FHA 患者血浆 FT_4 和 FT_3 明显降低，而 TSH 水平无明显变化，使患者能量代谢处于负平衡状态。研究发现，机体能量利用率存在一种"阈值效应"（threshold effect）。如 TT_3 和 FT_3 分别降低 16% 和 9%，即热卡摄入为 79.5～104.7 kJ 每天每磅时，机体能量匮乏将引起 T_3 分泌降低并损害生育功能。

营养不良时，甲状腺素分泌降低可被下丘脑室旁核内 TRH 原 mRNA 表达阻断，而禁食时 TRH 原基因表达降低可被瘦素阻断。因此，空腹或营养不良时血浆瘦素降低，通过甲状腺素促进下丘脑合成 TRH 原，以适应禁食和慢性营养不良状态。临床观察发现，甲状腺功能减退，患者血浆瘦素降低，而给予 T_4 治疗后血浆瘦素恢复正常。因此，血浆瘦素可作为评价营养状态和甲状腺功能的生化指标。

5. 高皮质醇血症

FHA 患者呈现高皮质醇血症，其中精神性和营养不良性闭经患者日间皮质醇脉冲振幅增高，运动性闭经患者夜间皮质醇脉冲振幅升高，ACTH 和皮质醇对 CRF 刺激的反应性减弱。CRF-肾上腺系统功能增强和对 GnRH-Gn 系统功能的抑制作用是机体对应激和营养不良刺激的代偿性反应。

6. 低催乳素血症

FHA 患者呈现低催乳素血症，血浆 PRL 浓度降低 39%，但夜间睡眠时催乳素分泌增高，其变化可能与下丘脑催乳素释放激素（PRL-RH）分泌降低、多巴胺能系统活性增强和雌激素水平降低相关。

7. GH-IGF-1 轴功能失调

FHA 与生长激素轴功能失调相关，表现为脉冲性释放振幅降低而脉冲频率加速，睡醒周期之间 GH 脉冲幅度增高。FHA 患者低胰岛素血症（去抑制作用）和高皮质醇血症（促进作用）共同引起血浆中 IGFBP-1 升高，而 IGF 与 IGFBP-1 比值降低。另外，FHA 患者血浆生长激素结合蛋白质（GHBP）降低 40%，呈现 GH 抵抗现象。因此，精神性和运动性闭经与 GH-IGF-1 轴功能失调相关。

8. 褪黑素分泌异常

FHA 患者夜间褪黑素分泌增加，释放幅度升高和持续时间延长，而日间血浆褪黑素浓度仍正常。FHA 褪黑素升高与患者体重和季节无关，而与雌激素降低相关，因雌激素替代治疗降低夜间褪黑素分泌。夜间褪黑素升高可能与 CRF 促进脑干儿茶酚胺神经元活化和 β-内啡肽促进松果体褪黑素分泌相关。FHA 患者高褪黑素血症可引起性腺功能减退。

9. 瘦素分泌异常

精神性闭经女性血浆瘦素昼夜变化与正常女性相似。正常女性和 FHA 女性的瘦素水平昼夜波动幅度分别为 $(54 \pm 7)\%$ 和 $(42 \pm 19)\%$，两者无显著的差异。FHA 女性 24 h 血浆瘦素水平略低于月经正常女性，分别为 (7.0 ± 1.5) ng/mL 和 (10.1 ± 1.3) ng/mL，其浓度与机体脂肪含量高度相关。

运动性闭经女性，机体脂肪含量减少的同时，血浆瘦素水平也明显降低，并失去昼夜节律变化。FHA女性瘦素水平与低胰岛素血症和高皮质醇血症正相关，瘦素水平受非脂肪含量依赖性机体能量平衡的快速调节。因此，除脂肪含量以外，所有影响机体能量代谢和平衡的因素均影响瘦素的水平。如与增加能量消耗和体重减轻相关的肿瘤坏死因子-α（TNF-α）可引起瘦素降低。

10. 骨质疏松症

FHA女性出现骨丢失、骨密度降低和骨质疏松症。运动性闭经女性多部位骨密度和骨强度降低，骨折率增高。值得注意的是，FHA引起的骨丢失和骨质疏松症进展较快，给予性激素替代治疗仅能增加骨密度2%~8%，骨质疏松症也不因月经恢复或性激素替代治疗而完全恢复。青春后期闭经和长期闭经女性骨质疏松症最为严重，应注意防治。

二、精神性闭经

精神性闭经（psychogenic amenorrhea），即精神性功能性下丘脑闭经综合征（psychogenic FHA syndrome），是指应激、精神心理因素通过激活交感神经系统、促进应激性激素（催乳素、生长激素和ACTH）和神经介质分泌而引起闭经。

（一）发病机制

精神刺激促进下丘脑室旁核（PVN）CRF分泌，增加ACTH-肾上腺轴糖皮质激素和儿茶酚胺生成，引起神经内分泌-代谢系统的应激性反应。CRF经以下四个途径引起应激反应：①室旁核-正中隆凸途径；②室旁核-自主神经（脑干-脊髓）投射纤维；③室旁核-弓状核途径；④大脑皮质-边缘系统。

中枢神经系统内，CRF、加压素和缩宫素共同调节情绪、行为、认知和学习功能。CRF通过室旁核-脑干途径，增强中枢神经系统和外周组织的去甲肾上腺素能活性，调节肾上腺髓质肾上腺素的分泌。儿茶酚胺通过β_2-肾上腺能受体机制，促进脂肪分解，降低瘦素分泌。下丘脑正中隆凸弓状核内，CRF促进阿黑皮素（POMC）及其衍生物ACTH、β-内啡肽和α-黑色素细胞刺激素（α-MSH）的生成，并与神经肽Y（NPY）共同调节饮食行为。在垂体内，CRF促进ACTH和β-内啡肽生成。ACTH促进肾上腺分泌皮质醇，而皮质醇调节外周组织的物质氧化代谢、抑制免疫功能、抑制下丘脑CRF基因表达和修饰行为功能。

血管升压素增强CRF对ACTH释放的促进作用，而缩宫素减弱这一作用。在垂体水平，去甲肾上腺素和肾上腺素的作用与CRF相似。因此，在应激状态下，CRF促进垂体ACTH释放的过程受多种因素调节。精神刺激快速抑制GnRH神经元脉冲发生器的电生理活性，降低GnRH-Gn脉冲释放活性和血浆LH浓度，引起HPOU轴功能损害和闭经，这一抑制作用由CRF-ACTH和β-内啡肽机制介导，而精神神经性高皮质醇血症也是引起闭经的重要原因。

（二）治疗

由应激或精神刺激引起的闭经，祛除病因后，6~8个月内月经自然恢复；不能自然恢复者，可采用性激素周期替代治疗；有妊娠愿望者，可采用促排卵治疗。此外，阿肽拮抗药纳洛酮治疗也有效。

三、营养不良性闭经

营养不良性闭经是由于饥饿、禁食、饮食结构不合理、胃肠道吸收不良、营养匮乏或慢性消耗性疾病引起的闭经。

（一）发病机制

经典标准体重学说认为，当体内脂肪含量达到一定比例（体重指数，BMI）时才出现月经。体重指数既反映机体营养状态又反映能量代谢功能，并与生育功能密切相关。按照 Frisch 体重指数图表推算，13 岁少女当体内脂肪含量 ≥ 17%，才能促进月经初潮，16 岁少女体内脂肪含量 ≥ 22% 才能维持正常月经功能。按照年龄大小，减轻标准体重的 10%~15%，体内脂肪丢失 1/3，脂肪含量 ≤ 22%，即引起闭经。

适当营养和合理的饮食结构对维持女性正常神经内分泌-代谢功能具有重要意义。例如，轻度节食女性的 GnRH-LH 脉冲性释放频率和振幅降低，月经功能紊乱。中度节食女性可出现无排卵现象。完全禁食 2 周，LH 脉冲释放模式则恢复到青春前期模式。

（二）治疗

祛除病因，治疗营养不良疾病，改善营养和提高健康素质。按照个体化原则，制定营养补充方案，同时给予性激素周期治疗或促排卵治疗。

四、运动性闭经

运动性闭经也称运动相关功能性下丘脑闭经综合征，是指由激烈竞赛、超负荷训练和重体力劳动引起的闭经，属于可逆性功能性下丘脑性闭经。

（一）发病机制

运动和竞赛对月经功能的影响与运动类型、强度、时间对代谢和体重的影响相关。中等运动量女性（包括中长跑、游泳、芭蕾舞、田径和艺术体操）月经失调发生率会增高，闭经多发生于每个赛季之末，闭经率与每周训练正相关。

随着现代竞技运动强度的提高，女运动员月经失调发生率显著增加，如东京奥运会期间，10% 女运动员月经正常；而加拿大蒙特利尔奥运会期间，女运动员月经失调发生率高达 59%。月经失调也与开始参加训练的年龄相关，如月经初潮前开始训练者，初潮时间延迟 3~5 年（游泳和长跑运动员），其成年后闭经和无排卵发生率也较高。

运动性闭经发生率也与特殊类型训练相关，如中长跑运动员和芭蕾舞演员闭经率为 40%~50%，游泳运动员闭经率为 12%。闭经发生率也与运动对体重和脂肪含量的影响相关。

运动性闭经的真正原因不是运动本身，而是运动引起的营养不良。月经功能与体重，特别是肌肉与脂肪比值相关，即与"标准体重"或"机体组成机制"相关，当机体脂肪含量≤22%，或体重减少 10%~15%，或脂肪减少 30% 时，即出现闭经。运动和激烈竞赛可引起卵巢功能损害，包括黄体功能不全，无排卵、闭经和初潮延迟。如长跑运动员 LH 脉冲频率降低而振幅升高，呈现黄体功能不全。当长跑距离在 4 周内从 6.4 km 增加至 16 km 时，黄体功能不全发生率达 63%，无排卵率达 81%。

剧烈运动和应激引起下丘脑 – 垂体 – 肾上腺轴和阿黑皮素（POMC）等肽激素分泌增加，血浆 β 内啡肽、皮质醇、雄激素、儿茶酚胺、褪黑素（melatonin）、GH、PRL、LH 增高，而 GnRH-FSH、E_2 降低，HPOU 轴功能抑制。大运动量训练引起脂肪与肌肉比值降低，血浆儿茶酚雌激素增加，降低垂体对 GnRH 敏感性。运动性高雄激素血症、高催乳素血症和高前列腺素分泌直接抑制 HPO 轴功能，并引起闭经。

（二）临床表现

闭经和初潮延迟多见于初潮前即开始参加体育训练的少女，以及既往月经不调、竞争性强、超负荷训练、体重减轻明显和低脂肪与肌肉比值的少女。平均闭经年龄为 24.3±0.3 岁，闭经发生率为 10%~66%，无排卵率为 81%，黄体功能不全发生率为 63%。当短期体重减少＞15%，脂肪减少＞30%，极易发生闭经。

（三）治疗

遵照个体化原则，制定科学合理的训练计划和运动负荷。多数运动性闭经女性在调整运动量和改善营养后，月经自然恢复。必要时给予性激素周期和促排卵治疗。

五、假孕性闭经

假孕（PCL）属于精神 – 神经性闭经，是人类精神和意念调控生殖内分泌功能的典型例证。患者多为盼子心切或幻想妊娠的女性。

（一）发病机制

精神神经内分泌学的研究认为，精神抑郁症与假孕密切相关。迫切希望妊娠引起的假孕实际上是机体保护性反应和意念的转移。假孕时，中枢神经系统和下丘脑中修饰精神、意念、行为和神经内分泌功能的活性氨基酸和神经肽，如 β-内啡肽、γ-氨基丁酸（GABA）分泌失调，儿茶酚胺活性降低。下丘脑多巴胺能使神经介质活性降低，而 GnRH、PRL 和 LH 分泌增加。GnRH 以旁分泌方式促进 Gn 和 PRL 释放，引起高催乳素血症、高 LH 血症，促使黄体持续分泌雌二醇和黄体酮引起假孕和溢乳症。

（二）临床表现

假孕多见于婚变、期盼妊娠，近期流产、婴儿死亡后女性；临床表现类似早期妊娠，包括闭经（50%患者闭经＞9个月，11.71%女性月经失调）、腹胀、自觉胎动（肠蠕动）、乳胀、溢乳、胃肠道反应（恶心、呕吐、便秘、腹痛）等，常伴有焦虑和抑郁症。

（三）诊断

病史、症状和体征与妊娠不符。血浆催乳素和LH浓度升高，FSH降低；雌激素和孕激素水平高于正常黄体期水平；卵巢增大或存在黄体囊肿；血浆皮质醇正常；睡眠时生长激素降低。当告知患者并非真正妊娠时，血浆催乳素和LH很快降低。

（四）治疗

精神心理学分析和疏导疗法。耐心做好解释和安抚工作，避免症状复发和防止自杀意外。性激素周期治疗可改善反馈功能，希望妊娠者给予促排卵治疗。

六、药物性闭经

药物性闭经是由神经、精神、性激素和其他影响HPOU轴神经内分泌功能药物引起的闭经，也称医源性闭经或避孕药引起的闭经。

（一）发病机制

神经、精神和性激素等药物直接或间接通过神经介质和受体机制干扰正常HPOU轴神经内分泌功能，导致GnRH-Gn分泌失调和PRL升高而引起闭经。上述药物包括以下几类。

1. 性激素

雌激素、避孕药和雄激素。

2. 麻醉药

吗啡、美沙酮、蛋氨酸-脑啡肽。

3. 多巴胺受体阻滞剂

多巴胺受体阻滞剂包括：①吩噻嗪类（phenothiazones）；②氟哌啶醇（Haloperidol）、甲氧氯普胺、多潘立酮（吗丁啉，Domperidone）、匹莫齐特（哌迷清，Pimozide）、舒必利（Sulpiride）；③多巴胺重吸收阻断药（nomifensine）；④多巴胺降解药（利血平、α-甲基多巴）；⑤单胺氧化酶抑制药（monoamine oxidase inhibitor）；⑥多巴胺转化抑制药（阿肽类似物）。

4. 二苯氮类衍生物

二苯氮类衍生物包括二苯噁唑氮䓬、氨甲酰氮䓬、因忽顿、丙米嗪（Imipramine）、阿米替林（Amitriptyline）、苯妥因（Phenytoin）、氯硝西泮（Clonazepam）。

5. 组胺和组胺H_1、H_2受体拮抗药

组胺和组胺H_1、H_2受体拮抗药包括5-羟色胺、苯丙胺（非那明，Amphetamine）、致

幻药（hallucinogens）；H_1 受体拮抗药，如美克洛嗪（Meclizine）、吡苄明（Pribenxamine）；H_2 受体拮抗药，如西咪替丁（Cimetidine）。

（二）临床表现

继发性月经不调、月经稀发、月经过少和闭经、溢乳和不孕。口服避孕药性闭经发生率为 1%~2%，占继发性闭经的 42%。闭经-溢乳综合征发生率为 15%~22%，多见于初婚、未孕、既往月经不调的女性。

（三）诊断

闭经、溢乳、药物治疗史。血清促性腺激素、雌激素和孕激素降低，PRL 升高，甲状腺和肾上腺功能正常。

（四）治疗

停用可能引起闭经的药物。性激素周期疗法和促排卵治疗促进月经功能恢复。高 PRL 血症应用溴隐亭或卡麦角林治疗。

（程　恒）

第三节　多囊卵巢综合征

多囊卵巢综合征主要临床表现为月经失调、肥胖、多毛、不孕及双侧卵巢囊性增大。

一、病因

多囊卵巢综合征的发病原因尚未完全明了，近年来做了大量研究，一般认为此病的发生可能与下列因素有关。

1. 下丘脑-腺垂体-卵巢轴功能紊乱

过度精神紧张、忧虑、精神性畏食或其他因素造成的体重明显减轻，引起内分泌功能失调而不能排卵，使下丘脑-腺垂体-卵巢轴之间的反馈失调，引起促性腺激素释放激素分泌异常，使垂体分泌的黄体生成素水平明显增高，并持续呈高水平分泌状态，但又不能形成黄体生成素高峰；垂体的促卵泡素则呈低水平分泌状态，卵巢在持续少量促卵泡素及高水平黄体生成素的作用下，卵泡生长发育，但由于缺乏黄体生成素的峰状分泌，而不能排卵，闭锁形成囊状卵泡。持续高水平的黄体生成素又可刺激间质卵泡膜细胞增生，产生大量的雄烯二酮和睾酮；高水平的黄体生成素持续分泌还可作用于肾上腺，使肾上腺分泌的雄激素增高。因此，体内雄激素水平增高，血中与甾体激素结合的球蛋白含量相对不足，使血浆中游离的雄烯二酮含量增加；它在周围组织中经芳香化转化为雌酮，又造成血中雌酮含量增加。由于卵巢长期持续不排卵，并且产生大量的雌激素，对垂体分泌的促性腺激素的反馈作用呈稳定状态，体内过多的雄激素又间接影响垂体促性腺激素的分泌，使黄体生成素大量释放，形成恶性循环。

2．肾上腺皮质功能异常

有人认为多囊卵巢综合征与肾上腺皮质提早成熟有关。肾上腺皮质早熟可分泌过多的雄激素，其代谢产物可影响下丘脑－腺垂体－卵巢轴之间的功能调节，使其激素分泌异常，造成不排卵。

3．遗传因素

部分学者认为，多囊卵巢综合征与遗传有关，可能是一种显性遗传性疾病。大多数患者的染色体核型为正常的 46，XX，但有少数患者存在染色体异常，表现为 X 染色体长臂缺失和 X 染色体数目及结构异常的嵌合体。

二、病理

1．卵巢

该疾病突出地表现为双侧卵巢增大，可比正常卵巢大 2～4 倍，包膜增厚，表面光滑，呈灰白色，富有血管，包膜下有多发性滤泡囊肿。组织学特点为包膜下皮质内可见大量的处于不同发育阶段的囊性卵泡和闭锁卵泡，其大小不等，直径大多为 2～6 mm，有时也可以见到直径达 15 mm 的囊状卵泡。这些卵泡壁薄，仅有几层颗粒细胞或卵泡膜细胞覆盖。卵巢间质可见黄素化，但无排卵迹象，缺乏黄体及白体。内卵泡膜细胞增生，而颗粒细胞相对较少。

2．子宫内膜

子宫内膜呈增生期改变，其增生程度与卵巢所分泌的雌激素水平有关。当卵巢中卵泡发育不良，雌激素水平较低时，子宫内膜呈增生期改变；当卵泡发育较好，持续分泌雌激素水平较高时，子宫内膜则呈现增生过长、腺囊型或腺瘤型增生过长、不典型增生，甚至发生子宫内膜癌。

三、临床表现

多囊卵巢综合征患者主要临床表现为月经失调、多毛、肥胖和不孕，这是由于体内雄激素过多所致。

1．月经失调

月经失调主要表现为闭经、月经稀发或过少。闭经多为继发性闭经，原发性闭经者较少。部分患者也可出现无排卵性功能失调性子宫出血，个别也可有稀发的排卵性月经，或出现黄体功能不足等表现。

2. 不孕

不孕主要是由于月经失调和持续无排卵所致，偶有排卵者，但因黄体功能不足，虽有妊娠，但流产率高。

3. 多毛

体内分泌的雄激素过多，特别是靶器官部位活性雄激素水平高，导致多毛。毛发粗、长、黑，呈男性型分布。个别患者还可出现其他男性化表现，如痤疮、声音低哑及阴蒂略大等。

4. 肥胖

有50%以上患者伴有不同程度的肥胖。这种脂肪堆积往往从青春期开始，且脂肪分布及体态尚均匀。其病理生理改变尚不明确，可能与体内雌激素的长期刺激有关，因为有研究表明，雌激素是脂肪细胞复制与分化的营养剂。另外一种可能的原因是体内雄激素过多和未结合睾酮比例增加。

5. 卵巢增大

双侧卵巢对称性增大，可比正常大2~4倍，质坚韧。约半数患者行盆腔检查时可以扪及增大的卵巢，但肥胖者盆腔检查常不易扪及，需借助辅助检查才能发现。但也有卵巢不增大者，据文献资料报道此类患者约占1/3。

四、诊断

根据病史、临床表现、病理变化及激素水平的改变，进行综合分析，作出诊断。年轻女性出现较长时间月经稀发或闭经、不孕，伴有多毛、肥胖，盆腔检查扪及或未扪及卵巢增大，均应高度怀疑为多囊卵巢综合征。

1. 月经史

仔细询问月经初潮后的情况，初潮年龄、周期及经期长短，经量多少，有无月经稀发或继发闭经，以及不规则子宫出血史等。

2. 查体

（1）重点检查毛发分布情况，注意口角、乳头周围、下腹中线、耻骨联合等处。

（2）检查盆腔情况，注意子宫大小，双侧卵巢有无增大，表面是否光滑，质地是否坚韧。

3. 基础体温测定

基础体温测定呈单相型。

4. 诊刮术

于月经来潮前或来潮6 h内刮取子宫内膜，呈增生期改变或为增生过长，而无分泌现象。

5. B超检查

B超检查对本病具有辅助诊断价值，可显示双侧卵巢增大，包膜厚，回声增强。有文献提出，若B超发现一侧卵巢内含10个以上卵泡，直径在 2～8 mm，排列在包膜下或散布在整个卵巢中，具有诊断价值。

6. 盆腔气腹造影或盆腔双重造影

此项检查可见双侧卵巢增大，大于子宫阴影的 1/4，但也有的病例卵巢大小正常。

7. 腹腔镜检查

在腹腔镜直视下，可见卵巢增大，呈灰白色，表面光滑，包膜增厚，血管丰富。还可取卵巢组织活检，送病理检查协助诊断。

8. 激素测定

（1）血清促卵泡素和黄体生成素的测定：多囊卵巢综合征患者一般血中黄体生成素水平偏高，而促卵泡素则处于低水平，黄体生成素与促卵泡素比值＞3。

（2）血清睾酮和雄烯二酮测定：其值均高于正常水平。

（3）雌二醇测定：其水平恒定不变，无正常周期中的排卵前后升高的改变。

（4）尿17-酮甾体测定：含量正常或增高，此值正常提示雄激素来源于卵巢；增高时则提示雄激素来源于肾上腺，为肾上腺功能亢进所致。

五、鉴别诊断

多囊卵巢综合征需与其他产生雄激素过多的疾病相鉴别。

1. 肾上腺皮质增生症（库欣综合征）

此病表现为多毛、肥胖、不孕及卵巢多囊病变，同时此病还具有明显的皮质醇增多的临床表现。促性腺激素水平检测结果通常是正常的，对促肾上腺皮质激素兴奋试验的反应亢进。大量地塞米松抑制试验，可抑制增高的皮质醇。

2. 甲状腺功能亢进或减退

当甲状腺功能亢进或减退时，可影响血中雌激素和雄激素的代谢清除率，使血中雌激素和雄激素水平升高或降低，也可出现不排卵及功能失调性子宫出血，与多囊卵巢综合征相似，测定血中甲状腺素含量可以鉴别。

3. 卵巢肿瘤

卵巢男性化肿瘤，如睾丸母细胞瘤，可产生大量雄激素，出现高雄激素血症的症状。与多囊卵巢相似，但肿瘤多为单侧实性肿瘤，并且进行性增大。

4. 卵泡膜细胞增生征

此病卵巢产生的雄激素比多囊卵巢综合征更多，男性化体征更为严重，血黄体生成素和促卵泡素水平低于正常或正常。病理特征也显然不同，卵泡膜增生症在镜检时可见卵巢内有黄素化卵泡膜细胞小岛，而多囊卵巢综合征则无此表现，主要诊断依据是病理检查。

5. 肾上腺肿瘤

肾上腺的分泌雄激素肿瘤可产生大量雄激素，出现与多囊卵巢综合征的类似表现，可通过肾脏 B 超或 CT 及腹膜后充气造影来鉴别。

6. 高催乳素血症

高催乳素血症常伴有多囊卵巢综合征表现，血浆催乳素水平明显增高，促性腺激素水平正常或低于正常。

六、治疗

促进排卵，建立正常月经周期，抑制多毛并预防子宫内膜癌的发生。根据患者是否希望生育，选择不同的治疗方法。

1. 药物治疗

（1）氯底酚胺：常作为促排卵药物的首选。此药适用于体内雌激素水平较高者，可与雌激素在下丘脑及垂体竞争受体，阻断持续性高雌激素对下丘脑及垂体的负反馈，而诱发排卵并恢复正常月经。一般从小剂量开始，即每日服 50 mg，一般停药 7～10 天出现排卵。若第 1 周期用药无效，可于第 2 周期时加大用药剂量，每日 100 mg。若仍无效，下一周期还可再增加剂量，每日增加 50 mg，但最大剂量每日不能超过 200 mg。如连用 3～4 个周期后仍无排卵，则判定为无效。

为了提高排卵率和妊娠率，在应用氯底酚胺治疗时，可加用雌激素，即于服药第 2 天开始口服炔雌醇 0.05 mg，每日 1 次，连用 7 天，以改变宫颈黏液性状，利于精子穿透；还可加用绒促性素，即在服用氯底酚胺后，用 B 超监视卵泡变化，待卵泡发育成熟时，肌内注射绒促性素 5 000～10 000 U，可获较好效果。

（2）人类绝经期促性腺激素联合绒毛膜促性腺激素治疗法：此法适用于氯底酚胺治疗失败者，但需注意预防卵巢过度刺激综合征的发生。

（3）雌孕激素合并疗法或口服避孕药：不需生育者可采用此法治疗。雌孕激素合用可降低血中雄激素水平，尤其是加速循环血中睾酮的清除率，减少游离睾酮并阻断睾酮受体；减少雄激素的作用，可达到改善多毛、控制月经周期的目的，还可降低子宫内膜癌的发生率。常用炔雌醇 0.05 mg 加醋酸氯羟烯黄体酮 100 mg，每日 1 次，每月用药 3 周。或选用口服避孕药Ⅰ号或Ⅱ号，一般治疗 2 个周期，血中睾酮及雄烯二酮可达正常水平，对多毛症者疗效较好。

（4）肾上腺糖皮质激素：在肾上腺分泌的雄激素过多时，用肾上腺糖皮质激素治疗可获得良好效果。当难以区分雄激素是来源于卵巢还是肾上腺，以及对氯底酚胺治疗无效时，可选肾上腺糖皮质激素治疗，以抑制促肾上腺皮质激素的分泌，减少肾上腺雄激素的产生。常用的药物有地塞米松 0.25～0.5 mg，每日 1 次；或泼尼松 5～10 mg，每日 1 次。

2. 手术治疗

手术治疗不作为首选。当药物治疗 6 个周期后仍无排卵时，可行卵巢楔形切除术。一般切除不超过卵巢的 1/3，手术可使体内雄激素水平降低，通过反馈作用使垂体促卵泡素分泌增多，黄体生成素与促卵泡素比值改变，从而使卵泡发育成熟并排卵，一般术后排卵率可达 80%，但有部分患者于术后短期内复发，并且术后附件粘连率也较多，故目前较少采用。术时应注意以下几点：①切除卵巢应深达髓质；②术中应仔细止血并缝合切缘，以防术后粘连；③术中应将可见囊状卵泡用针头逐一全部刺破。

3. 腹腔镜电凝术治疗

经腹腔镜应用电凝技术治疗多囊卵巢综合征具有操作简便、效果好及并发症少等优点。此项技术是利用电凝装置的电凝钳在卵巢表面进行电凝，电凝后可使体内雄激素水平显著下降，月经周期恢复正常，并且又避免了药物治疗引起的卵巢过度刺激综合征。

（程　恒）

第四节　卵巢过度刺激综合征

卵巢过度刺激综合征（OHSS）是促排卵引起的医源性并发症，常发生在应用 HCG 后，主要原因为毛细血管通透性改变，大量体液转移到组织间隙，从而引起胸腔积液、腹腔积液、血液浓缩和低血容量，后者可致重要脏器灌注不足、低血容量性休克及血栓形成，严重的 OHSS 可危及患者健康和生命。近年来，随着辅助生殖技术的广泛开展，促排卵药物的使用越来越普遍，OHSS 的发生呈上升趋势。

一、发生率

OHSS 的发生与患者所用促排卵药物的种类、剂量、治疗方案、患者的易感性、内分泌状况及是否妊娠等因素有关。一般在接受促排卵的患者中，OHSS 的发生率为 1%～14%，重度 OHSS 为 0.1%～0.5%。在妊娠周期中，OHSS 发生率高于非妊娠周期，而 OHSS 患者中妊娠率较非 OHSS 患者高。

二、发病机制

OHSS 病因未明，发病机制尚不明确，目前认为与以下因素有关。

（一）血管内皮生长因子（VEGF）

VEGF 是血管形成因子和血管渗透因子，特异性作用于血管内皮的多功能细胞因子，具有增加微血管与小静脉的通透性，促进血管内皮细胞分裂、增生等作用。VEGF 在 OHSS

发病中可能起主导作用。在中重度 OHSS 患者的血清、腹腔积液及卵泡液中，VEGF 明显增高，且与病情相关。有研究发现，注射 HCG 后患有 OHSS 的患者，其 VEGF 水平较未患有者高。HCG 诱导颗粒细胞通过 Sp1 和 CREB 通路分泌 VEGF，且在体外培养实验中发现，VEGF mRNA 的表达与 HCG 呈时间、剂量依赖关系。VEGF 与 VEGF 受体 -2 结合后，可促进黄体期血管形成，增加血管通透性。促性腺激素释放激素激动剂（GnRH-a）及拮抗剂（GnRH-ant）均可减少 VEGF 及其受体 mRNA 的表达。VEGF 受体 -2 抑制剂 SU5416 可减轻 VEGF 引起的高血管通透性，减少体液渗出，减轻症状，可能为治疗 OHSS 开辟了新途径，但尚存在争议。

（二）炎症介质或细胞因子

各种炎症介质可以调节血管通透性，而血管通透性增大是 OHSS 病理生理的基础。白介素（interleukin，IL）可调节卵巢功能、卵泡发育和排卵、黄体生成和解体，研究表明 IL-1、IL-2、IL-6、IL-8 与 OHSS 的发生有关。溶血磷脂酸（LPA）在排卵前卵泡液里大量存在，LPA 通过 LPA 受体、核因子 kB、促有丝分裂蛋白激酶通路来调节黄素化颗粒细胞 IL-6、IL-8 的表达，LPA 诱导的 IL-6、IL-8 增加可促进单层内皮的血管形成并改变其通透性。但是，这些血管活性细胞因子在 OHSS 形成的具体作用机制尚不明确。另外，肿瘤坏死因子（tumor necrosis factor，TNF）具有多种生物学效应，包括介导炎症和免疫反应，促进和抑制多种细胞增生，血管形成及细胞毒性作用，调节血管通透性，还能促进卵泡生长发育。卵巢既是其来源又是其靶器官，并受促性腺激素（Gn）调节。有报道称，OHSS 患者的血清及腹腔积液中 TNF 显著增高，表明 TNF 与 OHSS 患者血管的高通透性有关。

（三）卵巢肾素 - 血管紧张素 - 醛固酮系统（RAAS）

卵巢存在与肾脏无关的 RAAS，并可产生肾素原，此系统参与调节卵巢的自身稳定，可被 LH 及 HCG 激活，使无活性的血管紧张素 I 转化为有活性的血管紧张素 II，促进血管生成及毛细血管通透性增加，形成 OHSS 体液外渗的病理变化。重度 OHSS 患者血清血管紧张素转换酶的活性明显升高，这与 OHSS 病情相关。

（四）激素

OHSS 患者的血、尿及卵泡液中雌二醇（E_2）明显升高，但 E_2 并不是引起 OHSS 的原因。无论在动物实验还是临床诊断中，给予大剂量雌激素并不能诱导 OHSS 的发生。促排过程中无论血清 E_2 多高，在没有 HCG 激发下，极少发生 OHSS，E_2 仅仅是颗粒细胞活性指标。此外，Pellicer 等报道一例 17，20- 碳裂解酶基因突变患者，其血清 E_2 水平很低但仍发生 OHSS。E_2 在预测 OHSS 发生上存在一定局限性。在促排后，随着黄体形成或妊娠，黄体酮水平上升，末梢静脉存在孕激素受体，高浓度黄体酮可增加毛细血管通透性，孕激素受体阻滞剂可逆转这种作用。

（五）一氧化氮（NO）

在卵泡液中可找到 NO 合成酶，这表明卵巢可以合成 NO。NO 对排卵有影响，可抑制 HCG 诱发的排卵，亦可调节细胞因子对各组织器官的作用。NO 可使超氧阴离子失活，后者使细胞膜磷脂过氧化，进而影响膜的完整性和通透性，故 NO 有维持膜稳定性和通透性的作用。低浓度的 NO 使过氧化物对膜的破坏增加，致使膜渗透性增大。有报道 OHSS 患者腹腔积液中 NO 的主要代谢产物亚硝酸盐量很少，推测腹腔中 NO 降低增加了毛细血管的通透性，NO 可能与 OHSS 的发生有关。

OHSS 发生的确切机制尚不明确，其发生并非由单一机制引起，可能是多因素共同作用的结果。

三、病理生理

OHSS 基本病理生理变化是 Gn 对卵巢的过度刺激所引起的卵巢增大及性激素大量分泌，大量性激素及外源性 HCG 诱导血管活性物质生成，导致全身血管通透性增加，使血管内体液外渗造成血容量减少，最后导致循环衰竭。在促排中常用 HCG 诱发卵子成熟，而 HCG 是 OHSS 发生的激发因子，其剂量及血浓度维持时间对 OHSS 的严重程度及病程有直接影响。在未使用 HCG 促排时，很少发生严重 OHSS。HCG 注射后 3~7 天为 OHSS 血管体液外渗的高峰期，腹腔积液的形成是由于卵巢局部毛细血管甚至静脉，以及腹膜、大网膜毛细血管通透性增加引起。除体液外渗外，还有蛋白质渗出。血管内体液和蛋白质丢失引起低血容量和血液浓缩可并发低血压、血凝增加和肾灌注降低。肾灌注降低又可引起近曲小管的 Na^+、水重吸收增加，因而引起少尿、尿钠减少；由于到达远曲小管的钠降低，H^+-Na^+ 及 K^+-Na^+ 交换减少，导致高钾性酸中毒。随着肾灌注及清除率降低，血尿素氮及肌酐上升，肾血流量的减少激活肾素血管紧张素醛固酮系统，进一步恶化病情。若不及时纠正低血容量，将并发严重的水电解紊乱、血栓、肾衰竭、弥散性血管内凝血，甚至死亡。

四、临床表现

本病常表现为胃肠道不适症状，如腹胀、恶心、呕吐、腹泻等，卵巢增大的局部腹痛，进行性腹围增大，腹腔积液、胸腔积液、少尿，以及并发症发生后叠加相应的临床症状和体征，形成复杂的综合征。OHSS 通常出现在使用 HCG 后，早发型常发生在注射 HCG 后 3~7 天，晚发型常发生在注射 HCG 后 12~17 天，晚发型与妊娠相关，胚胎着床后滋养细胞产生大量 HCG，诱发和加重 OHSS，晚发型 OHSS 较早发型病情更重，常持续 2~3 个月，严重的 OHSS 常发生在获得妊娠的患者。OHSS 是一种自限性疾病，一旦体内 HCG 消失，激素水平下降，如妊娠失败或流产，症状、体征迅速缓解，腹腔积液逐渐消退。无并发症者或进入缓解期的患者一般无须特别的治疗。

五、高危因素

（1）年龄＜35岁、瘦小的患者，因为这些患者有大量卵泡募集及高密度的Gn受体，故对Gn反应更敏感。

（2）对促排卵敏感的卵巢，如PCOS、卵巢多囊样改变（排卵正常）。多数小卵泡在促排卵药物的刺激下均可发育，易发生OHSS。另外，LH/FSH＞2、高雄激素血症亦是发生OHSS的危险因子。

（3）基础抗苗勒管激素（anti-mullerian hormone，AMH）。基础AMH升高被认为是发生OHSS的一级风险因素，当基础AMH超过3.6 ng/mL时，其预测OHSS发生的特异度为81.3%，灵敏度为90.5%。

（4）E_2及卵泡数：E_2＞4 000 pg/mL，卵泡数＞30个易发生OHSS；E_2＞6 000 pg/mL，卵泡数＞30个，重度OHSS发生率为80%。单独E_2增高或卵泡数增加并不能预测其发生概率，只有两种结合才有意义。

（5）应用HCG诱导排卵及黄体支持，以及妊娠后内源性HCG的产生，均可加重OHSS病情，且HCG的剂量及血浓度维持时间的长短直接影响OHSS病情及病程。

（6）FSH受体突变、有过敏史亦是发生OHSS的高危因素。

六、预防

由于目前缺乏针对性强的有效治疗方法，预防远较治疗更为重要。

（1）慎重选择超促排卵对象，警惕有高危因素的患者，如PCOS、年轻且瘦小、有OHSS病史者。对有OHSS倾向的患者，应予个体化治疗方案，如用长效GnRH-a降调后，推迟开始使用外源性Gn的时间，或低剂量Gn促排，根据E_2水平及募集的卵泡数调整Gn剂量。最近一项荟萃分析显示，GnRH-ant方案较GnRH-a方案明显减少重度OHSS的发生率，但妊娠率较低。

（2）在促排卵后期，若发生OHSS者，可延迟、减少HCG注射量诱发卵子成熟，或改用外源性LH，或使用GnRH-a诱发内源性LH促卵泡成熟。LH半衰期明显短于HCG，故对卵巢持续作用比较弱，可减少OHSS的发生。另外，在黄体期不用HCG而改用黄体酮进行黄体支持。

（3）Coasting疗法：Coasting不能完全避免OHSS的发生，但能有效降低OHSS发生风险并减少重度OHSS的发生。如患者在促排卵后，出现明显的OHSS倾向，可以停止使用Gn，使雌激素下降到较安全水平，然后再使用HCG。在停用Gn 3天后，63%的高危患者血清雌激素水平下降。Coasting开始时间取决于雌激素水平和卵泡数量。当血E_2＞4 500 pg/mL，成熟卵泡个数在15～30个时，可考虑开始Coasting疗法，并每日监测E_2水平；当E_2＜3 500 pg/mL时，给予HCG 3 000～5 000 IU；如果E_2＞6 500 pg/mL，成熟卵泡超过 30 个，Coasting 时间超过 4 天，建议取消周期。Coasting 持续 3 天可减少 OHSS 发生率，不影响妊娠率，但持续 4 天或更长时间会降低着床率，可能导致激素骤降影响内膜容受性。

（4）多巴胺激动剂：动物实验表明，多巴胺激动剂能抑制 VEGF 受体 -2 磷酸化，进而逆转 VEGF 受体 -2 介导的内皮通透性增高，但不影响黄体血管的生成。卡麦角林被用于临床试验，取卵后，当日给予卡麦角林 0.5 mg/d，连用 3 周，发现两组种植率、妊娠率、流产率无差别，却发现卡麦角林明显减少早发型 OHSS 的发生率，但不能降低晚发型 OHSS 的发生率。另一研究亦发现多巴胺激动剂喹高利特能有效减少早发型中重度 OHSS 的发生，并呈剂量依赖关系，但不能降低妊娠者的 OHSS 发生率。

（5）NSAID 类抗感染药：NSAID 类抗感染药可减少炎症渗出及 VEGF 的表达，在促排当天给予小剂量阿司匹林可有效预防 OHSS 的发生。

（6）IVM：IVM 适用于 PCOS 患者。这不仅可以避免 OHSS 发生，而且能够减少医疗费用，并取得相对满意的妊娠率。但 IVM 存在未成熟卵子回收率低，活产率较常规体外受精技术低的问题，并且未成熟卵母细胞具有较高的纺锤体及染色体异常率，这会导致其在临床应用中的价值降低，因此 IVM 技术未能成为不孕的主要治疗方法。

（7）在 IVF-ET 周期内，若发生 OHSS，可将胚胎冷冻保存并取消移植，待症状缓解后再行冻胚移植，冻胚移植的妊娠率与新鲜胚胎的妊娠率相近。

（8）清蛋白预防性治疗：在取卵时，静脉注射清蛋白可有效减少重度 OHSS 发生。清蛋白可保持胶体渗透压，减少体液外渗，降低游离 E_2 及一些有害因子水平，是目前较常用的预防措施，但其安全性有待进一步评估。

七、治疗

由于发病机制仍未阐明，故对本病仍缺乏明确有针对性的方法。原则上，本病应轻度予以密切观察，中度适当干预，重度患者积极治疗。OHSS 患者应每天记录液体出入量、腹围、体重及生命体征，注意心肺功能、水电解质及血凝状态等。患者应卧床休息，防止发生卵巢破裂或扭转，禁止盆腹腔检查、重压及剧烈运动。中重度患者治疗包括以下措施。

（1）首先，应注意精神鼓励，树立克服疾病的信心。患者通常腹胀、胃纳欠佳，不愿进食，应鼓励患者少食多餐，进食高蛋白食物。

（2）停用任何促性腺激素，包括 HCG，以肌内注射或阴道给予黄体酮替代 HCG 黄体支持。

（3）纠正血容量：维持体液外渗期的血容量，及早纠正低血容量是预防各种循环障碍并发症的关键。依病情，采用清蛋白或低分子右旋糖酐进行扩容或采取利尿措施，在少尿期应慎用利尿剂，因其可进一步减少血容量，导致休克或血栓形成。必要时，使用肝素抗凝治疗，防止血栓形成，同时监测水电解质平衡和血凝状态。病情稳定后，可停止补液，并严格控制水摄入量,保持在 1 L/d,以防止胸腹腔积液增加,加剧病情。

(4)胸腹腔积液的处理:胸腹腔积液引起明显腹胀、腹痛及呼吸困难者,可在 B 超诱导下进行胸穿或腹穿,以减轻症状;严重者腹穿的同时抽出卵巢黄素囊肿液,以减少进入血液循环的 E_2 量。

(5)改善血管通透性:使用前列腺素拮抗剂(如吲哚美辛)或抗组胺药物(如氯苯那敏)维持膜通透性的稳定,减少毛细血管渗出,保持血容量。必要时,使用糖皮质激素,如泼尼松,口服 5 mg,每天 3 次。

(6)其他药物:OHSS 合并肾衰、休克者,在补充血容量的前提下,可静脉滴注多巴胺,以扩张肾血管,血管紧张素拮抗剂及血管紧张素转换酶抑制剂,可减少体液外渗。

(7)一般增大的卵巢无须特殊处理可自行消退,但需注意卵巢囊肿破裂、出血或扭转的发生。必要时,采取手术治疗,应尽量保留卵巢。

(8)身体状况不良时,应注意预防感染;严重患者应果断终止妊娠。

八、与 OHSS 相关的并发症

(一)张力性腹腔积液

张力性腹腔积液是毛细血管过度渗漏的一种表现形式。腹部张力升高时,腔静脉受压,导致腹腔和胸腔间不平衡,压迫纵隔或使膈肌升高。这与同时发生的胸腔积液共同导致心输出量减少、呼吸困难、呼吸加快。严重者,同时出现腹腔积液、胸腔积液甚至心包积液,导致循环、呼吸功能严重受损。

(二)肾功能障碍

重度 OHSS 患者在严重低血容量与张力性腹腔积液的共同作用下,导致腹部张力升高,肾灌流量下降,引起肾前功能障碍,表现为少尿、血尿素氮和肌酐上升。若再进一步恶化会导致无尿、高血钾和尿毒症。纠正血容量不足、减低腹压并改善循环状况可以改善肾灌注量,恢复泌尿功能。另一方面,利尿剂使用不当可能加重血容量不足和血液浓缩的状况,并使这种状况恶化。

(三)血栓形成

OHSS 的病理过程可导致血液黏度升高,过高的激素水平又可损伤内皮细胞。若不及时纠正低血容量及高凝状态,多种因素的综合作用会导致严重的血栓形成,动静脉均能受累。急性心脑肺栓塞死亡率极高。

(四)肝功能障碍

在 OHSS 患者中,肝功能障碍表现为肝细胞障碍和胆汁淤积,通常可在一个月内缓解。

(五)卵巢或附件扭转

不规则增大的卵巢各级重量不同,明显腹胀使局部空间增大,如果在不恰当的体位突然转变,极有可能导致卵巢或附件扭转。如复位不成功常需手术治疗。

(六)急性呼吸窘迫综合征

该疾病常发生在极重度 OHSS 患者身上,严重威胁患者生命。重度低氧血症合并 OHSS 可以导致呼吸、循环功能严重受损。肺毛细血管和肺泡上皮损害导致通透性改变,使血浆和胶体分子外渗,从而引起肺水肿和肺不张。如不及时处理将引起肺间质纤维化,导致呼吸心搏骤停。治疗时,采用呼吸机予以高压氧给氧,抗血管通透性药物,输入清蛋白或血浆,提高胶体渗透压,以及抗生素预防并控制肺炎。伴有急性呼吸窘迫综合征的 OHSS 患者成活率为 50%。

(程 恒)

第四章 妇科肿瘤

第一节 外阴癌

外阴恶性肿瘤较为少见，仅占女性生殖道肿瘤的5%。许多医师可能从未遇到过外阴癌患者。虽然偶有患者表现为无症状，但大多数外阴癌患者会因外阴部瘙痒、疼痛或者持续性包块不消退甚至破溃而就诊。临床上，非妇科肿瘤专业医师常会忽视外阴肿瘤的存在而仅经验性地认为炎症的可能性较大，常常先按炎症处理，而没有进行适当的体检或组织活检，以致患者从症状出现到外阴癌被确诊的时间较长。Jones等报道，88%的外阴癌患者从出现症状到确诊的时间间隔超过6个月。其中，31%的女性在诊断外阴癌之前已就诊3次以上，27%的女性曾被医师经验性地给予雌激素和皮质激素治疗。外阴常被角化的鳞状上皮覆盖，因此，大多数外阴癌为鳞状细胞癌。恶性黑色素瘤是第二种常见的外阴肿瘤。此外，还有许多相对少见的外阴恶性肿瘤，包括基底细胞癌、腺癌、汗腺癌、佩吉特（Paget）病、异位乳房组织病，以及更为少见的软组织肉瘤，包括平滑肌肉瘤、恶性显微组织细胞瘤、脂肪肉瘤、血管肉瘤、横纹肌肉瘤、上皮肉瘤和卡波西肉瘤。外阴肿瘤也可能作为膀胱、直肠、肛门等邻近生殖器官的继发表现。传统的外阴癌治疗方法是根治性外阴切除术，包括单纯外阴切除（原发灶切除）术、腹股沟股淋巴结切除术及盆腔淋巴结切除术。近年研究发现，对高危患者采取术后放疗可以提高生存率，甚至有报道认为，辅以术后放疗和同步放化疗可以极大程度地弥补晚期肿瘤患者的不满意根治性切除。放疗、化疗及生物治疗的进步，某种程度上使得外阴癌的手术范围相对缩小。当今，对外阴癌的治疗更强调多手段的综合治疗而不是仅仅做大范围的外阴切除，这不仅能够满足患者保持外阴解剖结构及性功能的需求，也使得治疗更加个性化、人性化。

一、流行病学

以往，外阴癌多发生于绝经后女性。但最近报道显示，外阴癌有明显的年轻化趋势。有研究发现，外阴癌患者伴有高血压、糖尿病、肥胖者较多，因此推测这可能与外阴癌有关；但也有研究持否定观点，认为仅仅是伴随年龄而出现的改变，不具有特异性。

某些感染因素可能与外阴癌相关，这些感染包括肉芽肿性感染、单纯疱疹病毒感染及人乳头瘤病毒（HPV）感染。有学者发现，腹股沟肉芽肿、性病性淋巴肉芽肿或外阴梅毒与外阴癌存在相关性，这表明有性传播疾病的患者可能会有较高的外阴癌发病风险。Kaufman等也证实了血清学阳性的Ⅱ型疱疹病毒感染者与外阴原位癌有相关性。尽管不少研究提示，外阴癌与性传播疾病感染之间可能存在相关性，但始终未能分离出相关病毒抗原，以至于无法确定两者之间的因果关系。

随着对HPV研究的不断深入，近年来，越来越多的证据显示外阴癌及外阴湿疣样病变与潜在的HPV感染有关，HPV-DNA也已从浸润性外阴癌和原位癌组织中分离出来，自此确定了外阴HPV感染与外阴癌的相关性。HPV有众多亚型，现已证实与外阴癌相关的亚型有HPV16、HPV6、HPV33，其中HPV16型感染最为常见。HPV-DNA可在70%～80%的上皮内病灶中被发现，但在浸润性病灶中的发现率仅有10%～50%，这表明浸润性外阴癌可能不完全是HPV感染所致。临床及组织学上也发现因HPV感染引起的外阴癌有别于无HPV感染者，故应分别对待。Brinton等发现，有生殖道湿疣史、异常巴氏涂片史及吸烟史的女性，患外阴癌的风险明显升高。其中，既有吸烟史又有生殖道湿疣史者，患外阴癌的风险上升35倍。此外，慢性免疫抑制和浸润性外阴癌也有一定相关性。因此，他们认为HPV感染与非特异性免疫抑制可能均为外阴癌的致病因素。目前，越来越多的观点倾向于吸烟、非特异性免疫抑制可能是外阴癌发展过程中的辅助因子，它可以使HPV感染更容易实现，进而导致外阴癌。

外阴营养不良、硬化性苔藓等慢性外阴感染性病变及鳞状上皮内瘤变，尤其是原位癌，这些因素均可能是外阴浸润性鳞癌的癌前病变。Carli等的研究发现，32%的无HPV感染的外阴癌患者实际上是与外阴硬化性苔藓有关，表明硬化性苔藓可能是外阴癌的癌前病变。但Hart等进行的一项大样本的回顾性病理学复习，并没有发现从硬化性苔藓到外阴癌的转化证据。在一项对外阴原位癌患者的观察研究中发现，8例未被治疗者中，有7例在8年内发展为浸润癌；而在105例接受治疗的患者中，只有4人在7～18年发展为浸润癌；但随后对405例外阴Ⅱ～Ⅲ级上皮内瘤变病例的研究中，Jones等发现在1.1～7.3年（平均3.9年），3.8%的经过治疗病例及10例未被治疗的病例均发展为浸润癌。虽然一些上皮内瘤变可能自然消退，但持续存在或发展为浸润癌的患者仍不在少数。最近，来自美国和挪威的发病率数据显示，20世纪70～90年代，外阴原位癌的发生率上升了2～3倍，但并未看到外阴浸润癌的发生率上升。对此不同的解释是：①受感染的女性随访年限还未达到患浸润性病变的年限；②浸润前病变的积极治疗阻止了向浸润癌的发展；③原位癌和浸润癌的起因不太相关。Trimble等推断，外阴鳞癌也许是异源性病因学产生的结果。根据他们的研究，具有基底样或疣状特征的两个组织学亚型的癌与HPV感染相关，而角化型鳞状细胞癌与HPV不相关；而且，基底样或疣状癌与经典的宫颈癌危险因素也相关，这些因素包括初次性交的年龄、性伴侣的数目、先前异常的巴氏涂片结果、吸烟和较低的社会经济地位等。但在一些病例中，角化型鳞癌和这些因素的相关性不明显。

Flowers等发现，与HPV阳性的外阴癌相比较，HPV阴性的外阴癌更容易出现p53抑癌基因的突变。p53 是抑癌基因，具有调控细胞生长和增生的功能。外阴癌的发生可能与 p53 基因失活有关，这种失活在 HPV 阴性的外阴癌中是基因突变导致，而在 HPV 阳性的外阴癌中则是通过 HPV 基因产物的表达所致。Mitchell 等，在对 169 例外阴浸润癌的研究中发现，约有 13% 的外阴癌是继发于生殖道鳞状上皮新生物的，这种继发于原发肿瘤的外阴癌与 HPV 感染明显相关。这说明一些鳞状上皮病变起初始于性传播病毒，这种病毒具有感染整个下生殖道而产生瘤样病变的能力。

二、播散方式

外阴癌的播散方式有三种：局部蔓延、淋巴转移及血行转移。外阴皮下组织中的淋巴系统十分发达，因此，外阴癌极易出现区域性淋巴结转移。有研究显示，当外阴癌病灶浸润 < 1 mm 时，很少累及淋巴系统；但病灶浸润 2～3 mm 时，常累及淋巴系统；当病灶浸润 > 10 mm 时，50% 以上可出现局部淋巴结转移。通常，外阴癌从原发灶扩散至区域淋巴结遵循逐级规则，很少跳跃性转移。外阴癌灶首先转移至表浅腹股沟淋巴结和股淋巴结，再扩散至深部腹股沟和盆腔淋巴结，但偶尔也可出现直接累及深部腹股沟淋巴结、闭孔淋巴结而直接向上转移至盆腔各组淋巴结的情况，特别是当病灶累及阴蒂周围时。晚期患者的皮下淋巴管系统被广泛侵犯，可导致下腹壁或大腿间的皮肤呈现明显的炎症卫星状病灶。肺转移是外阴和阴道癌血行转移最常见的方式。

三、临床表现及诊断

大多数外阴癌患者均有外阴瘙痒、干燥等不适症状，体检可见外阴部与患者主诉相对应部位存在不同类型的病变，如白斑样、苔藓样、皲裂破溃样、溃疡状、弥漫湿疹样、湿疣样等。然而，仅通过症状和体检来确定外阴癌常常较为困难，因其表现并不具有特异性，不能与外阴良性病变有所区别。因此，外阴癌的诊断必须通过活检做出。活检的部位也值得推敲，通常单一的、局限的病灶活检，其部位选择不困难，但在慢性外阴营养不良、弥漫性白斑、多点异常性病变、佩吉特病的患者中，选择合适的活检部位是困难的，有时不得不行多点活检。对于仅有较小单一可疑病灶的患者，可在局部麻醉下完整切除病灶，既达到活检目的又兼顾了治疗。活检尽量包括可疑的表皮病灶及皮下组织，以便于浸润癌的病理和深度能被准确评估。如前所述，临床医师在门诊诊治外阴癌患者时，因常常不会在第一时间进行活检而导致诊断延误，使得一些女性丧失了早期诊治的大好时机。晚期患者主要表现为局部疼痛、出血和来源于肿瘤的渗液，有腹股沟淋巴结转移或远处转移病灶者还可出现相应的症状。

外阴癌患者的病情评估主要包括病变范围，如原发肿瘤的测量、是否累及毗邻器官或骨膜、腹股沟淋巴结的可能性等，以及是否有内科并发症等。盆腔检查一直是外阴和阴道癌局部扩散程度评估的最重要方法。病灶定位、肉眼形态、累及部位、可见深度和触摸到的肿瘤质地等需仔细记录并做肿瘤图解，肿瘤是否紧挨中线结构也应该被记录。影像学检查，特别是磁共振能被用来评估膀胱或病灶下方组织的深部浸润；直肠镜或膀胱尿道镜检查也可作为影像学证据，包括膀胱、尿道、肛门或直肠的累及。虽然 CT 对于检测盆腔和腹股沟淋巴结有所帮助，但普通 CT 对于局部解剖提供的信息较少。外阴或阴道癌患者都必须有详细的病情评估和体检，胸部 X 线检查、全血常规和生化检查也应作为初始评估。影像学检查虽然有助于治疗计划的制定，但不能更改 FIGO 分期。

四、临床分期及病理分类

外阴癌的 FIGO 分期见表 4-1。

表 4-1 外阴癌 FIGO 手术分期

期别	肿瘤浸润范围
Ⅰ	肿瘤局限于外阴，淋巴结未转移
ⅠA	肿瘤局限于外阴或会阴，最大径线 ≤ 2 cm，间质浸润 ≤ 1.0 mm
ⅠB	肿瘤最大径线 > 2 cm 或局限于外阴或会阴，间质浸润 > 1.0 mm
Ⅱ	肿瘤侵犯下列任何部位：下 1/3 尿道、下 1/3 阴道、肛门，淋巴结未转移
Ⅲ	肿瘤有或（无）侵犯下列任何部位：下 1/3 尿道、下 1/3 阴道、肛门，有腹股沟 - 股淋巴结转移
ⅢA	1 个淋巴结转移（≥ 5 mm），或 1 ~ 2 个淋巴结转移（< 5 mm）
ⅢB	≥ 2 个淋巴结转移（≥ 5 mm），或 ≥ 3 个淋巴结转移（< 5 mm）
ⅢC	阳性淋巴结伴囊外扩散
Ⅳ	肿瘤侵犯其他区域（上 2/3 尿道、上 2/3 阴道）或远处转移
ⅣA	①肿瘤侵犯下列任何部位：上尿道和（或）阴道黏膜、膀胱黏膜、直肠黏膜或固定在骨盆壁；②腹股沟 - 股淋巴结出现固定或溃疡形成
ⅣB	任何部位（包括盆腔淋巴结）的远处转移

浸润深度是指肿瘤从表皮乳头上皮最深处至间质受累最深浸润点的距离。

各类肿瘤中，外阴鳞癌的发病率最高，临床最为常见，故本节随后的预后分析及治疗基本以外阴鳞癌为主。

五、预后因素

外阴鳞癌的发病率较高，病例资料较多，所以肿瘤发病与预后的相关性分析也较透彻，预后的评估也较详细。外阴鳞癌中主要的预后因素包括肿瘤直径、肿瘤浸润深度、淋巴结的播散和远处转移，这些在 FIGO 分期中都有所体现，是肿瘤复发和死亡的最重要预后因素。Wharton 等提出了外阴癌的微浸润概念，并且建议对于浸润深度＜5 mm 的小肿瘤，不行腹股沟淋巴结切除术；但随后的报道发现，10%～20%符合此标准的患者有隐匿的腹股沟淋巴转移，随即废除了腹股沟淋巴结不须切除的理念。对于微浸润肿瘤与腹股沟淋巴转移的相关性，一致的意见是以肿瘤浸润＜1 mm 为界。这也反映了 FIGO 分期中将浸润＜1 mm 分为 IA 期的道理所在。在一项对 1 342 例不同病灶直径、无淋巴结转移患者的预后研究中发现，无论病灶大小均有相近的生存率（≤2 cm，94%；2.1～4 cm，82%；4.1～6 cm，83%；6.1～8 cm，82%；＞8 cm，88%）；另一项对 578 例患者的研究显示，同为病灶直径＜2 cm 者，其浸润深度不同，淋巴结状态就完全不同（淋巴结转移率：≤1 mm，0%；1～2 mm，7.7%；2～3 mm，8.3%；3～5 mm，26.7%；＞5 mm，34.2%）。这说明病灶大小不是独立的预后因素，也不再是腹股沟淋巴结切除术的指征，而浸润深度要比病灶大小和淋巴结转移的关系更密切，因此术前活检应包含部分皮下组织，通过皮下浸润深度来决定是否切除淋巴结。

淋巴结状态是最重要的独立预后因素，与临床分期及预后密切相关。腹股沟淋巴结是否转移是外阴癌的独立预后因子，有报道显示，有腹股沟淋巴结转移者在初始治疗后的 2 年内大多复发，这预示着长期生存率可能减少 50%。手术前，临床预测淋巴结转移是不准确的，通过影像学检测手段如 MRI、CT、PET 和超声等评估腹股沟 – 股淋巴结的转移也不令人满意，均没有足够高的阴性预测价值来取代以手术方式切除腹股沟淋巴结所作出的评估准确。因此，目前仍然强调系统地切除腹股沟淋巴结，而不是取样或活检。至于淋巴结播散是单侧还是双侧，许多报道表明，单侧和双侧淋巴结转移的生存率没有差异，双侧淋巴结转移并不是一个独立的预后因素，而阳性淋巴结数目的多少是影响预后的重要因素。一项 609 例外阴癌的研究显示，淋巴结阳性数目与 5 年生存率极其相关（阴性，0.9%；1～2 个阳性，75.2%；3～4 个阳性，36.1%；5～6 个阳性，19%；＞7 个阳性，0%）。FIGO 分期对病理报告的要求极高，要求病理报告要包括阳性淋巴结的数量、大小和是否囊外扩散，阳性淋巴结的大小和是否囊外扩散也是影响预后的重要因素。研究显示，淋巴结大小及是否囊外扩散，其 5 年生存率明显不同（直径＜5 mm，90.9%；直径 5～10 mm，41.6%；直径＞10 mm，20.6%；局限囊内，85.7%；囊外扩散，25.0%）。

关于局部复发风险，虽然与肿瘤体积和范围有关，但更重要的是与手术切除边缘是否足够有关。De Hullu 等报道称，在外阴癌切缘≤8 mm 的 40 个外阴癌中有 9 个局部复发，而切缘＞8 mm 的患者没有局部复发；Heaps 等在病理组织切片中也发现，显微镜下切缘少于 8 mm 时，局部复发率明显上升，认为病理边缘距离≤8 mm 是局部复发的重要预测因子。因此，建议在未固定的组织中切除边缘至少要达到 1 cm。为了帮助手术医师设计手术切缘，Hoffman 等测量了外阴浸润性鳞癌的肉眼边缘及显微镜下病灶的边缘，结果发现肉眼和显微镜下的边缘几乎一样。因此，手术医师仅凭肉眼判断病灶边缘并在其外＞1 cm 位置作为切缘即可。

六、治疗

（一）外阴鳞癌的治疗

双侧腹股沟淋巴结切除的根治性外阴切除术较以往的生存率明显提高，特别是对于小肿瘤和阴性淋巴结患者，长期生存率可达85%~90%。然而，这种根治手术也带来了相应的术后并发症，如伤口裂开和淋巴水肿等。近年来，手术强调个体化治疗，许多妇科肿瘤专家认为，较小的肿瘤可以采用缩小的根治手术方式，故建议对于低危人群缩小手术范围。这样做明显的好处是有效保留未受累的外阴组织，减少了手术并发症；在高危人群，基于宫颈鳞癌的治疗方法，联合放疗、手术和化疗的多重模式治疗正在逐渐探索中；对于出现播散的晚期病例，治疗方法仍欠满意。

1. 不同分期的治疗

（1）ⅠA期肿瘤：肿瘤基质浸润≤1mm的ⅠA肿瘤多发生在年轻患者，以多灶性浸润前病灶为主，但上皮内病灶中隐蔽的浸润也常见，常与HPV感染有关。外阴肿瘤基质浸润<1mm时，其淋巴转移的风险很小，故这类患者的腹股沟淋巴结转移可被忽略。手术切缘要保证在正常组织外1cm以上，这样能明显减少局部复发。由于其与HPV感染相关，可能会伴有下生殖道弥漫性病灶存在，故在切除病灶之前整个下生殖道和外阴应被仔细评估，以避免假复发或在其他外阴部位出现新的病灶，术后应对患者进行仔细随访检查。

（2）传统的Ⅰ和Ⅱ期肿瘤：处理方法是包括双侧腹股沟淋巴结切除的根治性切除术，手术去除了原发灶、周边一定宽度的正常组织、外阴真皮淋巴管和区域淋巴结，这样处理后可获得较好的长期生存和90%的局部控制率。但根治性手术也有明显的缺点，包括因正常外阴组织的减少及形态的改变带来的外观和性功能的影响、50%的切口裂开率、30%的腹股沟并发症发病率（裂开、淋巴囊肿、淋巴管炎）和10%~15%下肢淋巴水肿的发生率。另外，10%~20%的淋巴结阳性患者术后补充放疗也增加了淋巴水肿的发生率。因此，如何扬长避短、减少术后并发症发病率并且增强患者的生存信心，就成了外阴癌手术方式改良与否的关键。一些专家建议对于较小的外阴肿瘤行缩小范围的根治手术，该手术对腹股沟的处理倾向于保守。患侧的表浅腹股沟淋巴结通常被作为淋巴转移的前哨淋巴结，仅在靠中线处（如阴蒂、会阴体）的病灶处理时，才行双侧腹股沟浅淋巴结切除术。术中病理检查淋巴结若阴性，则不再做进一步淋巴结的切除及术后治疗。有报道称，这种缩小范围的根治手术使ⅠA期患者可获得超过90%的生存率，但另一些相对保守的专家认为，随便缩小手术范围存在诸多潜在危险，如外阴皮肤的潜在复发、腹股沟淋巴结的不充分评估、可能存在的阳性淋巴结转移未被切除等。已发表的经验性报告显示，这种手术的患侧腹股沟处理失败率≤5%，而对侧腹股沟处理失败的概率几乎罕见。因此，这种手术方式仍有应用的可行性。鉴于目前还没有随机的前瞻性研究进行评估，故何种外阴根治术更好仍难以确定。表浅腹股沟淋巴结作为前哨淋巴结的相关研究已不罕见，结论仍不一致，如果能够提供适当的敏感度和特异度，广泛淋巴结切除手术也许会被摒弃。

（3）Ⅱ~Ⅳ期肿瘤：2020版的Ⅱ期肿瘤的定义扩展到邻近的黏膜，Ⅲ期扩展到腹股沟淋巴结。处于这些期别的肿瘤常是大块的，但一些体积虽小、侵犯重的肿瘤也可见。Ⅱ期肿瘤有可能通过根治手术治愈，例如根治性外阴切除及受累的盆腔脏器部分切除或廓清术。有报道指出，为达到阴性手术切缘，手术切除远端尿道≤1.5 cm时，不影响膀胱控制功能。但对于Ⅳ期肿瘤而言，做到满意切除十分困难。因此，对于难以切净的晚期肿瘤患者，近来更多倾向于联合治疗，如放疗或放化疗结合手术治疗。一些回顾性和前瞻性研究显示，放疗对外阴癌是有效的，并且晚期患者接受联合治疗较为合适，过度的根治性切除手术仅用于选择性患者。虽然采用超大型手术、放疗和化疗的联合方式有治愈可能性，但权衡利弊，ⅣB期患者一般仍选择姑息治疗。

（4）淋巴结阳性肿瘤患者：对于淋巴结阳性患者的处理策略仍不明确。在区域淋巴结的处理上，放疗能在控制或消灭小体积淋巴结上有重要作用，手术切除大块融合淋巴结也可改善区域状况并有可能增强术后补充放疗治愈疾病的概率。Hyde等在一个多元分析中发现，将有阳性腹股沟淋巴结的患者分为手术仅行腹股沟大块淋巴结切除及手术行全部腹股沟淋巴结切除两组，术后均予放疗比较其预后情况，结果显示手术行淋巴结切除的方式（大块淋巴结切除与整个腹股沟淋巴结切除）没有预后意义。对于初始治疗经历了双侧腹股沟淋巴结切除有阳性淋巴结，特别是超过一个阳性淋巴结的患者，可能从术后对腹股沟区域和下盆腔放疗中获益。对于盆腔淋巴结阳性患者的处理，术后放疗优于大范围的手术。术后病率在表浅和深部腹股沟淋巴结切除加放疗的模式中容易出现，慢性腹股沟和下肢并发症率在此类患者中常见，主要是淋巴水肿。

仅行表浅淋巴结切除，但发现有阳性淋巴结时，可有以下几种处理方法：①不再进一步手术；②继续扩展淋巴结切除，包括同侧深部淋巴结和（或）对侧的腹股沟淋巴结；③术后放疗。由于外阴癌表现的多样性，治疗的个性化选择是需要的。如果术后对腹股沟淋巴结的放疗是必需的，那么限制性切除肉眼阳性的淋巴结是合理的，因为这样可以缩小根治手术和后续放疗后导致淋巴水肿的可能性，但对明显增大的可疑淋巴结仍主张术中切除。术后放疗要有详细的治疗计划，可用CT测量残留病灶及需要照射的腹股沟淋巴结深度，以求精准。目前，应用选择性腹股沟淋巴结切除和精确的术后辅助放疗达到了良好的局部控制率并减少术后并发症的发病率。

（5）复发癌：不考虑初始治疗，外阴癌的复发有三种情况，分别是外阴局部、腹股沟区域和远处。局部复发的外阴癌较好处理，当复发限制在外阴并且能够切除肉眼肿瘤边缘时，无瘤生存率仍能达到75%。如果一些复发远离原发灶或原发灶治疗非常成功但数年后仍复发，这种情况可以认为是新发病灶，而不是疾病进展。腹股沟处的复发是致命性的，很少有患者能通过大块切除病灶和局部放疗来被挽救。有远处转移的患者只能用全身化疗及姑息性放疗，疗效不佳。

2. 手术治疗

经典术式为根治性外阴切除术与双侧腹股沟股淋巴结切除术。

3. 放射治疗

以往认为放疗对外阴癌的作用不大，且局部皮肤对放疗反应大以至于患者的依从性极差，很难完成放疗剂量，故放疗效果不佳。随着放疗技术及放疗理念的进步，越来越多的证据表明，放疗对于局部晚期外阴癌起着非常重要的作用，是外阴癌多手段治疗不可缺少的组成部分。目前，对局部晚期外阴癌及腹股沟淋巴结阳性的外阴癌患者在手术后给予外阴部、腹股沟区域及下盆腔部补充放疗已基本成为常规。

（1）外阴局部的放疗：肿瘤皮肤或基底部切缘<8 mm（固定后）被认为是局部复发及影响5年生存率的明显高危因素，术后需补充放疗。有研究报道，44例切缘<8 mm的患者中有21例复发，而切缘≥8 mm的91例患者中无1例复发。另外，脉管间隙浸润和深部皮下间质浸润也是局部复发风险增加的重要因素，术后也推荐补充放疗。尽管不少局部复发可以通过再次手术和（或）放疗得到控制，但对有限的外阴皮肤而言，二次手术再达到满意切缘的可能性已大大减少，手术比较困难。同时，局部复发也有利于区域或远处扩散。目前，尚没有前瞻性的临床研究来证实术后局部放疗的优势，但在有高危因素（切缘不足、深部浸润等）的选择性病例中，对原发肿瘤床进行术后补充放疗，明显改善了外阴癌局部控制状况，减少了局部复发率。

也有人建议，在明显存在高危因素的晚期外阴癌患者中，术前先行一定剂量的局部放疗，其理由如下：①先行放疗会使肿瘤活力降低，有利于根治性手术的完成；②先行放疗后可使局部病灶减小、边缘清楚，有利于获得满意的手术切缘，而最大限度地减少对尿道、肛门等重要脏器的结构及功能的破坏；③对于微卫星样外阴病灶或基底固定的腹股沟淋巴结，仅靠术前放疗即可消灭微小病灶并使淋巴结松动、缩小，有利于随后的手术切除。尽管有关术前放疗的报道不多，但有限的报道已足以鼓舞人心，采用相对温和的放疗剂量对局部晚期肿瘤照射后，再行手术切除，达到了满意的局部控制率，这说明放疗能够明显控制大块晚期病灶，在保证良好局部控制的前提下，使得手术更趋于保守，器官保留成为可能。

最近，同步放化疗治疗外阴癌的文章不断涌现。这是因为是受到肛门癌的治疗启发，认为同步放化疗能使患者获益更大。所用的化疗药物主要有氟尿嘧啶、顺铂、丝裂霉素，在经验性的报道中普遍认为同步放化疗要好于单纯放疗，由于在外阴癌中尚无前瞻性临床研究来证实此结论。但最近在晚期子宫颈鳞癌的治疗中采取放疗同步顺铂化疗的方法明显改善了局部控制率及生存率，这表明该方法可能对晚期的下生殖道肿瘤均有益处。GOG101及GOG205两项Ⅱ期临床试验也均证实其益处。对于局部晚期外阴癌患者，术前同步放化疗不但可获得约70%的完全反应率，而且也为手术及更加个性化的手术创造了条件。

（2）区域淋巴结的放疗：手术切除腹股沟区淋巴结后，再补充局部预防性放疗，对于有局部淋巴结阳性者可明显预防腹股沟区复发。在一项对91个患者的试验中发现，5周内给予 45～50 Gy 的腹股沟区外照射，只有 2 例复发，且并发症少见；仅 1 例轻度下肢水肿。但对于局部淋巴结阴性者，术后补充局部预防性放疗意义不大。借鉴子宫颈癌的处理模式，对有放疗指征的患者，给予同步放化疗可能效果更好。

（3）放疗反应：急性放疗反应是剧烈的，35～45 Gy 的常规剂量即可诱发皮炎样潮湿脱皮。但适当的局部对症治疗，急性反应常在 3～4 周治愈。坐浴、甾体软膏涂抹和对可能伴有的念珠菌感染的治疗都能帮助患者减少不适感。虽然大多数患者至放疗第 4 周时，均有外阴皮肤黏膜炎，但患者通常能坚持；实在不能耐受时，可暂时中断治疗，但中断的时间应该尽量短，因为容易引起肿瘤细胞的再增生。迟发放疗反应的发病率受许多因素影响，患者常是年龄大、有内科并发症，如糖尿病、先前多次手术、骨质疏松等。单纯腹股沟放疗可致下肢水肿及股骨头骨折，但淋巴水肿不是研究的主要内容。股骨头骨折是需要考虑的内容，限制股骨头处放疗受量少于 35 Gy 可能会缩小这一并发症的风险，但也不排除严重的骨质疏松导致股骨头并发症的可能性。

4. 化学治疗

有关化疗治疗外阴癌的资料有限，主要是因为：①外阴癌的发生率低；②晚期外阴癌多倾向于年龄偏大者，患者体质较弱，并发症较多，化疗的不良反应明显，使化疗的应用受到限制，导致适合化疗的人选较少；③以往外阴癌的治疗理念多为采用手术治疗，用或不用术后放疗，而化疗仅被作为一种挽救性治疗来使用；④在患者复发时才用化疗，初治化疗患者少，使得患者对化疗药物的敏感性及耐受性均差；⑤治疗外阴鳞癌的化疗药物在 II 期临床试验中显示，仅多柔比星和博来霉素单药有效，甲氨蝶呤可能也有效但证据不足，顺铂则在许多妇科肿瘤中有广泛作用，但在外阴难治性鳞癌患者的治疗中作用不大。近年来的研究显示，联合化疗用于不能手术的晚期外阴癌患者出现明显效果，甚至创造了手术机会。尤其在初治患者中，其疗效明显好于顽固性、复发性患者。常用的化疗方案有 BVPM 方案（博来霉素、长春新碱、顺铂、丝裂霉素）、BMC 方案（博来霉素、甲氨蝶呤、司莫司汀），这些方案的毒性可以忍受，主要不良作用有黏膜炎（重度：21%），感染或发热（35%），博来霉素肺病（死亡 1/28 例）。

关于同步放化疗在晚期不能手术的外阴癌患者中应用的报道越来越多，其原动力来自子宫颈鳞癌的随机临床试验的阳性结果。由于局部晚期宫颈鳞癌患者采用以顺铂为基础的同步放化疗治疗获得了明显效果，有人认为对于同属下生殖道的局部晚期外阴鳞癌而言，理论上也应有效，可以借鉴子宫颈鳞癌的治疗方法。外阴癌由于病例少，很难进行随机临床试验。最近一项对 73 例局部外阴晚期鳞癌的 GOG 研究显示，分割剂量放疗对无法切除的腹股沟淋巴结及原发灶肿瘤进行照射，并联合同步化疗［顺铂 75 mg/m^2，第 1 天；氟尿嘧啶 1 000 mg/（m^2·d），第 1～5 天］后再手术，46% 的患者达到肉眼无瘤；其余仍有肉眼癌灶者中，只有 5 例不能达到手术切缘阴性，生存资料尚不成熟，但总的趋势是持肯定态度，不良反应可以接受。Landoni 等先采用氟尿嘧啶［750 mg/（m^2·d），第 1～5 天］和丝裂霉素 C（15 mg/m^2，第 1 天）联合局部放疗总剂量 54，对 58 例晚期初治患者和17例复发患者进行治疗，然后行局部广泛切除和腹股沟淋巴结切除，结果显示89%的患者完成了预计的放疗和化疗，80%出现治疗反应，72%的患者获得手术机会，并有31%在原发灶及淋巴结上出现病理学完全反应，3例出现治疗相关性死亡。Lupi等以同样化疗方案及分割放疗照射（总剂量仅36 Gy）治疗31例患者，结果显示反应率达94%（29/31），但术后病发率达65%，死亡率达14%；在腹股沟淋巴结阳性的患者中，55%（5/9）术后病理阴性，复发率32%。Whalen等采用45～500 Gy放疗，并联合氟尿嘧啶[1 000 mg/($m^2 \cdot d$)，持续静脉滴注96 h]、丝裂霉素（10 mg/m^2，第1天）治疗19例临床Ⅲ~Ⅳ期的外阴癌患者，结果显示，总反应率达90%，局部控制率达74%。

（二）外阴非鳞癌的治疗

1. 恶性黑色素瘤

外阴恶性黑色素瘤多见于绝经后的白种女性中，典型表现是无症状性的外阴色素沉着病灶，可单发或多发，或者表现为外阴包块，可伴有疼痛或出血，包块可以为黑色、蓝色或棕色，甚至可以为无色素型。确诊需靠活检，免疫组化染色显示S-100抗原阳性有助于不确定病例的诊断。外阴恶性黑色素瘤可以新发，也可以起源于原已存在的外阴色素病损基础上。因此，若有怀疑，任何外阴色素病变均应考虑活检。外阴恶性黑色素瘤极易出现腹股沟淋巴结及远处转移，这种转移与肿瘤浸润的深度密切相关，故外阴恶性黑色素瘤的分期也与一般的外阴癌不同，采用的是基于病变浸润深度或肿瘤厚度与预后关系的微分期系统。目前，共有三种分期方式（表4-2），但其本质基本一致。

表4-2 外阴恶性黑色素瘤的微分期系统（共三种）

期别	Clark 等	Chung 等	Breslow 等
Ⅰ	浸润上皮内	浸润上皮内	< 0.76 mm
Ⅱ	浸润至乳头真皮层	浸润颗粒层下1 mm	0.76～1.5 mm
Ⅲ	浸润真皮乳头全层	浸润颗粒层下1～2 mm	1.51～2.25 mm
Ⅳ	侵犯真皮及皮下	浸润颗粒层下>2 mm或血管	2.26～3.0 mm
Ⅴ	侵犯皮下脂肪组织	侵犯皮下脂肪组织	> 3 mm

外阴恶性黑色素瘤主要的治疗方式是根治性外阴切除术与双侧腹股沟淋巴结切除术。大多数治疗失败的病例，多为出现远处转移，故想通过超大范围的根治性外阴切除术来改善预后几乎是徒劳的。相反，对于一些早期发现的外阴恶性黑色素瘤患者，给予相对缩小的根治性外阴切除术可能更现实，既不影响生存率，又可减少手术创面，甚至最近有人推荐仅行患侧外阴切除术或根治性外阴切除术，双侧腹股沟淋巴结可视情况切除。病灶浸润的深度、有否溃疡形成与预后极其相关，故在制定治疗计划时应充分考虑。Look等发现，在病灶深度≤1.75 mm的患者中，无一例复发，建议对这类患者仅行局部广泛切除术；而

所有病灶深度＞1.75 mm 的患者，尽管给予了肿瘤根治手术，但仍全部复发。局部淋巴结转移也与预后相关，在对 664 例患者的多因素分析中发现，阳性淋巴结为 0、1、≥2 个的 5 年无瘤生存率分别为 68%、29%、19%，因此认为局限于真皮层、无皮下结缔组织浸润的（相当于≤Ⅲ期）可以不做淋巴结切除。对某些高危患者，放疗对于加强局部控制可能有帮助，化疗及生物免疫治疗多用于辅助、挽救或晚期姑息性治疗，效果不确定。外阴恶性黑色素瘤患者总的生存率接近 50%。

2. 外阴疣样癌

外阴疣样癌多为局部浸润，很少转移，所以仅行局部广泛切除即可治愈；复发少见，多在局部复发，通常是由于局部手术不彻底所致。

3. 外阴佩吉特病

外阴佩吉特病多为外阴红肿病灶，可形成溃疡，局部可有瘙痒或烧灼感，将近 15% 的佩吉特患者可伴有潜在的浸润性腺癌成分，20%～30% 的患者将会有或将发展为非外阴部位的腺癌。尽管最近的报道显示，继发性腺癌的发生率较低，但仍能见到其他部位的佩吉特病，如乳腺、肺、结直肠、胃、胰腺及女性上生殖道。因此，有佩吉特病的患者应注意检查、监测这些部位。佩吉特病的病程进展较慢，但真皮层的浸润常较肉眼见到的范围广，故手术切缘应比其他外阴癌的范围要广，以保证边缘切净，避免复发。一旦局部复发，只要无浸润证据便可以再次局部切除，仍可达到一定疗效。

总的来说，外阴鳞癌的治疗效果较好，约 2/3 的患者均为早期肿瘤。5 年生存率按 FIGO 的分期，Ⅰ～Ⅱ期患者可达 80%～90%，晚期生存率较差；Ⅲ期 60%；Ⅳ期 15%。相同原发灶大小的患者，有或没有淋巴结转移，其生存率相差 50%。由于外阴非鳞癌相对罕见，可靠、有效的治疗方案及长期结局尚不十分明确。鉴于外阴部位的肿瘤相对容易发现，因此，对于高危患者，如 HPV 感染者、原位癌、外阴苔藓样病变等可进行严密筛查随访，使外阴癌控制在早期时被诊断。

（朱　虹）

第二节　阴道肿瘤

一、阴道囊肿

阴道囊肿大多是阴道的非瘤样病变，常见的有以下几种。

（一）中肾管囊肿

1. 概述

中肾管囊肿来自中肾管（午非 Wolffian 管）系统的遗迹，由于该管不退化，部分区域发生囊性扩张而形成。中肾管由输卵管系膜向内沿子宫侧壁、宫颈侧壁及阴道侧壁止于阴道口，沿途任何部位均可因中肾管退化不全，管壁上皮分泌浆液而形成囊肿。残留于阴道内的中肾管囊肿，又称为Gartner囊肿。

2．病理检查

（1）大体病理：囊肿壁薄，大小不一，内含清亮透明液体。如合并出血，其黏稠度和颜色可有改变。

（2）显微镜检查：囊肿内壁为单层立方上皮或带纤毛的低柱状上皮，上皮外有平滑肌组织。

3．诊断要点

（1）症状：中肾管囊肿较小时，无症状，多在妇科检查时发现。如囊肿较大，可有坠胀感或异物感，也可引起性生活不适；如囊肿位于前侧壁，并且囊肿较大，也可引起膀胱刺激症状或排尿不畅。

（2）体征：妇科检查可见阴道内有圆形或椭圆形囊肿，位于阴道侧壁或前侧壁，有时呈串珠状向上达盆壁。囊肿可单发或多发，多为单发，直径2~3cm，少数也可大致充满阴道。囊壁薄而透明，表面光滑。

4．治疗

小的中肾管囊肿通常不需治疗。若囊肿较大或有症状需行手术切除，术中注意勿损伤膀胱和尿道；位于穹隆部位的囊肿，手术切除较困难，可行囊肿切开造口术或者用激光治疗。用激光治疗时，先破坏囊肿，放出液体，然后用生理盐水或3% H_2O_2 冲洗囊腔，挤出腔内残留液体，再用激光对囊腔进行凝固破坏，术后用纱条填塞，压迫创面数天，囊壁可坏死脱落或粘连闭合。

（二）副中肾管囊肿

1．概述

副中肾管囊肿来源于胚胎时期残留的副中肾管。在胚胎发育过程中，泌尿生殖窦的柱状上皮逐渐取代组成阴道索的副中肾管结节，最后化生成鳞状上皮，但有些副中肾管上皮可能残留于阴道黏膜下，日后形成的囊肿，即为副中肾管囊肿，又称苗勒管囊肿。

2．病理检查

（1）大体检查：与中肾管完全相同，不同之处为可发生于阴道的各个部位。

（2）显微镜检查：囊肿内壁为柱状上皮细胞，PAS（过碘酸雪夫反应）阳性，囊内有黏液。

3．诊断要点

（1）症状：囊肿小无症状，大者可有阴道异物感或阴道分泌物增加。

（2）体征：妇科检查见囊肿可位于阴道的任何部位，以阴道下1/3及前庭多见，囊肿多较小，直径小于2cm，单发或多发，不活动，囊肿内充满透明液体。

4．鉴别诊断

（1）中肾管囊肿：囊肿部位沿中肾管走行，以阴道侧壁多见，而副中肾管可发生在阴道的任何部位。位于前壁、后壁正中的可能为副中肾管囊肿，但位于侧前壁者需病理检查。

（2）包涵囊肿：多在阴道后壁或侧切伤口部位，有阴道损伤或阴道手术史。

5．治疗

多数不需要治疗，少数有症状者可行囊肿剥除术或行激光治疗。对手术治疗者，术后标本送病理。

（三）包涵囊肿

1．概述

包涵囊肿是由于阴道创伤或产伤，行修补手术时，将阴道黏膜组织包埋在黏膜下，而被包埋的黏膜组织在阴道壁内继续生长，上皮细胞脱屑、液化而形成囊肿。

2．病理

（1）大体检查：囊肿直径1~2cm，囊内有干酪样黄色内容物。

（2）显微镜检查：囊壁为复层鳞状上皮，囊内有角化物质。

3．诊断要点

（1）症状：多无症状，囊肿较大可有异物感。

（2）妇科检查：囊肿位于后壁或后侧壁，以阴道下段多见，囊肿多较小，质韧、不活动。

4．鉴别诊断

需与阴道中肾管囊肿、副中肾管囊肿鉴别，鉴别诊断已如前述，阴道囊肿的确诊最后需靠病理检查。

5．治疗

通常不需要治疗，如有症状，可行囊肿摘除术，术后标本送病理检查。

二、阴道实质性良性肿瘤

阴道实质性良性肿瘤，包括乳头瘤、平滑肌瘤等，发病原因尚不明了，可能与慢性感染的刺激、结缔组织增生、阴道壁内肌组织或血管壁内肌组织的平滑肌细胞增生有关。

（一）诊断要点

1．乳头状瘤

（1）一般无症状，合并感染时阴道分泌物增多，或有少量血性白带。

（2）妇科检查：阴道内可见小菜花状突起的肿物，这些肿物是由许多小乳头组成，色白，质脆，触之能脱落，有时这些肿物可合并尖锐湿疣存在。

（3）病理活检：阴道黏膜下鳞状上皮向外呈乳头状增生，伴有不全角化及过度角化。

2. 纤维瘤

（1）肿瘤小时无症状，较大时可有阻塞感性交障碍；若肿瘤位于阴道前庭，可有排尿不畅及阴道刺激症状。

（2）妇科检查：阴道前壁可见 1~2 cm 的有蒂肿物，单发，质硬，表面光滑，可活动。如合并感染，则会坏死、破溃。

（3）病理检查：镜下可见增生的纤维结缔组织，伴以少量肌纤维，属良性。

3. 平滑肌瘤

（1）一般无症状，较大时，有下坠、阻塞感及性生活障碍。合并感染时，分泌物增多。

（2）妇科检查：阴道前壁黏膜下有结节或息肉状肿物，单发或多发，大小不一，质硬。合并感染时，表面坏死、溃疡。

（3）病理活检：镜下可见增生的平滑肌纤维及纤维结缔组织。

（二）鉴别诊断

阴道实性良性肿瘤应与下列疾病相鉴别。

1. 尖锐湿疣

该疾病常有外阴处病变，自觉瘙痒，局部涂片或活检可找到空泡细胞。

2. 阴道原发性癌

肿瘤出现坏死或溃疡时，主要根据病理活检区别。

三种类型的良性肿瘤的鉴别可根据多发部位、形状、质地进行鉴别，但确诊需病理活检。

（三）治疗

（1）冷冻、电灼适用于乳头瘤。

（2）局部病灶切除适用于三型实性肿瘤。

（3）抗生素，如合并感染时，可选用：①青霉素，80万 U/次，3次/日，肌内注射，皮试阴性后使用；②安必仙胶囊，0.5 g/次，3次/日，口服；③安西林胶囊，0.5 g/次，3次/日，口服；④甲硝唑，200 mg/次，3次/日，口服。

（四）注意事项

（1）手术切除时，注意防止膀胱、尿道、直肠的损伤。

（2）标本应送病理检查以排除恶性肿瘤。

（3）各类治疗前，应做宫颈防癌涂片检查。

三、阴道癌

阴道癌有原发性及继发性两种，多见继发性阴道癌。继发性阴道癌的治疗，常为原发癌整体治疗的一部分。本节主要涉及原发性阴道癌。原发性阴道癌包括鳞状细胞癌及腺癌，多见鳞状细胞癌，占阴道癌的 90%，腺癌占 5%～10%。

（一）原发性阴道鳞状细胞癌

1. 概述

原发性阴道鳞状细胞癌较少见，仅占女性生殖道恶性肿瘤的 1%～2%。此肿瘤在老年女性中较为多见，国外报道平均发病年龄为 65 岁，国内报道发病年龄的高峰在 40～59 岁，较国外发病年龄偏低。

2. 病因

本病的病因不明确，可能与阴道黏膜受到长期刺激或损伤有关，如子宫脱垂、阴道壁膨出、阴道慢性炎症、阴道白斑等。近年来，女性下生殖道 HPV 感染与生殖道癌的发生引起人们的关注，HPV 感染与阴道癌之间的关系，需要进一步研究。

3. 组织发生

原发性阴道鳞状细胞癌来源于阴道的鳞状上皮，由阴道上皮内瘤样病变（VAIN）进展而来，VAIN 包括阴道鳞状上皮的不典型增生及原位癌。VAIN 可分为三级：Ⅰ级为阴道上皮轻度不典型增生，即异型细胞局限在上皮的下 1/3；Ⅱ级为阴道上皮中度不典型增生，即异型细胞占据上皮层的下 2/3；Ⅲ级为阴道上皮重度不典型增生及原位癌，即异型细胞占据上皮超过下 2/3 或已达全层，但未穿破基底膜。

4. 病理检查

（1）大体检查可分为三种类型：①菜花型（外生型），最常见，多发生在阴道后壁上 1/3，灰白色，质稍硬，脆易出血，很少向内浸润，癌细胞多呈高分化，预后较好；②结节型（内生型），多发生在阴道前壁，肿瘤向黏膜下浸润，呈硬节状，表面隆起，可向阴道周围浸润，以致阴道壁僵硬，病灶中心可出现坏死、溃疡，预后较差；③表层型（黏膜型），较少见，病灶长时间局限在阴道黏膜，发展缓慢，常为多灶性病变，早期发现则预后较好。

（2）显微镜检查：多为中分化鳞癌，含少量角化珠，有角化不良细胞和细胞间桥。

5. 转移途径

由于阴道壁薄，黏膜下结缔组织疏松，并且阴道壁的血管、淋巴管丰富，有利于癌的生长及扩散，阴道癌的转移途径主要有直接浸润及淋巴转移。

（1）直接浸润：向前累及膀胱、尿道，向后累及直肠及直肠旁，向上累及宫颈，向下累及外阴，向两侧累及阴道旁组织。

（2）淋巴转移：病灶位于阴道上 1/3，转移途径与宫颈癌相同，可转移至髂内、闭孔、骶前淋巴结；病灶位于阴道下 1/3，转移途径与外阴癌相同，可转移至腹股沟淋巴结；病灶位于中 1/3，则同时具有阴道上 1/3 及下 1/3 的转移特点。

（3）血行转移：少见，发生于晚期。

6. 临床分期

原发性阴道癌的 FIGO 分期标准如下。

0 期：原位癌、上皮内癌。

Ⅰ期：癌局限于阴道黏膜。

Ⅱ期：癌已侵及阴道下组织，但未达盆壁。

Ⅲ期：癌已达盆壁。

Ⅳ期：癌已超过真骨盆或临床已累及膀胱直肠黏膜，但泡样水肿不属于Ⅳ期。

ⅣA 期：肿瘤侵及邻近器官或直接扩展出真骨盆。

ⅣB 期：肿瘤扩散至远处器官。

有人提出将Ⅰ期进一步分为：①ⅠA 期，癌侵犯阴道黏膜小于 2 cm；②ⅠB 期，癌侵犯阴道黏膜超过 2 cm；③ⅠC 期，癌侵犯阴道黏膜全长。

同样，有人提出将Ⅱ期进一步分为：①ⅡA 期，癌侵及阴道壁下组织，但未侵犯宫旁及阴道旁组织；②ⅡB 期，癌侵及宫旁组织但未达盆壁。

7. 诊断要点

（1）病史：阴道黏膜长期具有慢性炎症、刺激病史。

（2）症状：在病变的早期，尤其 VAIN 时，可无症状或仅表现为性交后有血性分泌物或少量出血。随着病变的进展，可出现以下症状。

1）阴道出血：绝经前，患者可表现为不规则阴道出血；绝经后，患者表现为绝经后出血，流血时间可长、可短，流血量或多或少，但多为接触性出血。

2）阴道排液：阴道排液可为水样，米汤样或混有血液，排液主要与肿瘤组织坏死、感染有关。

3）疼痛：与肿瘤大小及组织反应有关。

4）压迫症状：晚期可出现压迫症状，如压迫膀胱、尿道可出现尿急、尿频、血尿等；压迫直肠，可出现排便困难、里急后重，穿透直肠可出现便血。

5）恶病质：晚期癌表现。

（3）体征：妇科检查时，可看到或扪及肿瘤。外生型肿瘤由阴道壁向阴道腔呈菜花状突出，触之易出血，并伴有坏死、感染，体征较明显。而结节型肿瘤由于向阴道黏膜下生长，有时阴道壁表面变化不大，但触诊时，会感觉阴道壁僵硬。表层型应注意病灶的多中心性。

（4）辅助检查如下。

1）阴道细胞学检查：对阴道检查的可疑区域行阴道细胞学检查，可作为初筛的方法之一。

2）阴道镜检查：对早期病变有价值，可发现阴道上皮有白色、镶嵌、点状等异常上皮和域异常血管病变区。

3）活体组织检查：在碘试验的不着色区及阴道镜下做活体组织检查，可提高阳性检出率。由于临床上继发性阴道癌比较多见，因此要诊断原发性阴道癌需符合以下条件：①癌灶局限于阴道；②子宫颈完整，活组织检查证实无癌存在；③其他部位无原发性肿瘤依据。

8. 鉴别诊断

原发性阴道癌需同继发性阴道癌相鉴别，并确定病灶是否原发于阴道上皮或来自宫颈、尿道、外阴、前庭大腺、宫体、卵巢、直肠、膀胱等部位。此外，还需同良性疾病相鉴别，如结核性溃疡、梅毒性溃疡、腺病、子宫内膜异位症、外伤性溃疡等，必要时行活检进行鉴别诊断。

9. 治疗

（1）VAIN 的治疗：主要以局部治疗为主，但在治疗前应排除浸润癌的可能性。治疗方法包括局部电凝、CO_2 激光治疗，或采用 5% 氟尿嘧啶（5-FU）霜剂局部应用，每日 1 次连用 5 天，8～12 天后复查，观察治疗效果。如仍有病灶，继续应用 1 个疗程；如无效，需改用其他治疗方法。根据病变范围及部位也可选择手术治疗。如病灶仅累及阴道穹小部分组织，可行全子宫切除及局部阴道穹切除；如为其他部位的小病灶，可选择局部病灶切除术；如病变累及大部或全部阴道，可行部分阴道切除术或全阴道切除术，或行放射治疗。

（2）阴道浸润癌的治疗：以放疗和手术为主，或两者联合应用。由于阴道癌毗邻膀胱和直肠，就诊时多为中、晚期，治疗比较困难。

1）放射治疗：各种阴道癌均可行放射治疗，包括阴道腔内放疗及体外放疗。腔内治疗主要是针对阴道内原发灶及其周围浸润区。阴道腔内放疗应根据癌灶的位置、范围及深度选用放疗方法，可采用模型敷贴、组织内插植、阴道限光筒照射，以及后装式腔内放疗等方法，可参考以下方案：①癌灶位于阴道上 1/3，放疗方法与宫颈癌放疗方法类似，阴道腔内肿瘤基底放射剂量 70 Gy，分 4～5 周完成，每周治疗 1 次。②癌灶位于阴道下 1/3，且肿瘤较局限者，可采用镭针（^{60}Co 针或其他放射源），做阴道原发灶的组织间插植。肿瘤放射总剂量为 70～80 Gy，在 7 天内完成；或者采用阴道腔内后装治疗，肿瘤放射剂量给予 70 Gy，分 5～6 周完成。③癌灶位于阴道中 1/3，可选用后装腔内放射或模型敷贴，肿瘤放射剂量 70 Gy 左右。

体外放疗主要是针对阴道旁组织、盆壁及其所属的淋巴区进行照射，可采用 ^{60}Co、加速器等设备。对阴道浸润癌常规应给予体外照射，照射范围应根据病灶位置决定。若癌灶位于阴道上 1/3，体外放疗同子宫颈癌，采用盆腔四野照射，剂量为 40～50 Gy；如癌灶位于阴道中、下 1/3 段，应同时将盆髂、腹股沟区包入放射范围，照射面积较一般宫颈癌常规体外放疗的放射范围大，肿瘤放射剂量 40～50 Gy，在 5～6 周内完成。

2）手术治疗：主要适用于原位癌及较早期的病例（Ⅰ、Ⅱ期）和部分Ⅳ期仅累及膀胱或直肠的病例。手术切除范围应根据病灶的位置及浸润的深度而定。对位于阴道上 1/3 处的原位癌，可行单纯子宫切除加阴道上段切除手术。阴道中、下段原位癌，因手术损伤大，不宜采用手术治疗，可选用放疗。对于Ⅰ期及Ⅱ期病例，病灶位于阴道上 1/3，可按宫颈癌根治术式行广泛性全子宫切除和阴道上 2/5 切除术及盆腔淋巴结清扫术。病灶位于阴道下

1/3，可做外阴广泛切除及阴道下 1/3 切除，必要时同时做盆髂淋巴结及腹股沟淋巴结清扫术。对于病灶位于阴道中 1/3，可行全阴道切除术、广泛性全子宫切除术及盆腔淋巴结清扫术，因手术创伤大，要选择合适的病例施行此手术。对于部分Ⅳ期仅累及膀胱或直肠的年轻、体质好患者，可行盆腔内脏清除术，即在阴道手术同时切除受累膀胱、直肠，行结肠造瘘或尿路改道。关于盆腔内脏清除术是否可改善患者的生存率，国内外有争论，多因手术范围太大，患者生存质量低，而不被患者所接受。

（3）化疗：可作为辅助治疗手段，常用的化疗药物有顺铂、平阳霉素、阿霉素、环磷酰胺、长春新碱等。化疗可以静脉给药，也可行动脉灌注治疗，盆腔动脉灌注化疗效果较好，可与手术或放疗联合使用。

（4）综合治疗及治疗方法的选择：阴道癌的主要治疗方法有放疗及手术，如何选择治疗方法并使两者联合应用，可参考以下意见。①病灶位于阴道上 1/3，早期可行手术治疗，即行广泛性全子宫切除与盆腔淋巴结清扫术，再加部分阴道切除术，术后根据情况决定是否行体外放疗；晚期行放射治疗（包括腔内及体外照射）或先行化疗再行放疗。②病灶位于中 1/3，以放疗为主，如病灶较小，肿瘤直径小于 2 cm 时，可行组织间插植放疗；如患者年轻，情况较好，也可行全阴道切除术。对病灶较大者，可先行体外放疗，待病灶缩小后行腔内放疗，也可先行化疗再行放疗。③病灶位于下 1/3，以手术治疗为主。对病灶较大者，可先行体外放疗，待肿瘤缩小后，行阴道腔内放疗或手术切除。

10. 预后

阴道癌总的 5 年生存率为 50%。阴道癌的预后与分期、原发部位及治疗方法有关。Ⅰ期 5 年生存率为 85%，Ⅱ期 5 年生存率为 55%~65%，Ⅲ期 5 年生存率为 30%~35%，Ⅳ期 5 年生存率为 5%~10%。病灶在后穹隆部位，因较少累及邻近脏器及盆腔淋巴结，预后相对较好，而位于阴道下 1/3 的肿瘤，则容易侵犯邻近器官，且易有盆腔及腹股沟淋巴结转移，5 年生存率很低。总之，阴道癌的预后较宫颈癌、宫体癌较差。因此，临床应注意防癌普查，同时注意阴道有无异常，以便早期发现阴道癌，及时治疗，改善预后。

（二）阴道透明细胞腺癌

1. 概述

原发阴道透明细胞腺癌是一种极少见的阴道恶性肿瘤，可发生于幼女、年轻女性及老年女性，但多见于年轻女性。其组织来源为残留的中肾管、副中肾管或异位的子宫内膜。其发病原因可能与胚胎发育期母亲服用 DES 导致阴道腺病，进而恶变形成阴道透明细胞腺癌。但也有小部分患者并无 DES 接触史，病因不明。

2. 病理检查

（1）大体病理：肿瘤可呈结节状、息肉状或扁平斑，质地硬脆，可伴有溃疡，肿瘤大小不等，小者仅 1 mm，大者可达 10 cm。

（2）显微镜检查：镜下见癌细胞胞质透明，核呈鞋钉状，细胞结构可呈管囊型、实片型、乳头型、子宫内膜样型等。

3．诊断要点

（1）病史：胚胎期，母亲服用DES。

（2）发病年龄：多在20岁左右。

（3）症状：表现为阴道出血和阴道排液。

（4）体征：妇科检查见病变多位于阴道前壁上1/3，大小不一，肿瘤一般比较表浅，呈息肉状、结节状、扁平斑，表面可有溃疡形成，质硬。

（5）辅助检查：①阴道脱落法细胞学检查，可发现异常细胞；②阴道镜检查，可明确病变累及阴道的范围，协助选取活检部位；③活组织检查，是确诊方法。

4．鉴别诊断

本病需与阴道腺病及其他阴道恶性肿瘤相鉴别，活体组织检查为最后确诊的方法。

5．治疗

（1）手术治疗：用于早期（Ⅰ、Ⅱ期）病例，病灶位于阴道上1/3，可行广泛性子宫切除、阴道上段切除术及盆腔淋巴结清扫术；如病变侵犯阴道下2/3，除行广泛性全子宫切除术、盆腔淋巴结清扫术外，还可行全阴道切除术。

（2）放射治疗：Ⅱ期及Ⅱ期以上的病例可行放射治疗，放射治疗可参照阴道鳞状细胞癌。

（3）化疗：常用药物有环磷酰胺、长春新碱、5-FU、甲氨蝶呤等，因病例数太少，疗效不确定。

6．预后

预后与肿瘤期别、病灶部位、淋巴结有无转移有关。据报道，总的5年生存率为80%，其中Ⅰ期为87%，Ⅱ期为76%，Ⅲ期为30%。阴道上段病变较下段预后好，淋巴结有转移者预后差。

（李志莹）

第三节　妊娠性滋养细胞疾病

妊娠性滋养细胞疾病（GTD）是一组源于胎盘滋养细胞异常增生的病症，它们特异性地分泌人绒毛膜促性腺激素。该疾病包括葡萄胎、侵蚀性葡萄胎、绒毛膜癌和胎盘部位滋养细胞肿瘤。其中，后三者又称为妊娠性滋养细胞肿瘤，与非妊娠性卵巢原发性绒毛膜癌相鉴别。

一、葡萄胎

（一）发病特点

葡萄胎（hydatidiform mole）是以胎盘绒毛滋养细胞（细胞滋养细胞和合体滋养细胞）异常增生、间质水肿、血管消失和水疱样变性为病理特征的疾病，因其外观如成串的葡萄而得名。葡萄胎包括完全性葡萄胎和不完全性葡萄胎两类。前者多见，发生率为 0.29 ~ 1.39/1 000 次妊娠。完全性葡萄胎细胞染色体核型为二倍体，遗传物质均来自父方，其中 90% 细胞核型为 46，XX，由缺乏核内基因物质的空卵（enucleate egg）与单倍体精子（23，X）受精后自身复制而形成二倍体（diploid）；另外 10% 细胞核型为 46，XY，为空卵与两个不同单倍体核型（23，X；23，Y）精子受精的结果。后者发生率为 1/2 000 次妊娠。部分性葡萄胎中，90% 的细胞核型为三倍体（69，XXY；69，XXX；69，XYY），为正常单倍体（23，X）卵子与 2 个正常单倍体核型（23，X；23，Y）精子受精，或与减数分裂发生未分离现象的双倍体精子（46，XY；46，XX）受精的结果。

（二）病理改变

1. 完全性葡萄胎（complete hydatidiform mole）

病理检查呈现明显的绒毛变性、滋养细胞增生、间质水肿和血管消失，而无胎儿及其附属物存在。

2. 部分性葡萄胎（partial hydatidiform mole）

病理检查显示，部分性葡萄胎中合体滋养细胞呈现轻度增生和绒毛水肿；间质内可见含有胎儿有核红细胞的胎源性血管；多存在胚胎或胎儿组织，但胎儿多已死亡。

（三）临床表现

完全性葡萄胎多于停经 8 ~ 12 周后，子宫突然快速增大，并出现不规则性阴道流血、腹痛、妊娠剧吐和妊娠高血压症状，偶可出现类甲状腺功能亢进症状。腹部检查显示，子宫明显大于停经月份，无胎儿和胎心。卵巢妊娠黄体受高浓度 HCG 刺激形成黄素化囊肿。血清（尿液）中 HCG 浓度异常升高。部分性葡萄胎呈现类似不全流产或过期流产的临床表现，多于刮宫后病理检查时确诊。

（四）诊断

根据病史、症状和体征诊断，盆腔超声检查可见典型的"落雪状"或"蜂窝状"影像，而无妊娠囊和胎儿影像。一侧或双侧卵巢黄素化囊肿，直径 ≥ 6 cm。血清（尿液）HCG 浓度异常升高。宫腔排出物或宫腔刮出组织病理检查可明确诊断。

（五）治疗方法

刮宫治疗，即彻底清除宫腔葡萄胎并送病理学检查。卵巢黄素化囊肿多于 2 ~ 3 个月自然消失。葡萄胎刮宫后应随访2年，包括血清或尿液β-HCG测定、盆腔（子宫和卵巢）超声检查。患者应避孕至少1年。高危型葡萄胎患者，包括年龄≥40岁、重复性葡萄胎病史、β持续升高的持续性葡萄胎（persistent mole）、可疑局部和远处转移者，应酌情给予预防性化疗。

二、侵蚀性葡萄胎和绒毛膜癌

侵蚀性葡萄胎（invasive mole）是指葡萄胎组织侵入子宫肌层或发生子宫外或远处转移病症。妊娠性绒毛膜癌（gestational choriocarcinoma）中，50%~60%继发于葡萄胎或侵蚀性葡萄胎，20%~25%继发于流产后，15%~20%继发于足月产后，1%~2%继发于异位妊娠。

（一）病理改变

侵蚀性葡萄胎和绒毛膜癌原发癌灶均位于子宫腔内。早期，葡萄胎和绒癌组织通过局部浸润侵入子宫肌层，而后逐渐向子宫浆膜层、宫旁组织和阔韧带扩散，向下扩散至宫颈、阴道、膀胱和尿道。晚期，则通过血液和淋巴系统引起盆腔外转移，在肺、脑、骨骼、肝、肾和膀胱等部位形成转移性肿瘤，并引起相关的转移症状和体征。血清（尿液）中HCG浓度持续性异常升高。

（二）临床表现

侵蚀性葡萄胎均从良性葡萄胎转化而来，而绒毛膜癌则可继发于侵蚀性葡萄胎、流产、足月产和异位妊娠等病理妊娠。因此，葡萄胎和病理妊娠女性，出现持续性不规则阴道流血，子宫复旧不良或明显增大、卵巢黄素化囊肿、血液（或尿液）HCG持续升高等现象，均应注意排查滋养细胞肿瘤。

侵蚀性葡萄胎和绒毛膜癌的临床表现相似而不同，两者的鉴别要点：①侵蚀性葡萄胎多发生于葡萄胎后6个月内，而绒毛膜癌多发生于侵蚀性葡萄胎或病理妊娠6个月之后；②病理检查，侵蚀性葡萄胎尚存在完整的绒毛或退化的绒毛结构，而绒毛膜癌则完全失去绒毛结构，呈现广泛的恶性滋养细胞增生、浸润和坏死出血现象；③侵蚀性葡萄胎远处转移率低，预后较好，而绒毛膜癌远处转移率高，预后较差；④侵蚀性葡萄胎和绒毛膜癌临床症状和体征与肿瘤转移部位相关。

（三）诊断

根据病史、症状、体征、血清（尿液）HCG测定、医学影像学检查（超声、CT、MRI）和组织病理学检查确诊。

（四）治疗方法

以化疗为主的综合治疗。

三、胎盘部位的滋养细胞肿瘤

胎盘部位的滋养细胞肿瘤（placental site trophoblastic tumors，PSTT）是罕见的起源于胎盘植入子宫部位的滋养细胞肿瘤。

（一）病理改变

子宫不规则性增大，肿瘤位于胎盘附着部位，肿瘤剖面呈褐红色或黄褐色，出血和坏死。显微镜检查，肿瘤组织无完整的绒毛结构，中间型滋养细胞（intermediate trophoblastic cells）异常增生。由于该类肿瘤细胞分泌HCG活性较低，因此血清（尿液）HCG浓度仅轻度升高。

（二）临床表现

生育期女性，于足月产、引产或流产后出现持续性不规则阴道流血和腹痛。妇科检查显示，子宫不规则性增大，局灶性、肿瘤性隆起，一侧或双侧卵巢黄素化囊肿。血清（尿液）中HCG浓度升高。肿瘤偶可穿破子宫浆膜层，向盆腔内扩散，或通过血行转播向远处转移。

（三）诊断

根据病史、症状、体征、血清（尿液）β-HCG测定、医学影像学检查（超声、CT、MRI）和组织病理学检查确诊。

（四）治疗方法

手术和化疗。

（李志莹）

★卵巢囊性畸胎瘤

一、病例摘要

患者女性，35岁。

过敏史：无。

主诉：超声检查发现盆腔包块2天。

现病史：患者平素月经不规则，6/30~180天，量中，色暗红，无痛经。末次月经为2024-02-03，性质同前。2024-02-26我院彩超显示，宫颈囊肿，右侧附件区有稍高回声团

（畸胎瘤可能为 4.9 cm×3.7 cm）。无发热、腹痛、尿频、尿急、肛门坠胀等不适。今来我院要求手术治疗，门诊以"卵巢畸胎瘤？"收入院。病程中，患者精神、睡眠、饮食均正常，大、小便正常，体力、体重无明显变化。

既往史：分别于 2005 年、2011 年在外地医院行剖宫产术；余无特殊。

二、检查

体格检查：T 36.6 ℃，P 94 次/min，R 20 次/min，BP 120/89 mmHg，精神状况良好，心、肺未见明显异常，腹平软，无压痛及反跳痛。

专科检查：妇检显示，外阴发育正常，已婚型；阴道通畅、伸展；宫颈光滑；右侧附件区可触及 5 cm×4 cm 大小包块，质中，活动尚可，无压痛；左侧附件区未见明显异常。

辅助检查：2024-02-26 我院彩超显示，宫颈囊肿，右侧附件区有稍高回声团（畸胎瘤可能为 4.9 cm×3.7 cm）。

三、诊断

初步诊断：盆腔包块性质待查，可能为卵巢畸胎瘤。

鉴别诊断如下。

（1）盆腔炎性包块：常有盆腔感染病史，块物边界不清，压痛，抗感染治疗后，包块减小、消失，患者症状体征不支持，待术中确诊。

（2）子宫浆膜下肌瘤：一般无月经改变，超声下显示一般为低回声团，若变性则可能为无回声区，待排除。

（3）卵巢恶性肿瘤：包块生长迅速，患者多有下腹痛、腹胀，晚期可有恶病质表现。妇科检查显示，盆腔内扪及包块，质地偏硬、压痛、固定、表面可扪及结节。超声显示盆腔内有混合性或实质性包块。肿瘤标志物多有增高，待排除。

最终诊断：①右侧卵巢囊性畸胎瘤；②盆腔粘连。

四、诊疗经过

完善相关辅助检查：2024-02-28 血常规、凝血功能六项、肝肾功能、电解质、血糖检查无明显异常；2024-02-28 查 AFP，CEA，CA125，CA199，人附睾蛋白4，糖类抗原 CA125 35.20 U/mL；2024-02-28 乙肝六项（定性），梅毒特异性抗体，丙肝抗体，艾滋病抗体检查显示：乙肝病毒表面抗体定量 372.83 mIU/mL。2024-02-28 静息 12 导：窦性心律，正常范围心电图。2024-02-28 胸部正、侧位，双下肺、左肺门小硬结灶。彩超：右侧附件区稍高回声团（畸胎瘤可能，4.9 cm×3.7 cm）。有腹腔镜检术手术指征。完善辅助检查，无手术麻醉禁忌。2024-02-29 在全麻下行"腹腔镜右侧卵巢畸胎瘤剥除术+盆腔粘连松解术"。手术顺利，术后行抗炎、补液等对症支持治疗。病检示：右侧卵巢囊性畸胎瘤。

五、出院情况

患者精神、食欲、睡眠正常，未诉特殊不适，大、小便正常。查体：生命体征正常，心肺未见明显异常，腹平软，无压痛及反跳痛；腹部切口拆线，甲级愈合。

六、讨论

卵巢畸胎瘤为最常见的生殖细胞肿瘤，分为成熟畸胎瘤与未成熟畸胎瘤。成熟畸胎瘤又称皮样囊肿，为良性肿瘤，可发生于任何年龄，20～40岁居多，多为单侧。成熟囊性畸胎瘤恶变率为2%～4%，多见于绝经后女性。治疗：对于良性生殖细胞肿瘤，单侧肿瘤应行卵巢肿瘤剔除术或患侧附件切除术，双侧肿瘤应行双侧卵巢肿瘤剔除术，绝经后女性可行全子宫及双侧附件切除术。

（邓艳琴）

★卵巢黏液性囊腺瘤

一、病例摘要

患者女性，36岁。

过敏史：无。

主诉：发现盆腔包块1月余。

现病史：患者平素月经规则，7/30天，量中，色暗红，无痛经。末次月经为2022-01-04，色量同前。2021-12-22于外院行彩超检查显示，右侧附件区有囊性包块（10.5 cm×5.4 cm）。无发热、腹痛、尿频、尿急、腹泻、大便秘结及肛门坠胀等不适。今来我院要求手术治疗，门诊以"卵巢肿瘤？"收入院。病程中，患者精神、睡眠、饮食均正常，大、小便正常，体力、体重无明显变化。

既往史：2008年于当地卫生院行剖宫产术；否认药物过敏史，否认肝炎、结核病史，否认输血史。

二、检查

体格检查：T 36.5 ℃，P 87次/min，R 20次/min，BP 95/58 mmHg，精神状况良好，心、肺未见明显异常，腹软，无压痛及反跳痛，肝脾肋下未触及，双肾区无压痛及叩击痛。

专科检查：外阴发育正常，已婚未产型；阴道通畅、伸展；宫颈光滑；子宫常大，无压痛；右侧附件区可扪及一10 cm×6 cm大小包块，质中，无压痛；左侧附件区未触及明显异常。

辅助检查：2021-12-22于外院行彩超检查显示，右侧附件区有囊性包块（10.5 cm×5.4 cm）。

三、诊断

初步诊断：盆腔包块性质待查，可能为卵巢肿瘤。

鉴别诊断如下。

（1）盆腔炎性包块：常有盆腔感染病史，块物边界不清，压痛，抗感染治疗后包块减小、消失，患者症状体征不支持，待术中确诊。

（2）子宫浆膜下肌瘤：一般无月经改变，超声下显示一般为低回声团；若变性则可能为无回声区，暂不排除。

（3）卵巢恶性肿瘤：包块生长迅速，患者多有下腹痛、腹胀，晚期可有恶病质表现。妇科检查显示，盆腔内扪及包块，质地偏硬、压痛、固定、表面可扪及结节。超声显示，盆腔内有混合性或实质性包块。肿瘤标志物多有增高，待排除。

最终诊断：右侧卵巢黏液性囊腺瘤。

四、诊疗经过

2022-01-26血常规、凝血功能、肝肾功能、血糖、电解质检查无明显异常；乙肝两对半（定性），丙肝抗体，艾滋病抗体，梅毒特异性抗体结果显示，乙肝病毒表面抗体阳性；AFP，CEA，CA125，CA199，人附睾蛋白4结果显示，无异常。2022-01-26心电图、胸片无明显异常。超声结果显示，子宫后方有囊性包块（11.5 cm×9.9 cm）。有腹腔镜检术手术指征。完善相关辅助检查，无手术麻醉禁忌证。2022-01-27在全麻下行"腹腔镜右侧卵巢肿瘤剥除术＋右侧卵巢修补缝合术＋腹腔镜检术"。手术顺利，术后行抗感染、补液等对症支持治疗。病检结果显示为右侧卵巢黏液性囊腺瘤。

五、出院情况

患者精神、睡眠、食欲正常，大、小便正常，未诉特殊不适。查体：生命体征正常，腹平软，无压痛及反跳痛；腹部切口拆线，甲级愈合。

六、讨论

黏液性囊腺瘤属于卵巢上皮性肿瘤，占卵巢良性肿瘤的20%，多为单侧。治疗上，依据患者年龄、生育要求及对侧卵巢情况，决定手术范围。年轻患者，单侧肿瘤行患侧肿瘤剔除术，双侧肿瘤应行肿瘤剔除术；绝经后女性，可行子宫及双侧附件切除术。术中应剖检肿瘤，必要时，术中快检。术中尽可能防止肿瘤破裂，避免瘤细胞种植于腹腔。巨大良性囊性肿瘤可穿刺放液，待体积缩小后取出，穿刺前必须保护穿刺周围组织，以防被囊液污染。放液速度应缓慢，以免腹压骤降发生休克。

（邓艳琴）

★ Castleman 病（玻璃样血管型）

一、病例摘要

患者女性，44 岁。

过敏史：无。

主诉：体检发现附件包块 20 余天。

现病史：既往月经规律，无痛经史。外院体检彩超显示，左侧附件区有混合性包块（52 mm×49 mm），为进一步治疗，收入院。

既往史：患者平素身体健康，有慢性乙型病毒性肝炎病史 20 余年。1998 年曾外院行阑尾炎切除术，2020 年行剖宫产手术，2018 年行腹腔镜左侧卵巢囊肿剥离术，术中发现腹膜后有巨大肿物，未能完整切除，术中行组织活检显示淋巴增生性改变。

二、检查

体格检查：情况良好，生命体征平稳，心肺听诊无异常，腹软，无压痛及反跳痛，未触及浅表淋巴结肿大，无口腔溃疡，无皮肤溃烂、色素沉着等。

专科检查：已婚未产型，阴道通畅，分泌物中等，宫颈肥大，表面光滑，无举痛及摇摆痛，子宫正常大小，无压痛。左侧附件区可触及一大小 5 cm 质硬实性包块，活动度差；右侧附件未触及异常。

辅助检查：血、尿、粪常规正常，血凝分析、肝肾功能、妇科肿瘤标志物均正常。颈部及腋窝淋巴结彩超未见异常，肝胆胰脾、泌尿系彩超未见异常。肺部 CT 示右肺上叶钙化灶。盆腔 MRI 示盆腔左侧髂血管区占位性病变，肿瘤性病变可能性大，淋巴结有转移可能，左侧腰大肌局部侵犯（图 4-1）。CTU 示左侧输尿管受右后方肿块推移，向中线及前方移位，未见扩张及狭窄征象（图 4-2）。

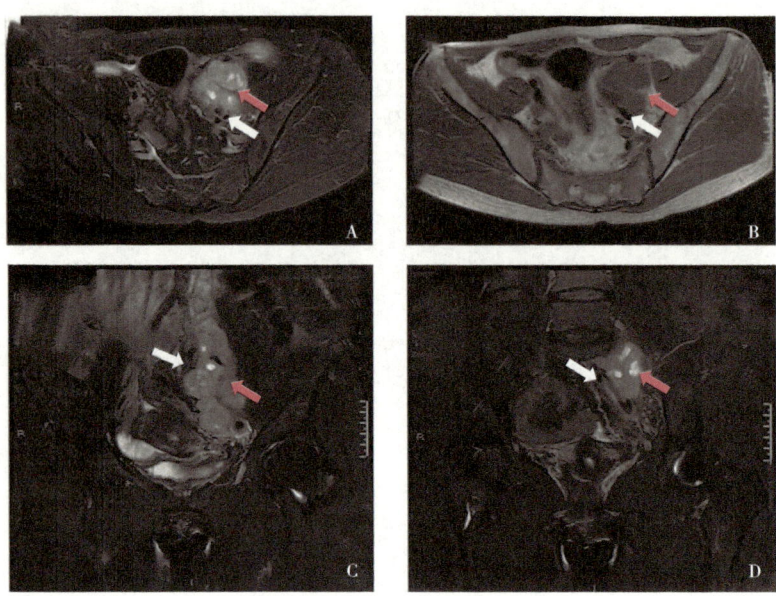

图 4-1 盆腔 MRI 图像

A、B 显示 T_1 及 T_2 图像，C、D 显示冠状面图像。白色箭头标注左侧髂内动静脉。红色箭头是左侧后腹膜包块，并可见钙化灶。可见左侧髂内动静脉被包块包绕，并被推向内侧。

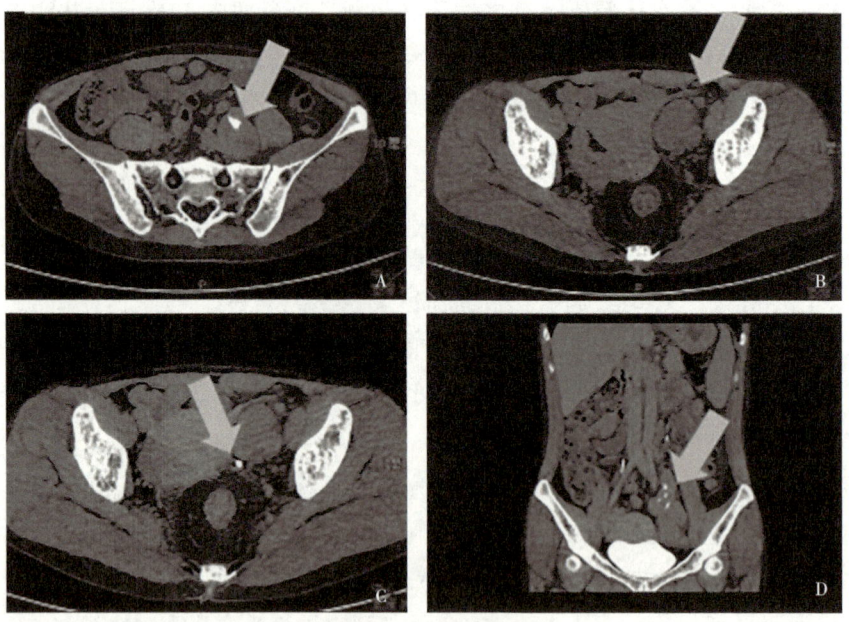

图 4-2 CTU 图像

A、B 图显示 CT 平扫左侧盆腔后腹膜包块，并可见钙化灶，最大直径 55 mm×49 mm；C 图显示分泌期左侧输尿管被右后方肿块推移，向中线及前方移位，未见扩张及狭窄征象；D 图显示左侧髂内动静脉与包块密切粘连。

三、诊断

初步诊断：①腹膜后包块；②慢性乙型病毒性肝炎。

鉴别诊断：卵巢恶性肿瘤患者常表现为盆腔内包块，常合并有腹水，肿瘤标志物 CA125、HE4 常增高。

最终诊断：Castleman 病（玻璃样血管型）。

诊断依据：术后病检显示，患者患有 Castleman 病（玻璃样血管型）（图 4-3）；免疫组化结果显示：滤泡区 CD20（+），CD19（+），CD22（+），CD79b（+），CD79a（+），CD10（+），BCL6（+），HGAL（+），BCL2（+），CyclinD1（−），SOX11（−），IgD（+），MNDA（−），LEF1（散在 +），C-MYC（散在少许 +），MCM2（+），Ki-67（LI 高）；滤泡间区 CD3（+），CD5（+），CD43（+），P53（部分 +，显示为野生型），HV8（−），CD38（散在 +），CD138（散在 +），MUM1（散在 +）。术后行 PET-CT 检查显示：Castleman 病术后，术区代谢轻度增高，考虑为术后炎症改变，其余全身未见淋巴增生肿大（图 4-4）。

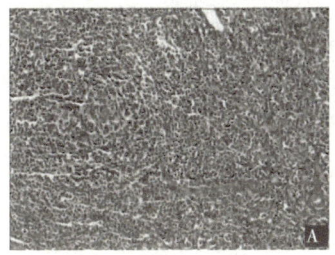 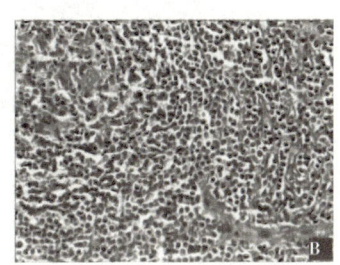

图 A：高倍镜下滤泡中心　　　　　图 B：HE 400 X

图 4-3　术后病检

图 A，200 X 下显示淋巴滤泡特征为滤泡中心血管化，周围外套细胞呈同心圆"洋葱皮样"排列，右下角可见一血管样结构向淋巴滤泡中心伸入。

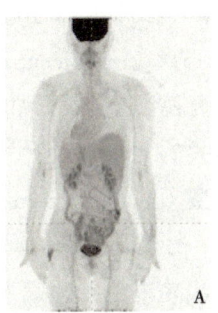 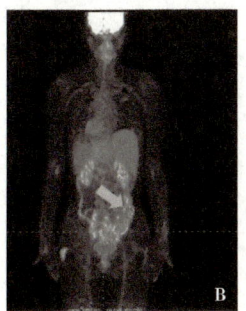

图 4-4　术后病检

A、B 图为 PET-CT 检查结果：Castlmen 术后发生改变，箭头指向区域显示术区显像剂分布轻度浓聚，SUV_{max} 值为 5.3；腹膜后及左侧髂血管旁可见多发稍大淋巴结，显像剂分布为轻度浓聚，SUV_{max} 值为 2.5。

四、诊疗经过

2021-01-08，患者行开腹探查术。术中，在左侧髂血管区腹膜后可触及实性包块（图4-5）。该包块下级达闭孔窝、髂外血管，上级可达左侧髂总血管旁，外侧靠近腰大肌，内侧压迫输尿管、髂内血管。在暴露髂血管区，可见包块包绕左侧髂外动静脉，是由多个增生肿大淋巴结样质地肿块融合而成。

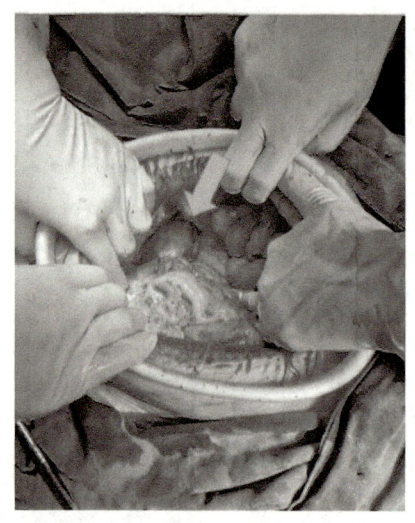

图4-5　开腹探查术

五、出院情况

术后7天，患者恢复良好，顺利出院。

六、讨论

Castleman病的主要表现为不明原因淋巴结增生。临床上，根据淋巴结及器官受累情况，可分为单中心型（unicentric CD，UCD）和多中心型（multicentric CD，MCD）。CD最常累及纵隔（63%），其后依次是腹部（11%）、腹膜后（7%）和腋窝（4%）。MCD主要包括两个亚类：与人类疱疹病毒8（HHV-8）相关的MCD和特发性多中心Castleman病（iMCD）。组织病理学上将其分为三类：透明血管型（hyaline vascular type，HVT）、浆细胞型（plasma cell type，PCT）和混合型（mixed type，MT）。其病理学特征主要为明显的淋巴滤泡、浆细胞及血管不同程度的增生，以深部或浅表淋巴结显著肿大为主要临床特点，部分病例可伴全身或多系统损害。HV型在单中心型CD较为多见，占80%～90%的病例；而PC型主要在多中心型CD中较为常见，占病例的10%～20%。此外，90%的UCD患者通常无症状。UCD引起的大淋巴结仅位于一部位，疾病进展缓慢。由于发病率低，CD在术前诊断中经常被忽视。通过相关影像学检查发现血管团块后，应该考虑为 CD 的可能性。

1. CD 病因及发病机制

该病的发病原因及机制尚不明确，目前研究认为 CD 与炎性背景相关。CD 患者的血清和淋巴结组织中，IL-6 的表达呈上调状态。而手术完整切除增生的淋巴组织后，血清中 IL-6 明显下降。因此，临床上将 IL-6 作为治疗靶点。对于 HIV 阴性和 HHV-8 阴性患者，可选用 IL-6 受体抗体进行治疗，如 siltuximab、tocilizumab。此外，HIV 和 HHV-8 感染与 CD 发病也有明显关系。绝大多数 MCD 患者都存在有 HHV-8 感染，同时与 HIV 感染紧密相关。相关研究显示，多数 MCD 患者可合并自身免疫性疾病，如 SLE、POEMS 综合征、特发性血小板减少性紫癜和类风湿关节炎等，这表明该病的发病与免疫异常相关。部分病毒、细胞因子、生长因子，如巨细胞病毒（CMV）、巨细胞集落刺激因子、肿瘤坏死因子、表皮生长因子受体及 IL-1、IL-5、IL-10 等，也可能参与 MCD 的发病。

2. CD 影像学特点

UCD 显微镜下观察，主要见大量淋巴滤泡增生，生发中心周围可形成洋葱皮样同心圆结构，可见血管穿插进入生发中心，并可见钙化灶、滤泡中央及滤泡间血管增生伴有纤维透明化。同时有研究认为，病理类型为 HV 或以 HV 为主的混合型 CD 中，有 5%~10% 可见钙化灶，影像学表现与病理学特征密切相关。因此，彩超可见包块边界清楚，富含血流信号，呈现均质低回声影像，且周边有环形或半环形绕行的血流信号；当有血管穿入肿块时，可考虑 UCD 的可能。如彩超影像可见强回声钙化，尤其是呈中央向周边放射状延伸者，其病理类型高度符合透明血管型。在 CT 上，UCD 可见圆形或椭圆形软组织影，较大 CD 可出现裂隙状或条状低密度影。而增强 CT 表现为"花斑样"强化，延迟后低密度影范围有所减小。由于巨大 CD 是动脉血管滋养的结果，因此 CT 增强动脉期明显强化，强化程度与邻近动脉相似，呈现"快进慢出"方式。

3. CD 诊断及治疗

盆腔 UCD 较腹内或盆外腹膜后 UCD 发生率低，占腹部 UCD 的 15.1%。由于该病在临床上较罕见发生，同时缺乏特殊临床表现和特异性标志物。术前通过临床检查确诊 CD 非常困难，同时需要与多种疾病进行鉴别诊断，包括淋巴瘤、肉瘤、癌淋巴结转移、胃肠道间质瘤、脂肪瘤、平滑肌瘤、神经纤维瘤、副神经节瘤和感染性疾病。UCD 的最佳治疗方法是手术切除，如果病灶能够被完全切除，通常可以达到治愈的效果。手术方法可以选择腹腔镜或开腹手术。但对于有手术禁忌证的患者可选用局部小剂量放射治疗、利妥昔单抗＋泼尼松＋环磷酰胺或者局部栓塞，绝大多数患者术后可获得长期生存。由于 CD 通常富含丰富血供，并且较大的病灶易与周围器官形成中到重度粘连。本病例患者病灶与髂血管动静脉形成致密粘连，在分离粘连过程中，容易出现大出血、血管损伤。kitakaze 对于具有较高出血风险的病例，可考虑行血管照影与栓塞术，以减少出血风险。如病灶侵犯邻近血管，也可行血管栓塞术。Kitakaze 等人对 10 例术前行栓塞 CD 的临床资料和手术结果进行回顾性分析，发现术中出血明显减少。但术前行栓塞术可能导致病灶坏死，从而影响病理标本。

4. 本病例特点及治疗心得

本病例特点为患者曾外院行腹腔镜手术,术中见盆腔包块与髂血管粘连严重,完整切除病灶困难,仅行病灶活检术。术后2年发现盆腔包块进一步增大,为进一步手术治疗就诊我院。术前行泌尿系统CTU及盆腔磁共振显示,病灶与输尿管及髂血管形成结节样包裹并伴有钙化,可预料病灶与血管粘连严重,手术最大并发症为血管损伤及大出血。与血管外科、泌尿科、影像科医生一起制定治疗方案,病灶与血管神经形成致密粘连,为尽量避免重要器官损害,手术采用精细解剖、分区切除病灶策略。打开阔韧带,沿着离断子宫圆韧带的头侧缘向骨盆壁方向,然后沿着髂腰肌向头端切开直到髂总动脉和输尿管交叉处,靠近阔韧带后叶分离输尿管。在髂外血管内侧、膀胱背外侧,打开膀胱侧间隙,并进一步暴露脐侧韧带及闭孔神经。在切除病灶前,应解剖出输尿管、髂静脉、髂动脉及闭孔神经。闭孔神经和髂静脉的解剖难度颇高,一旦损伤静脉壁,术中出血多且止血困难。暴露闭孔神经后沿着静脉壁由尾端向头端逐渐分离病灶。病灶与血管壁形成钙化并粘连,分离尤为困难,使用超声刀逐步分离,并结合剪刀轻轻在血管壁上轻推病灶,最终在不损伤血管的同时逐步切除病灶。术后半年,病人腹部CT未见复发。

5. 文献复习及总结

通过查询相关文献,共纳入从2000年到2021年盆腔后腹膜UCD病例11例,Castleman病患者的平均年龄为35.5岁(12~61岁),肿瘤大小平均为7.6 cm(4.0~15.0 cm)。对于盆腔UCD,术前初步诊断困难,并且大多数UCD与盆腔重要血管形成致密粘连,导致手术困难,术中大出血风险高,因而手术方式多选用开腹手术,术后随访均无复发。由于女性盆腔CD发病率低,临床上易与盆腔肿块混淆,初步诊断有一定难度,可纳入盆腔肿块的鉴别诊断。UCD治疗中需要考虑的重要因素包括:病灶局部情况、病灶血液供应、周围组织受累情况。重要血管或神经有明显压迫症状,或引发了全身炎性反应的患者,应积极手术切除。但必须考虑的是病灶与血管的粘连程度,术中大出血的风险,以及对血管神经的损害。对于手术切除的可行性,应该权衡手术的风险和获益情况,在血管外科、放射科、血管介入科、病理科、肿瘤科、妇产科医生共同商讨下,制定治疗方案。鼓励通过多学科协助,拟定具体手术方案来减少手术并发症。

参考文献

[1] VAN RHEE F, OKSENHENDLER E, SRKALOVIC G, et al. International evidence-based consensus diagnostic and treatment guidelines for unicentric Castleman disease [J]. Blood Advances, 2020, 4(23): 6039-6050.

[2] BUCHER P, CHASSOT G, ZUFFEREY G, et al. Surgical management of abdominal and retroperitoneal Castleman's disease [J]. World Journal of Surgical Oncology, 2005, 3: 1-9.

［3］PENKA I, KALA Z, ZETELOVÁ A, et al. Castlemans disease-surgical treatment, case reports［J］. Rozhledy V Chirurgii Mesicnik Ceskoslovenske chirurgicke spolecnosti, 2016, 95（12）: 457-461.

［4］OKSENHENDLER E, BOUTBOUL D, FAJGENBAUM D, er al. The full spectrum of Castleman disease: 273 patients studied over 20 years［J］. British Journal of Haematology, 2018, 180（2）: 206-216.

［5］王仁贵，那佳，宾怀有，等. 局限性Castleman病特征性钙化的CT表现和病理学对照［J］. 中华放射学杂志, 2002, 36（4）: 354-356.

［6］陈珂珂，陈芸，吕衡，等. 超声对Castleman病的诊断价值研究［J］. 中国超声医学杂志, 2020, 36（02）: 188-191.

［7］蔡利强，毛新峰，陈春强，等. 局灶性透明血管型Castleman病的CT表现与病理特点分析［J］. 浙江中西医结合杂志, 2021, 31（1）, 40-43.

［8］KITAKAZE M, MIYOSHI N, FUJINO S, et al. Surgical resection for pelvic retroperitoneal Castleman's disease: A case report and review literature［J］. Biomedical Reports, 2021, 14（3）: 29.

［9］MENENAKOS C, BRAUMANN C, HARTMANN J, et al. Retroperitoneal Castleman's tumor and paraneoplastic pemphigus: report of a case and review of the literature［J］. World Journal of Surgical Oncology, 2007, 5: 1-4.

［10］SATO A. Castleman's disease in the pelvic retroperitoneum: A case report and review of the Japanese literature［J］. International Journal of Surgery case Reports, 2013, 4（1）: 19-22.

［11］BENJAMIN B, ZALTZMAN R, SHPITZ B, et al. Presacral mass discovered during pregnancy followed by myasthenia gravis［J］. The Israel Medical Association journal: IMAJ, 2015, 17（5）: 318-320.

［12］YU G, CAO F, GONG H, et al. Embolization of blood-supply artery followed by surgery for treatment of mesorectal Castleman's disease: Case report and literature review［J］. Gastroenterology Report, 2019, 7（2）: 141-145.

［13］ASHJAEI B, KHAMENEH A G, AMIRKHIZ G D H. Abdominal Mass Caused Failure to Thrive in a Young Boy: Mixed-Type Localized Retroperitoneal Castleman Disease［J］. Case Reports in Oncology, 2020, 13（2）: 853-856.

［14］MA H, LI Q, HE C, et al. Retroperitoneal Castleman Disease Invading Iliac Vein and Inferior Vena Cava Treated by Tumorectomy with Vascular Repair: A Case Report［J］. Annals of Vascular Surgery, 2020, 66.

［15］IMEN B I, ZENAIDI H, ABDELWAHED Y, et al. Management of isolated retroperitoneal Castelman's disease: A case report［J］. International Journal of Surgery Case

Reports, 2020, 70: 24-27.

[16] NEPAL S P, SHICHIJO T, OGAWA Y, et al. Surgical challenges of Castleman's disease of the pelvis [J]. Urol Case Rep, 2021 Dec 1; 34: 101518.

[17] NAKATA K, IWAHASHI N, MATSUKAWA H, et al. Laparoscopically resected Castleman's disease in the pelvic retroperitoneum: A case report [J]. Molecular and Clinical Oncology, 2020, 12 (2): 169-173.

[18] SCHELBLE A, MERRITT D. Pelvic Castleman's Disease Presenting as an Adnexal Mass in an Adolescent [J]. Journal of Pediatric and Adolescent Gynecology, 2017, 30 (2): 280-281.

[19] LEE J, PEAK J, LEE Y H, et al. Pelvic Castleman's disease presenting as an adnexal tumor in a young woman [J]. Obstetrics & Gynecology Science, 2015, 58 (4): 323-326.

（曾庆松）

第五章　妇科疾病超声检查

第一节　子宫疾病

一、子宫先天性发育异常

子宫先天性发育异常在生殖器官发育异常中是最常见的，临床意义亦比较大。受某些因素影响，两侧副中肾管在演化过程的不同阶段停止发育，形成各种子宫发育异常，包括子宫未发育或发育不全（无子宫、始基子宫、幼稚子宫）、两侧副中肾管会合受阻（残角子宫、双子宫、双角子宫）及副中肾管会合后中隔吸收受阻所致的纵隔子宫等。

（一）子宫未发育或发育不全

1. 病理与临床

（1）先天性无子宫：两侧副中肾管向中线融合形成子宫，如未到中线前即停止发育，则无子宫形成；先天性无子宫常合并先天性无阴道；卵巢可正常。其临床表现为原发闭经，但第二性征正常。

（2）始基子宫：两侧副中肾管向中线融合后不久即停止发育，导致子宫发育停留在胎儿期，子宫很小且多数无宫腔或虽有宫腔但无内膜。无月经。

（3）幼稚子宫：青春期以前的任何时期，子宫停止发育，导致青春期后子宫仍为幼儿时期的大小。幼稚子宫临床表现为原发闭经、痛经、月经量过少、不孕等。

（4）单角子宫：一侧副中肾管发育完好，一侧未发育所致。发育完好的一侧形成单角子宫，该侧有一发育正常输卵管；约65%合并残角子宫畸形，常伴同侧肾发育异常。其临床表现包括痛经或原发不育等；妊娠时，可能引起流产或难产。

（5）残角子宫：一侧副中肾管发育正常（发育侧子宫），另一侧副中肾管中下段在发育过程中停滞，形成不同程度的残角子宫。其表现为发育侧子宫旁一小子宫及其附件，小子宫有纤维组织束与发育侧的单角子宫相连。

残角子宫类型：残角子宫可分为无内膜型及有内膜型，后者根据其内膜腔与发育侧宫腔是否相通分为有内膜相通型与有内膜不相通型。当内膜有功能的残角子宫与发育侧子宫腔不相通时，月经来潮后即出现周期性下腹疼痛症状，经血逆流至腹腔可发生子宫内膜异位症。

残角子宫妊娠：残角子宫妊娠在早期多无症状，发展为有症状时，其表现与输卵管间质部妊娠相似。由于残角子宫壁肌层发育不良，肌壁较薄，不能随胎儿生长而相应增长；如未能及时发现和诊断，随着胚胎生长发育，常在妊娠3~4个月时自然破裂，引起大出血危及孕妇生命。因此，及时诊治非常重要。

2. 超声表现

（1）先天性无子宫：纵切或横切扫查时，耻区均探查不到膀胱后方的子宫图像。该情况常合并无阴道，双侧卵巢表现可正常。

（2）始基子宫：子宫表现为一很小的条索状低回声结构，子宫长径＜2.0 cm，宫体、宫颈分界不清；无宫腔回声线及内膜回声。双侧卵巢表现可正常。

（3）幼稚子宫：子宫各径线均明显小于正常，前后径（即子宫厚径）＜2.0 cm；宫颈相对较长，宫体与宫颈之比为1∶2；内膜薄。双侧卵巢表现可正常。

（4）单角子宫：子宫外形呈梭形，横径较小，宫腔内膜呈管状，向一侧稍弯曲，同侧可见正常卵巢。当二维超声上子宫横径小或位置偏于一侧时，应怀疑为单角子宫。事实上，二维超声较难诊断单角子宫，而三维超声能作出较明确的诊断。

（5）残角子宫。①盆腔内见一发育正常子宫，其一侧可见一低回声包块，回声与子宫肌层相似，但与宫颈不相连，易与浆膜下肌瘤混淆。②内膜不相通型残角子宫，月经初潮后，形成残角子宫腔积血，表现为一相对正常子宫的一侧有中心为无回声的囊实性包块。③残角子宫妊娠：正常子宫一侧上方见圆形包块，内见胎囊及胎芽，周围可见肌层回声；较大时，见成形胎儿，但宫壁较薄。因此，超声特点为发现偏向一侧盆腔的妊娠包块，另一侧见相对正常的子宫。妊娠囊周围内膜层与正常宫颈管不相通。正常子宫腔内可见厚的蜕膜回声（内膜增厚）或假孕囊回声。

3. 临床价值

超声检查是诊断子宫未发育或发育不全的主要影像检查方法。此类畸形患者常因合并先天性无阴道，或有阴道但处女膜未破（无性生活）而不能进行经阴道超声检查。因此，经直肠超声检查法是此类子宫发育异常的最佳检查途径，对临床诊断帮助很大。

此外，残角子宫妊娠是需要特别注意的，避免漏、误诊的关键是要提高对此种异位妊娠的认识。

（二）两侧副中肾管会合受阻

1. 病理与临床

（1）双子宫：两侧副中肾管发育后未完全会合，形成两个分离的子宫体和宫颈，附有各自的输卵管；常伴有阴道纵隔或斜隔。双子宫的宫颈可分开或相连。

双子宫可无临床症状，月经正常，妊娠期分娩过程无并发症。有症状者表现为月经过多、痛经、易流产、胎儿宫内发育迟缓（IUGR）等。

（2）双角子宫：两侧副中肾管已大部会合，但子宫体仍有部分会合不全，子宫体在宫颈内口水平以上的某一部位分开，导致子宫两侧各有一角突出，称为双角子宫。双角子宫妊娠状况较差，有较高的流产率、早产率。

（3）弓状子宫：子宫底部未完全会合，宫底部中央区有轻度凹陷的宫壁向宫底、宫腔轻微突出，是一种最轻的子宫发育异常。

2. 超声表现

（1）双子宫：两个完全分开的子宫，横切面观察尤为清楚。两子宫间有深度凹陷，均有内膜、肌层和浆膜层；多可见横径较宽的双宫颈，两个宫颈管的回声彼此相邻但完全分开。偶也可为双子宫、单宫颈。

（2）双角子宫：子宫外形异常，上段分开，下段仍为一体，横切面上可见两个分开的宫角，中间凹陷呈"Y"形或"马鞍形"，宫腔内膜回声也呈"Y"形。三维超声冠状切面可以直观显示子宫底中央的凹陷及两侧的子宫角，整个子宫外形呈"Y"形或蝶状、分叶状；宫腔内膜也呈"Y"形或蝶状。

（3）弓状子宫：子宫外形、轮廓正常或仅宫底处略凹陷；子宫横切面见宫底部肌层增厚，此特点在三维超声冠状面上更清楚，可见宫底部内膜呈弧形内凹；若在三维超声中，于冠状面上连接两侧宫角内膜，计算宫底处子宫内膜弧形内凹的垂直距离（内凹的深度）。该深度＜1cm，则为弓状子宫，这有助于与部分纵隔子宫相鉴别。

3. 临床价值及注意事项

超声检查是诊断子宫先天性发育异常的首选方法及主要手段，特别是三维超声成像技术，它大大提高了超声对子宫发育异常的诊断能力，对临床具有很大帮助。

（三）两侧副中肾管会合后中隔吸收受阻

1. 病理与临床

纵隔子宫：两侧副中肾管会合后，中隔吸收的某一过程受阻，使中隔完全性或部分性未吸收，即形成不同程度的子宫纵隔，称纵隔子宫，是最常见的子宫发育异常。子宫外形、轮廓正常。

纵隔子宫分为两种类型：①完全纵隔子宫，纵隔由子宫底直至子宫颈内口或外口，未吸收的中隔将子宫腔完全分为两半，即有2个子宫腔；此型常伴有阴道纵隔。②不全纵隔子宫，纵隔终止于子宫颈内口以上任何部位。

纵隔子宫可导致不育、自然流产、习惯性流产、宫颈功能不全、早产、IUGR等。

2. 超声表现

（1）二维超声表现：①子宫外形、轮廓正常，但宫底横径较宽。②横切面见2个宫腔内膜回声，间以一带状低回声分隔，即中隔回声。③若纵隔延续至宫颈，可见2个完整的宫腔内膜回声，为完全纵隔子宫；若两侧内膜回声在宫腔中部或下部汇合，则为不完全纵隔子宫。

（2）三维超声表现：①三维超声成像的冠状面图像上，在子宫体中央可见一清晰的与子宫肌壁回声相似的低回声带（纵隔），自子宫底部向下延伸达到（完全纵隔子宫）或未达到宫颈（不完全纵隔子宫）。三维超声不仅可以清晰显示宫腔中的纵隔长度，鉴别完全性与不完全性纵隔子宫，还可以显示纵隔的形态、厚度等。②由于完全纵隔子宫的纵隔达到宫颈，因此，宫腔内膜回声呈很深的"V"形或彼此平行；不完全纵隔子宫的纵隔未达到宫颈，宫腔下段为一个宫腔。因此，宫腔内膜回声呈"Y"形，两内膜所成夹角常＜90°。

3. 鉴别诊断

（1）子宫发育异常与子宫肌瘤的鉴别：①双子宫可能误诊为子宫肌瘤；子宫肌瘤向外突使子宫外形改变，这也可能被误诊为双子宫。鉴别要点是子宫肌瘤结节内无宫腔内膜回声，回声水平通常较正常子宫肌层回声低。②残角子宫的超声表现会有一相对正常的子宫回声，可能将残角子宫误诊为子宫浆膜下肌瘤或阔韧带肌瘤，应仔细观察其回声水平与子宫肌层的一致性、与子宫相连情况及有无内膜回声。

（2）双角子宫与双子宫的鉴别：双角子宫表现为子宫底中央凹陷，呈2个形状完整的宫角（常呈锐角，有时膀胱可见"V"形切迹），宫体仍有部分是融合的；而双子宫则见2个完全分开的完整宫体，两宫体间常见肠管回声。

（3）双子宫与纵隔子宫的鉴别：前者外形为2个完全分离的子宫，后者外形正常或仅宫底处略凹陷，易于鉴别。

（4）双角子宫与纵隔子宫的鉴别：双角子宫内膜形态与部分纵隔子宫很相似，需要仔细鉴别。双角子宫外形异常，子宫底中央明显凹陷，呈双角表现，而纵隔子宫宫底形态正常或略凹陷，可资鉴别。

（5）弓状子宫与部分纵隔子宫的鉴别：两者的子宫外形、轮廓均呈正常表现或宫底轻度凹陷，二者的鉴别诊断需依靠三维超声成像。在三维超声冠状面的两侧宫角内膜处做一连线，计算宫底处子宫内膜弧形内凹的垂直距离（内凹的深度）。若此距离≤1cm，为弓状子宫；若此距离＞1cm，则为部分纵隔子宫。

4. 临床价值

（1）经阴道探头更靠近子宫。因此，对双角子宫、残角子宫、纵隔子宫及一些复杂子宫畸形的观察更佳；经腹超声可以观察整个子宫外形、轮廓，对双子宫等外形的观察会更全面。因此，二者结合可提高子宫畸形的诊断准确性，避免不必要的漏诊或误诊。

（2）三维超声成像提供子宫冠状面信息，能更准确、直观地显示宫腔内膜结构，较好地对纵隔子宫进行分型判断，为手术治疗提供可靠参考资料，是纵隔子宫诊断的最佳手段。

(四)先天性阴道斜隔综合征

1. 病理与临床

阴道斜隔综合征是指在双子宫、双宫颈的情况下,阴道内隔膜自宫颈一侧斜行附着于阴道壁一侧(阴道斜隔),影响该侧宫腔、宫颈的通畅性;多伴有斜隔侧的泌尿系统畸形,如肾缺如。

其临床表现为初潮后痛经、耻区坠痛、白带多、有异味或经期延长等。

2. 超声表现

(1)横切面显示 2 个完全分离的子宫体回声,两侧子宫对称或大小不一;两宫腔内均见宫腔内膜回声;一侧宫腔(斜隔侧)常伴有明显积液(即积血)。

(2)一侧(斜隔侧)子宫下方见一边界清楚的无回声区,内见稀疏至密集的点状回声,其上方可见与之相连的宫颈及宫体回声,有时可见包块与宫颈管及宫腔内积血的相连关系,该包块即为阴道内斜隔上方积血所致的囊性包块。

(3)腹部检查见一侧肾缺如,多为宫腔积血侧(斜隔侧)肾缺如。

(4)经会阴超声检查,可观察到阴道内斜隔走行及其距宫颈外口距离等。

3. 鉴别诊断

处女膜闭锁:该疾病也可表现为宫颈下方囊性包块,但阴道斜隔综合征有双子宫畸形,并伴一侧宫腔积液、一侧肾缺如。经会阴超声检查有助明确阴道内斜隔的情况。

4. 临床价值

超声检查以其准确、快捷、实时、无创等优势成为本病的首选诊断方法。超声不仅能显示子宫及宫颈的数目、形态、阴道积血情况,还能准确诊断肾缺如。

(五)三维超声在子宫发育异常中的诊断作用

二维超声,特别是经阴道二维超声可以提供子宫、宫颈、附件区域及部分阴道的清晰图像,在女性生殖道发育异常中的诊断价值是不容置疑的,但由于二维超声无法显示子宫冠状切面,在一定程度上限制了其对子宫发育异常的诊断能力。三维超声成像是对二维超声的一个很好补充。

三维超声成像的子宫冠状切面可显示整个子宫外形轮廓、宫腔内膜回声及宫腔形态,操作可重复性强,能更清晰、直观、立体地观察子宫及内膜的空间位置关系,较准确地对子宫先天性发育异常进行分类及鉴别诊断。国内外文献报道,三维超声对子宫发育异常诊断的敏感性和特异性均较高(92%~100%),能为临床治疗和手术提供更为准确的信息。特别是对纵隔子宫、双角子宫、弓形子宫等在二维超声检查上不易鉴别的子宫发育异常,三维超声有较强的诊断与鉴别诊断能力,是目前诊断子宫发育异常的最佳影像检查方法之一,值得推广应用。

二、子宫肌层病变

（一）子宫肌瘤

1. 病理与临床

子宫肌瘤是女性生殖器官中最常见的良性肿瘤，育龄女性中发生率高达20%～25%。子宫肌瘤发生原因尚不明确，多数学者认为与长期和过度雌激素刺激有关。

根据子宫肌瘤与子宫肌壁的关系可将子宫肌瘤分为三类。①肌壁间肌瘤：最多见，肿瘤位于子宫肌层内，周围有正常肌层受压形成的假包膜包绕。②浆膜下肌瘤：肌壁间肌瘤向子宫表面方向发展，大部分突出于子宫表面，肌瘤表面仅覆盖一层浆膜；当肌瘤向外生长为仅有一蒂与子宫相连时，称为带蒂浆膜下肌瘤。③黏膜下肌瘤：靠近宫腔的肌壁间肌瘤向宫腔方向生长，使肌瘤大部分或完全突向宫腔内，肌瘤表面覆以子宫内膜。

肌瘤大小不一，大者可达10 cm以上，使子宫明显增大、变形；小者仅黄豆大小，不改变子宫形态。数目上，子宫肌瘤常多发，甚至可多达几十上百个。

病理上，子宫肌瘤为实性肿瘤，质地较子宫硬，表面并无包膜，但有肌瘤压迫周围肌纤维所形成的假包膜；肌瘤供血主要来自假包膜；肌瘤切面可见瘤内平滑肌组织排列致密，呈旋涡样或编织样结构。

其临床症状与肌瘤生长部位、大小、数目及并发症相关。①小的肌瘤多无症状，由超声检查发现。②经量增多、经期延长是子宫肌瘤最常见的症状，最易发生黏膜下肌瘤和肌壁间肌瘤。③腹部包块多见于较大的浆膜下肌瘤或肌壁间肌瘤。④肌瘤恶性变时，表现为短期内迅速增大，伴有阴道不规则出血。若绝经期后肌瘤不缩小，反而继续增大，尤应警惕。

妊娠期子宫肌瘤：妊娠期子宫血供丰富，肌瘤组织充血、水肿、肌细胞肥大。因此，妊娠时常见肌瘤增大（少部分肌瘤妊娠期可无明显变化）；肌瘤变性也常见于妊娠合并的肌瘤，妊娠期特别要注意肌瘤的红色样变性，这是一种特殊类型的肌瘤坏死，可能由于子宫肌瘤增长较快，瘤体内的血供受阻，引起肌瘤充血、水肿，进而缺血、坏死，坏死区域的血红蛋白至血管壁渗透到瘤组织内而产生红色，故称红色样变性。其多发生在6 cm以上的妊娠期肌瘤，患者可有发热、腹痛并伴有呕吐现象，局部明显压痛及白细胞增多。此外研究发现，早孕期肌瘤会增加流产风险。

2. 超声表现

（1）声像图特点：①子宫肌瘤以低回声为主，回声可不均匀，有时可见肌瘤特有的螺旋样回声排列；部分肌瘤后方回声有衰减或伴声影，使瘤体后边界显示欠清；肌瘤较大发生坏死、囊性变时，出现明显回声不均区域或无回声区。②肌瘤伴钙化时，于肌瘤内见灶状、团块状、半环状或环状强回声区，后方伴声影，有时整个肌瘤呈中强回声，这是弥漫性钙化的表现。肌瘤钙化更多见于绝经后。③肌壁间的小肌瘤并不引起子宫形态与大小的明显变化；较大肌壁间肌瘤使子宫体积增大，宫腔线可因肌瘤受压、变形、移位；较大肌瘤及多发肌瘤常向子宫表面突出，使子宫形态失常，表面凹凸不平。

（2）CDFI 表现：肌瘤病灶周边的假包膜区域常可见半环状、环状或条状血流；肌瘤内部的彩色血流信号多分布在病灶周边区域，表现为病灶周边区域内条状或星点状分布的血流信号。

（3）黏膜下肌瘤的超声特点：宫腔内见低回声或中等回声区，使宫腔内膜回声受压移位；完全突向宫腔内的黏膜下肌瘤表现为宫腔内实性低回声病灶，内膜回声则包绕在病灶周围。最好用经阴道超声观察，以鉴别黏膜下肌瘤与内膜息肉等。宫腔生理盐水造影对鉴别黏膜下肌瘤与内膜息肉很有帮助，并可以确定肌瘤的准确位置及肌瘤向宫腔内突出的百分比，为临床选择宫腔镜下切除或其他手术方式提供较大帮助。

（4）浆膜下肌瘤的超声特点：向子宫表面明显突出的低回声区，边界清、形态规则；或完全位于子宫外但有蒂与子宫相连的低回声包块，多数情况下可通过经腹或 TVUS 的仔细观察找到肌瘤与子宫相连的蒂部，且 CDFI 下可发现肌瘤的血供来自子宫。

（5）妊娠期肌瘤红色样变性：超声表现以低回声为主，间以不规则的无回声区，形成混合回声区，呈现出囊实性包块的特点。

（6）绝经后肌瘤：多数肌瘤在绝经后趋于稳定或缩小，但较常见钙化。这种钙化多由于肌瘤营养缺乏所致，钙化有时仅表现为肌瘤回声弥漫性增强，并无声影。此外，激素替代治疗的绝经后女性，其肌瘤可能增大。绝经后患者肌瘤快速增大，应警惕肌瘤恶变或子宫肉瘤的可能性。

3. 鉴别诊断

（1）子宫腺肌瘤：子宫肌瘤与子宫腺肌瘤的鉴别，不论临床还是超声上都比较困难，需仔细判断。①包膜回声。子宫肌瘤有假包膜，边界较清楚，占位效应较明显；而腺肌瘤无包膜，无明显占位效应，病灶与周围肌层分界不清。②部位、数目和大小。子宫肌瘤可发生于子宫各部位，多发，数目不等，大小不一，小者仅数毫米，大者可达 10 cm 以上；而腺肌瘤多发生于子宫后壁，以单发为主，大小在 4 cm 左右。③内部回声。肌瘤多见低回声、等回声，多数回声较均匀，可伴钙化；而腺肌瘤多见稍强回声，内部回声明显不均，见条索状或短线状强回声，有时可见小囊性区域，不伴钙化。④子宫形态。肌瘤因部位及数目不同，常致子宫表面形态不规则或凹凸不平，腺肌瘤多数不突出于子宫表面或仅轻度突出。⑤ CDFI。肌瘤周边可见环绕或部分环绕的血流信号，而腺肌瘤并非真正的肿瘤，周边血供不丰富，内部血供稍丰富，有时可见正常血管穿行。值得注意的是，约有半数子宫腺肌病患者同时合并子宫肌瘤，两种疾病常同时存在，这增加了鉴别诊断的难度。

（2）卵巢肿瘤：带蒂浆膜下肌瘤完全向外生长，可能误诊为卵巢实性肿瘤，特别是肌瘤内部发生缺血、变性坏死、钙化等改变时，其声像图表现呈现多样化，更易误诊为卵巢肿瘤。其鉴别要点是肿块与子宫的关系，如能找到浆膜下肌瘤与子宫相连的蒂，则可明确诊断。TVUS 对蒂的观察优于经腹超声，仔细观察肿物内血流情况及血供的来源，尽量寻找蒂部血流，有助二者的鉴别；但 TVUS 观察范围有限，必须结合经腹超声以避免漏诊远离子宫的带蒂浆膜下肌瘤。当然，同侧正常卵巢结构也是鉴别诊断的要点。

（3）内膜息肉：黏膜下肌瘤需与内膜息肉鉴别。黏膜下肌瘤多为低回声区，内膜受压移位；而内膜息肉回声多为中强回声，若在月经周期的增生期内观察，内膜息肉的中强回声周边有低回声的增生期内膜包绕，易于鉴别；此外，CDFI 也有助二者的鉴别，息肉常见滋养血管自蒂部伸入病灶中央，而黏膜下肌瘤则以周边血流为主。

（4）子宫畸形：双角子宫或残角子宫有时可能误诊为子宫肌瘤。其鉴别要点是双角子宫或残角子宫回声与子宫肌层回声一致，且可见宫腔内膜回声，而子宫肌瘤的回声较正常子宫肌层回声低，且无宫腔内回声。

4. 临床价值及注意事项

超声检查是子宫肌瘤诊断与随诊的最佳影像检查。准确、详细的超声报告对临床制定手术方案有很大帮助。超声诊断子宫肌瘤时，尚需注意以下几点。

（1）子宫肌瘤的超声报告应尽量详细描述肌瘤大小、位置、数目及血流情况等。近子宫表面的小肌瘤仅使子宫轮廓轻度变形，应注意观察避免漏诊；CDFI 评价肌瘤血流对临床决策有一定帮助。

（2）浆膜下肌瘤的蒂部通常有丰富血流信号，由子宫进入肿块内，应仔细寻找肿块与子宫连接部有无蒂，并不断改变声束与扫查角度。若能显示一支或数支血流由子宫穿入肿块内，即可判断其为浆膜下肌瘤。

（3）对小肌瘤的识别，对浆膜下、黏膜下及变性肌瘤等较复杂情况的观察及寻找肌瘤的蒂与血供来源等，TVUS 都明显优于经腹部超声；但对巨大肌瘤、多发较大肌瘤，需经腹超声才能更全面观察。

（二）子宫腺肌病

1. 病理与临床

正常情况下，子宫内膜覆盖于子宫体腔面，如因某些原因，使子宫内膜在子宫内膜区域以外的其他部位生长，即称为子宫内膜异位症。根据其发生的部位不同，可分为腹膜子宫内膜异位症、卵巢子宫内膜异位症及子宫腺肌瘤。

子宫肌腺症是指子宫内膜组织（包括腺体和基质组织）弥漫性或局灶性侵入子宫肌层内形成的一种病症，是子宫内膜异位最常见的形式之一。这种异位的子宫内膜随雌激素水平变化产生周期性少量出血，形成弥漫性分布的局部微小囊腔。如入侵的子宫内膜仅局限于子宫肌层的某一处，形成局灶性的内膜异位病灶，称为子宫腺肌瘤。近年来，子宫肌腺症的发病率呈不断上升趋势，已成为妇科常见病、多发病；特别是由于其与不育密切相关，正日益受到临床重视。

病理上，子宫均匀性增大、质硬，但很少超过孕 12 周大小。一般为弥漫性生长，即弥漫型子宫腺肌病，多累及后壁；剖面上，子宫肌壁明显增厚且硬，肌层组织内见增粗的肌纤维和微小囊腔，腔内可含有陈旧性积血。子宫腺肌瘤则表现为局灶性病灶，与子宫肌瘤易自肌层内剥出的特点相反，子宫腺肌病很难将腺肌瘤自肌层内剥出。

子宫腺肌病镜下表现为子宫肌层内异位内膜小岛，内膜小岛由典型的子宫内膜腺体与间质组成，伴有周围纤维组织增生。

子宫肌腺症多见于30～45岁的女性，主要临床症状包括进行性痛经、月经量增多、经期延长及不育。妇科检查时发现，子宫均匀性增大，质地较硬，有时有压痛。子宫腺肌瘤的局部结节触诊也较硬。

2. 超声表现

（1）弥漫型子宫腺肌病：①子宫呈球形弥漫性增大；前后壁肌层常呈不对称性增厚，多为后壁增厚更明显，或仅表现为后壁或前壁的明显增厚。②受累肌层回声增强、明显不均，见紊乱的点状或条索状强回声，间以蜂窝状小低回声区，有时也可见散在的小无回声区，仅数毫米。③后方常伴有放射状或栅栏状细条淡声影。

（2）子宫腺肌瘤：子宫肌层内局灶性不均质中等回声区，边界不清，回声结构特点与弥漫性子宫腺肌病相似，病灶处子宫可有局限性隆起。

（3）子宫腺肌病常合并卵巢内异症：受累卵巢有内膜异位囊肿的相应表现。

3. 鉴别诊断

（1）弥漫性子宫腺肌病与子宫多发肌瘤：子宫肌瘤表现为子宫内多个大小不等的低回声结节，与子宫肌层分界较清，且子宫增大伴形态轮廓改变，见多个突起；而子宫腺肌病时，子宫呈弥漫性增大、饱满，外形轮廓规则，肌层呈弥漫性不均质回声。根据这些超声特点，不难鉴别弥漫性子宫腺肌病与子宫肌瘤。

（2）子宫腺肌瘤与子宫肌瘤：对育龄女性、有进行性痛经、病灶边界欠清、内部回声明显不均或见小囊者，应首先考虑子宫腺肌瘤。

4. 临床价值及注意事项

（1）根据声像图表现，结合临床病史、症状、体征及妇科检查，超声可对大多数子宫腺肌病作出判断；特别是有典型声像图表现的弥漫性子宫腺肌病，超声完全可以作出较明确的诊断。因此，超声在子宫腺肌病的诊断中正发挥着越来越重要的作用。

（2）TVUS能清楚观察子宫内部回声结构，有利于发现微小的囊性病灶，且CDFI观察也优于经腹超声，诊断困难时应进行TVUS检查，尤其是对过度肥胖、术后盆腔脏器粘连所致的解剖结构不清或肠胀气等患者，应采用此检查方法。

（3）部分子宫腺肌病患者同时合并子宫肌瘤，给诊断带来困难，应仔细观察子宫形态、回声及CDFI表现，并结合临床资料综合判断。

（4）误、漏诊原因包括：①对子宫腺肌病超声特征认识的不足；②仅采用经腹超声检查，加上受肠气、肥胖等因素干扰，导致漏、误诊；③满足单一的诊断，但对腺肌症与子宫肌瘤同时存在的情况缺乏足够了解；④对局灶性腺肌瘤的声像图特征观察不充分，未能仔细辨认其边界及内部回声。应进行全面、仔细、多方位的扫查，并结合临床情况，综合判断，以减少漏诊和误诊。

（三）子宫肉瘤

1. 病理与临床

子宫肉瘤是起源于子宫平滑肌组织或子宫肌层内结缔组织的子宫恶性肿瘤，多发生于40～60岁绝经期前后的女性。

子宫肉瘤组织学成分复杂，包括子宫平滑肌、内膜间质、结缔组织、上皮或非上皮等成分；分类繁多，且分类仍未统一。有学者按发生部位，将其分为子宫平滑肌肉瘤、子宫内膜间质肉瘤、淋巴肉瘤等；按组织来源，将其分为间质来源及上皮与间质混合来源两类，间质来源包括子宫平滑肌肉瘤及内膜间质肉瘤，上皮与间质混合来源常见有恶性中胚叶混合瘤（又称为恶性苗勒管混合瘤，即子宫癌肉瘤）。

大体病理上，肿瘤体积较大，多位于肌壁间，可有较清楚的假包膜，或呈弥漫性生长，与肌层分界完全不清；其切面呈鱼肉样，肌瘤典型的螺旋样或编织样结构消失；瘤内常见出血、坏死。

阴道不规则出血为其最常见临床症状，表现为月经不规律或绝经后阴道出血；下腹疼痛也是较常见的症状，这是由于肿瘤增大迅速或瘤内出血、坏死或肿瘤穿透子宫壁所致；耻区常可扪及腹部包块；其他症状包括压迫症状，如尿频、尿急或尿潴留、大便困难、下肢水肿等。

子宫肉瘤虽罕见，但恶性程度高，较早发生血行转移及复发率高，预后差。

2. 超声表现

（1）二维超声表现：①典型表现为子宫内形态不规则（或呈分叶状）、边界不清、回声不均的混合回声包块，内部回声为不规则无回声、低回声或中强回声间隔分布，有时呈蜂窝样或网格样表现；②病灶以单发多见，少数表现为多发病灶；③病灶质地较软，探头加压可见变形；④子宫正常肌层变薄或受侵犯。

（2）CDFI：典型表现为内部及周边较丰富的血流信号，不规则且方向紊乱（杂乱彩色血流）；可探及高速低阻型动脉频谱。

3. 鉴别诊断

（1）子宫肌瘤：①子宫肌瘤形态规则，呈圆或椭圆形，而子宫肉瘤形态不规则；②子宫肌瘤以实性为主，见旋涡样回声结构，而子宫肉瘤多以囊实性包块为主，呈蜂窝样；③肌瘤边界清晰，肉瘤边界模糊；④肌瘤的CDFI呈周边分布，边缘或可见环状或半环状血流，而肉瘤内部可见丰富血流，且多见杂色血流。

（2）子宫内膜癌：子宫内膜间质肉瘤可表现为位于黏膜下的病灶，需与子宫内膜癌进行鉴别。内膜癌多呈宫腔内不均匀中强回声，病灶内很少见无回声区。而黏膜下子宫内膜间质肉瘤一般多呈息肉状或实性肿物，回声不均匀，常见病变坏死而液化形成的无回声区。但文献报道，约半数分化较好的内膜间质肉瘤可以局限于内膜层，呈内膜不均匀增厚，超声上很难与Ⅰ、Ⅱ期内膜癌鉴别，诊断性刮宫有助明确诊断。

4. 临床价值

影像学检查仍是子宫肉瘤主要的术前诊断方法，超声为首选检查方法。根据超声表现及其他影像学检查结果，结合临床症状、体征及诊断性刮宫，可在术前对一部分病例作出诊断。

三、子宫内膜病变

（一）子宫内膜息肉

1. 病理与临床

子宫内膜息肉是妇科常见疾病，其形成可能与炎症、雌激素水平过高相关。

大体病理上，息肉可单发或多发，呈卵圆形或舌形向宫腔内突起；病灶小者仅1～2 mm，一般体积多在1 cm以下，最大者可达5 cm，充满整个宫腔；息肉质地柔软，表面光滑，呈粉红色；有蒂，蒂粗细、长短不一；蒂较长时，息肉可突向宫颈管或阴道内；息肉表面可有出血坏死，亦可合并感染。子宫内膜息肉由子宫内膜腺体及间质组成，表面被覆一层立方上皮或低柱状上皮；息肉中央部分形成纤维性纵轴，内含血管。

临床上，本病可发生于青春期后任何年龄，常见于35～50岁女性。较小息肉常无临床症状。较大者或多发者常见症状为：①月经改变，如月经过多、经期延长、月经淋漓不尽等；②阴道不规则出血，如经期出血或血性白带；③绝经后阴道出血；④息肉突入宫颈管或阴道内时，易发生坏死、感染等，引起不规则出血及脓性分泌物。

2. 超声表现

（1）二维超声表现：①典型单发内膜息肉表现为宫腔内中强回声或中等回声区，与肌层分界清楚，呈卵圆形或舌形，回声常不均；②宫腔内膜线局部变形或消失；③增生期内膜呈低回声时观察可见，息肉的中等回声与正常内膜的低回声分界清楚；④多发内膜息肉则更多表现为子宫内膜回声增厚、不均，见多个中强回声区，与正常内膜分界欠清；⑤合并宫腔积液时，形成自然的宫腔造影表现，内膜息肉显示清晰。

（2）超声检查时机：由于增生晚期与分泌期子宫内膜明显增生，声像图上表现为中强回声，与息肉回声相近，超声上难以清楚显示内膜息肉；增生早期子宫内膜较薄且呈低回声，与内膜息肉回声差别较大，此时检查，内膜息肉易被超声检出。因此，超声检查较合适的时间是月经干净后第1～7天。

（3）少数息肉病灶内可见多个小无回声区，这是腺体扩张囊性变的表现，常见于绝经后女性的内膜息肉中。

（4）CDFI：典型表现为自息肉蒂部伸入息肉中央区的短条状彩色血流信号。

3. 鉴别诊断

内膜息肉需与黏膜下肌瘤、内膜增生、内膜癌等子宫内膜病变鉴别。

（1）黏膜下子宫肌瘤：①黏膜下子宫肌瘤多呈圆形，而息肉以椭圆形多见；②肌瘤多以低回声为主，有较明显球体感，后方可伴衰减，而息肉呈中等或中强回声，不伴衰减；③肌瘤致内膜基底层变形或中断，而息肉则表现为内膜基底层完整无变形。生理盐水宫腔超声造影有助明确诊断。

（2）子宫内膜增生：多表现为内膜均匀性增厚，宫腔线居中，不难与息肉鉴别。但当内膜增生表现为内膜不均匀性增厚时，则较难与多发小息肉鉴别。内膜囊性增生也难以与内膜息肉的囊性变区分。

（3）子宫内膜癌：内膜癌的内膜回声明显不均，与肌层分界不清。CDFI可见内膜癌病灶内及受浸润肌层处有丰富的彩色血流信号，但息肉体积较大且形态不规则、回声不均匀时，难以与内膜癌鉴别。

4. 临床价值

超声检查是子宫内膜息肉的首选影像检查方法，经阴道超声观察内膜更清晰，对于具有典型超声表现的息肉病灶，经阴道超声多可明确诊断。生理盐水宫腔超声造影对子宫内膜病变鉴别诊断有很大价值，有助鉴别内膜息肉、黏膜下肌瘤、内膜增生及内膜癌。当然，确诊仍需宫腔镜检查和刮宫病理检查。

（二）子宫内膜增生症

1. 病理与临床

子宫内膜增生是指发生在子宫内膜的一组增生性病变，是由于内源性或外源性雌激素增高引起的子宫内膜腺体或间质增生；其具有一定的癌变倾向，子宫内膜增生、不典型增生和子宫内膜癌，无论是形态学还是生物学上都呈一连续演变的过程。但研究表明，绝大多数子宫内膜增生是一种可逆性病变或保持长期良性状态的疾病，仅少数发展为癌。

病因学上，内源性雌激素刺激包括：①不排卵情况多见于青春期、围绝经期或内分泌失调、多囊卵巢综合征等疾病，卵巢不排卵时，子宫内膜持续性受到雌激素作用，无孕激素拮抗；②肥胖；③内分泌功能性肿瘤。外源性雌激素刺激包括：①雌激素替代疗法，若替代疗法仅用雌激素则会刺激内膜增生，需同时联合应用孕激素以避免内膜增生；②三苯氧胺等抗雌激素作用的药物应用，在雌激素低的条件下，三苯氧胺又有微弱的类似雌激素作用。

大体病理上，一般可见子宫内膜普遍增厚，可达0.5～1cm（指内膜实际厚度，而超声测量的对象为双层内膜厚度），表面光滑，柔软。

组织学上，一般将子宫内膜增生分类为单纯增生、囊性增生、腺瘤样增生及不典型增生。按病变程度不同，不典型增生又可分为轻、中、重三度。有时，重度不典型增生与内膜高分化腺癌较难鉴别。

子宫内膜增生可发生于任何年龄段，青春期、生殖期、围绝经期或绝经期，其中岁数较大者更为多见。而子宫内膜不典型增生主要发生在生育年龄段女性。月经异常是本病突出症状之一，以不规则出血为最常见，一般为无排卵性功血；因内分泌失调造成长期不排卵使此类患者生育力低、不育。

2. 超声表现

（1）子宫内膜增厚：生育年龄段女性内膜厚度 > 15 mm；绝经后，女性的内膜厚度 ≥ 5 mm。内膜增厚常为弥漫性，也可为局灶或不对称性增厚。

（2）内膜回声：内膜呈均匀强回声，宫腔线清晰、居中；有时，回声不均匀，见小囊性区域，为囊状扩张的腺体，又称内膜囊性增生。

3. 鉴别诊断

（1）内膜息肉：①内膜息肉表现为宫腔内中强回声区，一个或多个，宫腔线不清或变形；内膜增厚多表现为均匀强回声，宫腔线居中。②可选择在月经干净后 1~7 天进行超声检查，此时内膜处于增生期，易于识别息肉的中强回声；但对于月经异常不规则出血的患者，有时较难鉴别内膜增生与息肉。③CDFI 上如果能见到滋养血管自蒂部伸入息肉内，可能有一定帮助。④绝经后，女性的内膜息肉较难与内膜增生鉴别。⑤宫腔生理盐水超声造影检查可鉴别内膜增生息肉并明确诊断。

（2）子宫内膜癌：多发生于绝经后女性，常有阴道不规则出血。超声检查见局部或弥漫性宫腔内不均匀性中强回声区；但早期内膜癌仅可表现为内膜不均匀性增厚，与单纯内膜增生难以鉴别；诊断性刮宫是明确诊断的最佳检查方法，绝经后阴道出血女性内膜厚度 ≥ 5 mm 时，应进行诊断性刮宫以避免内膜癌漏诊。

4. 临床价值

超声检查是子宫内膜增生首选的影像检查方法。经阴道超声能够更好地观察内膜病变，特别是绝经后女性应采用经阴道超声检查。宫腔生理盐水造影在进一步评价内膜病变方面价值较大，有助鉴别局灶性病变和弥漫性异常。

但超声检查难以鉴别内膜增生与早期内膜癌、增生与小息肉等，均需通过诊断性刮宫及病理检查来明确诊断。

（三）子宫内膜癌

1. 病理与临床

子宫内膜癌又称为子宫体癌，是女性生殖器官最常见的恶性肿瘤之一，仅次于子宫颈癌，占女性生殖道恶性肿瘤的 20%~30%。过去 20 年中，子宫内膜癌的发病率呈明显上升趋势。其发病率升高与内外环境因素均可能有关。

内膜癌的发生和雌激素有密切关系，雌激素长时期持续刺激，引起子宫内膜的过度增生、不典型增生，进而发生内膜癌。

子宫内膜癌的危险因素包括肥胖、糖尿病、高血压。这三者可能与高脂饮食有关，而高脂饮食与子宫内膜癌有直接关系。其他危险因素包括多囊卵巢综合征；月经失调；分泌雌激素的卵巢肿瘤，如颗粒细胞瘤、卵泡膜细胞瘤等；外源性雌激素。

大体病理上，子宫内膜癌表现为癌组织局灶性或弥漫性侵犯子宫内膜组织。局灶性病变多位于子宫底部和宫角，后壁较前壁多见。早期局部病灶表现为内膜表面粗糙，无明确肿物表现；当肿块向宫腔内生长时，形成突向宫腔的菜花状或息肉状肿块。

内膜癌虽可发生于任何年龄，但年龄在55岁左右。其主要表现为阴道不规则出血或绝经后出血。由于50%~70%患者发病于绝经之后，因此，绝经后出血是最常见的症状；未绝经者，则表现为不规则出血或经量增多、经期延长等。其他症状还包括阴道异常分泌物等。

2．超声表现

（1）子宫内膜增厚：绝经后，女性未用激素替代疗法，若子宫内膜厚度≥5 mm，视为内膜增厚。子宫内膜癌的早期病灶仅表现为内膜轻度增厚，且回声尚均匀，难与内膜增生鉴别，需诊断性刮宫。若内膜厚度＜5 mm，内膜癌的可能性小。

（2）病灶回声特性：子宫内膜癌病灶局灶性或弥漫性累及宫腔，回声表现为局灶性或弥漫性不均匀中强回声或低回声；中央出现坏死出血时，可呈低回声或无回声区。内膜癌病灶形态通常不规则。病灶较大时，子宫肌层受压变薄。

（3）病灶边界：内膜癌病灶可以有清楚的边界。但当肿瘤浸润肌层时，病灶与肌层分界不清，局部受累肌层呈低而不均匀回声，与周围正常肌层界限不清。

（4）当病灶位于宫颈内口附近，或累及宫颈，或癌肿脱入宫颈管引起阻塞时，可出现宫腔积液。

（5）CDFI病灶内可见较丰富点状或短条状血流信号，有肌层浸润时，受累肌层局部血流信号也可增加。

3．鉴别诊断

（1）内膜增生：①内膜增生时，内膜多呈较均匀性增厚，而内膜癌回声则不均匀、不规则；②内膜增生时，增厚内膜与肌层分界清；而内膜癌累及肌层时，分界不清；③内膜癌病灶及受浸润的肌层内有较丰富的血流信号，对鉴别诊断也有较大帮助。当然，早期子宫内膜癌与内膜增生在超声上是较难鉴别的。

（2）晚期子宫内膜癌偶尔需与多发性子宫肌瘤鉴别。多发性子宫肌瘤结节周边可见假包膜，子宫内膜回声正常，而晚期内膜癌内膜增厚明显，与肌层分界不清。

内膜癌的超声诊断与鉴别诊断应密切结合临床病史，对有不规则阴道出血的中老年女性，尤其是绝经后女性，超声发现内膜增厚、回声异常时，应高度警惕子宫内膜癌的可能性。

4．临床价值

经阴道超声是目前评价子宫内膜癌最好的检查途径，绝经后女性尤其强调采用经阴道超声评价内膜癌。尽管如此，早期子宫内膜癌与内膜增生及息肉的鉴别仍比较困难，必须进行诊断性刮宫才能明确诊断。因此，诊刮仍是目前临床获得内膜癌病理诊断及制定治疗方案的必要手段。

四、子宫颈癌

1. 病理与临床

子宫颈癌是最常见的妇科恶性肿瘤之一,发病率有明显的地域差异,在发展中国家其发病率仍居女性恶性肿瘤第一位,而在欧美等发达国家中其发病率远低于乳腺癌。

早婚、性生活过早、性生活紊乱、多产等是宫颈癌的高危因素,也与患者经济状况、种族及环境等因素有一定关系。近年研究发现,人乳头瘤病毒(HPV)感染与宫颈癌发病有密切关系,HPV感染也是宫颈癌的主要危险因素。

病理学上,宫颈上皮内瘤变(CIN)是一组与宫颈浸润癌密切相关的癌前病变的统称,包括宫颈不典型增生及宫颈原位癌,这反映了宫颈癌发生中连续发展的过程,即宫颈不典型增生(轻→中→重)→原位癌→早期浸润癌→浸润癌的一系列病理变化。

宫颈癌多发部位在宫颈管单层柱状上皮与宫颈外口鳞状上皮间的移行区域。宫颈浸润癌中,约90%为鳞状细胞癌,约5%为腺癌,其余5%为混合癌。

大体病理上,宫颈浸润癌可分为四种类型:外生型、内生型、溃疡型及宫颈管型。前三种类型常向阴道内生长,阴道窥器检查时容易观察到病灶;后一种类型病灶常发生于宫颈管内,多为腺癌,可向上累及宫体。

临床表现上,宫颈癌早期常无症状。宫颈浸润癌的主要症状包括:①接触性出血;②阴道排液,早期为稀薄水样液,晚期合并感染时可见脓性恶臭白带;③肿瘤侵犯周围器官时,可出现尿道刺激症状、大便异常、肾盂积水等。妇科检查时,可见宫颈肥大、质硬及宫颈口处肿物。

子宫颈细胞学检查,特别是薄层液基细胞学(TCT)是早期宫颈癌诊断的必要手段。

子宫颈癌的分期如下。

0期:即原位癌(CIS),肿瘤仅局限于宫颈上皮内。

Ⅰ期:病变局限于子宫颈部位。依肿瘤侵犯程度分Ⅰa与Ⅰb两期。

Ⅱ期:病变超出宫颈,但未达盆壁。阴道浸润未达阴道下1/3。

Ⅲ期:病变浸润达盆壁,阴道浸润达阴道下1/3。

Ⅳ期:病变浸润已超出真骨盆,或已浸润膀胱、直肠(Ⅳa),甚至发生远处转移(Ⅳb)。

2. 超声表现

首先需指出,声像图上并不能显示宫颈不典型增生与宫颈原位癌,而且宫颈浸润癌早期因病灶较小,宫颈大小、形态、宫颈管梭形结构等仍可无异常表现;随着肿瘤增大,宫颈形态学改变较明显时,超声检查特别是经阴道超声检查有助宫颈浸润癌及病变范围与宫旁浸润情况的判断。宫颈浸润癌的超声表现包括以下几点。

(1)宫颈增大,宫颈管回声线中断。

（2）宫颈区域可见实性肿物，外生型肿瘤表现为宫颈外口处呈不均质低回声的实性肿物；内生型肿瘤则表现为宫颈肌层内不规则低回声区，与周围组织分界不清，有时可见蟹足状表现；宫颈腺癌可见宫颈管回声弥漫性增强（较宫颈肌层回声强），呈实体性结构。

（3）侵犯周围组织的表现：宫颈癌侵犯阴道时，阴道与宫颈分界不清，阴道缩短；侵犯宫体时，子宫下段内膜和肌层与宫颈界限不清；侵犯膀胱时，可致膀胱后壁回声连续性中断或可见肿物向膀胱内突起，与宫颈分界不清；肿物压迫输尿管时，可致肾输尿管积水；宫旁转移时，表现为子宫颈两侧混合回声包块。

需要注意的是，对向阴道内生长的宫颈浸润癌，经阴道超声检查可能出现接触性出血，应注意尽量小心操作、动作轻柔，避免接触性出血，特别是较多量的出血。

（4）CDFI：宫颈肿块内见丰富血流信号，呈散在点、条状或不规则状；可见低阻型动脉频谱，$RI < 0.40$。

3. 鉴别诊断

目前，临床有很好的辅助检查手段来诊断子宫颈癌，即子宫颈细胞学检查（TCT）。因此，宫颈癌的诊断并不困难。超声上，需要与宫颈浸润癌鉴别的主要是宫颈炎性改变，如慢性宫颈炎、宫颈肥大等，慢性宫颈炎可表现为宫颈增大、变硬，但无肿物的局灶性表现，可助鉴别。慢性宫颈炎与早期宫颈癌的鉴别仍主要依靠宫颈细胞学检查。

4. 临床价值

（1）超声检查尤其是经阴道超声检查对了解宫颈癌病灶的浸润范围及盆腔内转移情况有很大临床价值，如了解宫腔内、膀胱、直肠受侵及宫旁受侵等情况，为临床分期及治疗提供帮助。

（2）对宫颈管型宫颈癌，经阴道超声结合彩色多普勒超声检查（CDFI）可对宫颈管病变作出较早期诊断，有较大的临床价值。

（3）宫颈癌放射治疗（放疗）期间，超声随诊观察、评价宫颈癌病灶大小的变化、血流改变等有很大临床价值。

CT、磁共振（MRI）及正子放射断层摄影（PET）检查对了解子宫颈癌周围脏器浸润情况也有帮助。

（刘　冰）

第二节　卵巢疾病

一、卵巢瘤样病变

卵巢瘤样病变是指一组病因、病理、临床表现各异的疾病，多发生于生育年龄段女性。

根据世界卫生组织（WHO）的分类，卵巢瘤样病变主要包括滤泡囊肿、黄体囊肿、卵巢子宫内膜异位囊肿、卵巢冠囊肿、卵巢黄素囊肿、多囊卵巢综合征等。

（一）滤泡囊肿

1. 病理与临床

滤泡囊肿是由于卵泡不破裂，滤泡液聚集所形成的卵巢单纯性囊肿，是最常见的卵巢生理性囊肿。正常生理情况下，卵泡发育为成熟卵泡并排卵，若卵泡不破裂排卵，致卵泡液积聚则形成囊状卵泡，当其直径＞2.5 cm时，即称为滤泡囊肿。滤泡囊肿多发生于单侧且单发，表面光滑，向卵巢表面局部隆起，囊壁薄而光滑，内含清亮液体。滤泡囊肿直径多＜5 cm，少数达7～8 cm，甚至10 cm以上。

患者一般无自觉症状，由妇检或超声检查偶尔发现。囊肿4～6周可自然吸收、消失。个别患者由于持续性卵泡分泌雌激素，可引起子宫内膜增生及功能性子宫出血，偶可见滤泡囊肿破裂或扭转所致急腹症。

2. 超声表现

（1）滤泡囊肿声像图表现呈典型单纯性囊肿的特点：于一侧卵巢上可见无回声区，边界清楚、光滑、壁薄、后方回声增强，多数直径＜5 cm，但少数较大，甚至＞10 cm。

（2）生育年龄女性常见生理性囊肿，尤其是年轻女性。多数在1～2个月经周期消失（最多4～5个月经周期），因此，随诊观察囊肿变化非常重要。常间隔6周复查，观察到囊肿缩小以至消失，可明确诊断。

（3）CDFI：内部无血流信号。

3. 鉴别诊断

（1）卵巢巧克力囊肿（巧囊）：经阴道超声检查时，巧囊内常见密集点状回声，且巧囊不会在数月内自行消失。因此，随诊观察可资鉴别。

（2）卵巢冠囊肿：也具有单纯性囊肿的特点，但其不是生理性囊肿，不会自行消失。

（3）黄素囊肿：发生在妊娠期，或滋养细胞肿瘤时及辅助生殖促排卵治疗时。

4. 临床价值

超声不仅是卵巢滤泡囊肿的首选检查方法，也是随诊的最好方式。多数患者可通过超声及超声随诊得到准确诊断，从而避免进行其他不必要的影像检查。

（二）黄体囊肿

1. 病理与临床

黄体囊肿也属生理性囊肿，是由于黄体吸收失败或黄体出血所致，较滤泡囊肿少见，也多单侧发生。正常或妊娠期黄体直径＜2 cm，若黄体直径达2～3 cm，称囊状黄体；若直径＞3 cm时，则称黄体囊肿；囊肿直径很少＞5 cm，偶可达10 cm。黄体囊肿常伴有出血，因此，黄体腔内多为褐色液体或凝血块。多数在1～2个月经周期自行消失。

临床上，黄体囊肿多发生于生育年龄段女性，一般无明显自觉症状，患者可能诉月经延迟，常在行妇检或超声检查时发现囊肿。

卵巢黄体或黄体囊肿破裂的原因：可由于性交、排便、腹部受撞击等外力引起，也可自发性破裂。黄体囊肿位于卵巢表面，张力大、质脆而缺乏弹性、内含丰富血管。因此，发生破裂时，极易出血，血液积聚于盆腹腔，刺激腹膜引起腹痛，这是为什么黄体囊肿破裂易致急腹症，而成熟卵泡排卵并不引起急腹症的原因。应该充分认识到卵巢黄体或黄体囊肿破裂是妇产科较常见的急腹症之一，以避免不必要的漏诊、误诊。其临床症状主要表现为月经中后期腹痛，疼痛程度不一，出血多者可伴休克。一般无阴道出血。文献报道，多数黄体破裂发生于黄体囊肿。

2. 超声表现

（1）黄体囊肿超声表现变化较大，取决于囊内出血量多少及出血时间长短。无出血的黄体囊肿声像图表现与滤泡囊肿相似；出血性黄体囊肿囊壁稍厚，囊内见网状中强回声及散在点状回声；或可见血凝块的团块状中等回声等各种血液不同时期的表现。于月经周期的不同时期（如2周后或6周后）随诊可明确诊断，随诊观察可见囊内回声改变，囊肿缩小以至消失。

（2）CDFI：囊壁可见环状血流信号，频谱呈低阻型；囊内无血流信号。

（3）黄体囊肿破裂时，早期可仍为黄体囊肿的回声表现，TVUS可见卵巢包膜不完整；随之出现卵巢囊性或混合性包块，包块边界不清；或表现为附件区一囊实性包块，内见边界不清的卵巢及黄体回声。其临床表现为急腹症，易误诊为宫外孕破裂。

3. 鉴别诊断

（1）卵巢肿瘤：黄体囊肿出血时呈混合回声表现，需与卵巢肿瘤鉴别。鉴别要点：黄体囊肿出血时见网状、点状及团块状回声，随诊观察时可见囊内回声变化较大，囊肿大小也呈缩小趋势，且囊内无血流信号等，均有助鉴别。

（2）黄体囊肿破裂的鉴别诊断。超声上黄体囊肿破裂应与宫外孕、急性盆腔炎、卵巢囊肿或肿瘤扭转相鉴别。①宫外孕：卵巢黄体囊肿破裂导致的腹痛通常发生于月经中后期，且往往在性生活等外力作用后发生，血绒毛膜促性腺激素（HCG）检查结果为阴性；而宫外孕一般有停经史及不规则阴道出血，血绒毛膜促性腺激素升高。经阴道超声可见宫外孕形成的附件包块与卵巢相邻但能分开，其内大多可探及低阻型血流。密切结合临床与超声表现，一般不难鉴别。②急性盆腔炎：常有发热、腹痛、白带增多、血白细胞升高等急性感染表现，盆腔内混合回声包块形态不规则，边界不清，后穹隆穿刺为非血性液体，卵巢多未见明显异常等可资鉴别。

4. 临床价值

超声检查不仅是黄体囊肿的首选检查方法，也是最好的随诊方式。多数患者可通过超声及超声随诊得到准确诊断。

（三）卵巢子宫内膜异位囊肿

1. 病理与临床

卵巢子宫内膜异位囊肿是指具有生长功能的子宫内膜组织异位到卵巢上，与子宫腔内膜一样发生周期性的增生、分泌和出血所致的囊肿。由于异位到卵巢的子宫内膜没有一个自然引流的途径，从而在局部形成一个内容物为经血的囊性包块，因其内容物似巧克力，又称巧克力囊肿，简称巧囊。卵巢子宫内膜异位是内膜异位症最常见的形式，约80％的子宫内膜异位症累及卵巢。

卵巢内异症多发生于育龄女性，以30～45岁为多见，与异位到子宫肌层的内异症（子宫腺肌病）一样，卵巢内异症的发病率近年来也呈明显上升趋势，成为妇科的常见病、多发病，也是女性不育的重要原因之一。其发生学说包括子宫内膜种植学说、体腔上皮化生学说、转移学说等，其中以种植学说最为广泛，其认为子宫内膜及间质组织细胞随经血通过输卵管逆流进入盆腔，种植到卵巢和盆腔腹膜上。

卵巢内异症囊肿可单侧发生，也常可双侧发生，大小从数毫米到十几厘米，多数大小在5～8cm，囊壁厚薄不均。

临床表现上，卵巢内膜异位症的主要症状包括慢性盆腔痛、痛经、性交痛、月经量多及不育等，其中痛经是最常见症状，病变侵及子宫直肠窝、宫骶韧带时，疼痛可放射到直肠、会阴及后腰背部；囊肿破裂则导致急腹症。一部分患者的临床症状不甚明显或没有症状，由超声检查发现病灶。

近年来，卵巢内膜异位症与不育的关系越来越密切，约有1/3不明原因的不育患者在腹腔镜检查中发现内膜异位症病灶，而在内膜异位症病例中则有半数左右合并不育。

2. 超声表现

（1）典型巧囊的超声表现为边界清楚的附件区囊性包块，包块内充满密集均匀的点状回声，这一特征性表现在经阴道超声图像上显示率高，图像更清晰。少部分巧囊经腹部及经阴道超声均显示内部为完全性无回声，且壁薄而光滑，与单纯囊肿，如滤泡囊肿难以鉴别。

（2）巧囊的囊壁常较厚，壁上有时可见点状或条状中强回声，部分巧囊肿内可见分隔；巧囊内部也常可见局灶性中等或中强回声（为血凝块的实性回声，CDFI无血流信号）。

（3）CDFI：巧囊内无血流信号，仅可在囊壁上见部分环状或条状血流信号。

（4）巧囊的大小、回声特性随月经周期可能有变化，诊断时应结合临床与声像图特征综合判断。

3. 鉴别诊断

（1）巧囊虽有较典型的超声表现，但单纯囊肿伴囊内出血、畸胎瘤、卵巢上皮性肿瘤、盆腔脓肿等均可能表现为囊肿内充满均匀点状回声，而巧囊内血凝块的实性回声也需与卵巢肿瘤的壁上结节鉴别。

巧囊与其他病变的鉴别要点。①出血性黄体囊肿：出血性囊肿内常见网状、条索状或较粗的点状低回声，不均匀，而巧囊内多为均匀细腻的点状回声。随诊观察囊肿大小与回声的变化是鉴别血性囊肿与巧囊的关键，出血性黄体囊肿多发生于月经周期的中后期，间隔2～6周复查大小与回声变化较大。②畸胎瘤：点状回声水平高于巧囊，并常伴有声影的团块状强回声，这一特征可用于鉴别。③卵巢上皮性肿瘤：卵巢壁上的实性结节，CDFI可见血流信号。④盆腔脓肿：不同时期的盆腔脓肿都可以有类似于内膜异位症囊肿的超声表现，但是二者临床表现完全不同，盆腔脓肿临床常有发热、下腹疼痛与明显压痛等急性感染的症状。

（2）巧囊有时呈类实性表现，需与卵巢实性肿瘤相鉴别，可以通过经阴道超声CDFI观察其内的血流信息；不能确诊时，进行超声造影将对诊断帮助很大，可以明确病灶内有否血供，超声造影上巧囊为内部完全无血供的囊性包块，而卵巢实性肿瘤则为内部有血供的实性肿物。

4. 临床价值

超声检查是巧囊首选的检查方法，多数患者可通过超声表现、临床症状、体征及超声随诊得到明确诊断。

经阴道超声可更好地观察到病变内部回声结构及病灶内血流信息，在巧囊的鉴别诊断中发挥着非常重要的作用，如显示巧囊内部典型的均匀细腻的点状低回声、出血性囊肿内部典型的网状回声等。经阴道超声均明显优于经腹超声。

（四）卵巢冠囊肿

1. 病理与临床

卵巢冠囊肿是指位于输卵管系膜与卵巢门之间的囊肿，目前认为其组织来源包括间皮、副中肾管及中肾管；以生育年龄女性多见，为良性囊肿，但也偶有腺癌样恶变的报道。病理上，囊肿多为5 cm左右，但也可大至15 cm以上，单发，壁薄光滑，内为清亮液体。其临床常无自觉症状，囊肿较大时可扪及包块。

2. 超声表现

位于一侧卵巢旁，为典型单纯性囊肿的表现，呈圆形或椭圆形，单房、壁薄，双侧卵巢可见正常。囊肿偶可以扭转和破裂。

3. 鉴别诊断

应与卵巢其他单纯囊肿（如滤泡囊肿）鉴别。典型卵巢冠囊肿表现为附件区圆形或椭圆形单房囊肿，常可见完整卵巢声像图，随诊观察时不会自行消失；经阴道超声检查时，用探头推之可见囊肿与卵巢分开。而滤泡囊肿的卵巢图像不完整或显示不清，且随诊观察可见自行消失。

4. 临床价值

卵巢冠囊肿多数可通过超声发现，并通过超声随诊得到较明确诊断。

(五)卵巢黄素囊肿

1. 病理与临床

卵巢黄素囊肿是指卵泡壁上卵泡膜细胞在大量绒毛膜促性腺激素(HCG)刺激下黄素化,分泌大量液体而形成的囊肿。该囊肿可见于以下几种情况:①滋养细胞疾病,如葡萄胎、恶性葡萄胎、绒癌等;②正常妊娠、双胎、糖尿病合并妊娠、妊娠高血压症等产生过多 HCG 的情况;③促排卵治疗时引起卵巢过度刺激,其卵巢的多囊性改变与黄素囊肿相似。

卵巢黄素囊肿常为双侧性,数厘米大小;大多无临床症状,可自行消退。

2. 超声表现

卵巢黄素囊肿具有典型卵巢单纯性囊肿的回声特点,即圆形或椭圆形无回声区、壁薄、光滑、边界清;可表现为单侧或双侧,单房或多房。

3. 鉴别诊断

需与其他卵巢单纯性囊肿鉴别,密切结合临床资料一般不难鉴别。

4. 临床价值

卵巢黄素囊肿多数通过超声发现及明确诊断。

(六)多囊卵巢综合征

1. 病理与临床

多囊卵巢综合征(PCOS)是以慢性无排卵、闭经或月经稀发、不育、肥胖、多毛及双侧卵巢多囊性改变为特征的临床综合征,是育龄期女性无排卵最常见的原因。关于 PCOS 的发病机制,至今尚不十分清楚,认为可能与促性腺激素分泌异常、代谢异常、肥胖、卵巢内分泌失调、高雄激素水平及遗传等有关,主要内分泌特征包括 LH/FSH 比例增大、雄激素过高等。

大体病理上,60%~70% 的 PCOS 患者表现为双侧卵巢对称性增大,少数病例卵巢无增大或仅单侧增大,切面显示卵巢白膜明显增厚,白膜下一排囊性卵泡,数个至数十个不等,直径 0.2~0.6 cm。镜下见白膜增厚,卵巢间质和卵泡膜细胞增生。

PCOS 主要为青春期发病,临床表现包括:①月经失调,为长期不排卵所致,表现为月经稀发、量少或继发闭经,偶见功能性出血;②不育,是慢性无排卵所致;③多毛,常见于口唇、下颌颊侧、下腹、耻上、股内侧,并伴有痤疮;④肥胖,约半数患者有不同程度的肥胖;⑤双侧卵巢增大,呈对称性,比正常卵巢大 1~3 倍;⑥激素测定,LH/FSH > 3,血清睾酮升高、高胰岛素血症等。

2. 超声表现

(1) PCOS 的典型超声特点:①双侧卵巢增大(但约 30% PCOS 患者卵巢体积可正常);②双侧卵巢内见多个小卵泡,沿卵巢周边部呈车轮状排列,卵泡大小 0.2~0.8 cm,每侧卵巢最大切面卵泡数目 ≥ 10 个;③卵巢表面见强回声厚膜包绕;④卵巢中央的卵巢基质回声增强。

（2）经阴道超声可更好地观察小卵泡情况，其能够观察到的卵巢基质回声增强也是一个较敏感且特异的诊断指标。

（3）少数PCOS患者上述卵巢的超声表现仅为单侧性。

3．鉴别诊断

根据PCOS卵巢的特征性超声表现，并密切结合临床资料，一般较易与其他病变鉴别。

4．临床价值

超声检查是PCOS首选的影像检查方法，其典型超声表现也是PCOS诊断的最佳指标之一。根据卵巢的特征性表现，结合临床表现与生化检查，一般可以对多囊卵巢作出较明确诊断。

经阴道超声不受患者肥胖的影响，在PCOS诊断中起着重要的作用，如其显示的PCOS小卵泡及基质情况明显优于经腹超声，可提高PCOS的诊断准确性。

二、卵巢上皮性肿瘤

卵巢肿瘤是女性生殖系统常见肿瘤，其中恶性肿瘤约占卵巢肿瘤的10%。卵巢恶性肿瘤是仅次于宫颈癌和子宫内膜癌的女性生殖道第三大癌瘤，恶性程度高、死亡率高，尽早发现、及时手术与治疗是提高卵巢癌生存率的关键。

卵巢肿瘤组织类型繁多而复杂，以上皮性肿瘤最为多见，约占所有原发卵巢肿瘤的2/3、卵巢良性肿瘤的50%、原发卵巢恶性肿瘤的85%～90%。上皮性肿瘤又分为良性、交界性、恶性肿瘤；根据细胞类型，上皮性肿瘤分为浆液性肿瘤、黏液性肿瘤、子宫内膜样肿瘤、透明细胞瘤等。良性上皮性肿瘤包括囊腺瘤、乳头状囊腺瘤等，恶性上皮性肿瘤包括囊腺癌、乳头状囊腺癌、腺癌等。

卵巢上皮性肿瘤多发生于40～60岁，很少发生于青春期前。

（一）卵巢浆液性肿瘤

卵巢浆液性肿瘤是卵巢上皮性肿瘤中最常见的，占卵巢肿瘤的30%～40%，而恶性浆液性肿瘤约占卵巢癌的50%。卵巢浆液性肿瘤包括：①良性浆液性肿瘤；②交界性浆液性肿瘤；③浆液性乳头状囊腺癌。其中良性浆液性肿瘤约占70%。

1．良性浆液性肿瘤

（1）病理与临床：良性浆液性肿瘤主要有囊腺瘤及乳头状囊腺瘤两种。大体病理上为囊性肿物，大多单侧发生，直径1～20 cm，单房或多房；囊内壁无明显乳头或有简单乳头为囊腺瘤；有较复杂乳头为乳头状囊腺瘤。囊的内壁、外壁均光滑，多数囊内含清亮的浆液，少数也可能含黏稠液。

良性浆液性肿瘤可发生于任何年龄，但以育龄期多见。小者无临床症状，大者可及下腹包块或有压迫症状、腹痛等。

交界性浆液性肿瘤：9%～15%的浆液性肿瘤为交界性。肿瘤外观与良性浆液性囊腺瘤或乳头状囊腺瘤相似，唯乳头结构更多而细密复杂，且体积较大，可伴腹腔积液。镜下表现为交界性肿瘤的细胞核特点。

（2）超声表现：①单纯性浆液性囊腺瘤，肿块呈圆形或椭圆形，无回声区，边界清楚，单房多见，囊壁薄而完整、内壁光滑，囊内含清亮透明浆液或略混浊囊液；直径大小多在5～10 cm，较黏液性囊腺瘤小。②浆液性乳头状囊腺瘤，单房或多房囊性肿物，边界清楚，囊内见单个或多个内生性和（或）外生性乳头状突起。囊内液体多为完全性无回声区，当囊内为混浊囊液时，无回声区内可充满点状回声。CDFI显示乳头上可见少许血流信号。③交界性浆液性乳头状囊腺瘤的表现与上述相似，但乳头可能更多、更大，CDFI可能显示乳头上较丰富的血流信号。

（3）鉴别诊断：①单纯性浆液性囊腺瘤与其他单纯性卵巢囊肿表现相似，一次超声检查有时鉴别较困难，可结合临床并通过随诊观察大小变化等加以区别。滤泡囊肿属生理性囊肿，多会自行消失；卵巢冠囊肿位于卵巢旁；黄素囊肿多与高HCG状态有关。②浆液性乳头状囊腺瘤需与巧囊等鉴别，巧囊内或壁上的实性回声CDFI上无血流信号，乳头状囊腺瘤的乳头上可见血流信号，超声造影可帮助明确诊断。

（4）临床价值：超声是良性浆液性肿瘤较为可靠的首选影像检查方法。

2. 浆液性乳头状囊腺癌

（1）病理与临床：浆液性乳头状囊腺癌是最常见的卵巢原发恶性肿瘤，好发于40～60岁。肿瘤直径10～15 cm，常以形成囊腔和乳头为特征，切面为囊实性，有多个糟脆的乳头和实性结节。囊内容物为浆液性或混浊血性液体。

临床上，早期常无症状而不易发现，后期随着肿瘤增大扪及包块或出现腹腔积液时才被发现，对高危人群的重点普查有助发现早期卵巢肿瘤。

（2）超声表现：①常表现为多房性囊实性混合回声肿块，囊壁及分隔较厚且不规则及厚薄不均；内部回声呈多样性，实性回声不均质、不规则，囊内壁或隔上可见较大乳头状或不规则实性回声团块向无回声区内突起。②常合并腹腔积液。③CDFI于囊壁、分隔及肿瘤实性部分均可探及丰富的低阻血流信号，RI值常＜0.5。

（3）鉴别诊断：见后述卵巢良恶性肿瘤的鉴别。

（4）临床价值：超声检查是诊断卵巢肿瘤的首选检查方法，能发现附件区肿物，判断其为实性、囊性或囊实性肿块，并能对肿物良、恶性作出一定判断，为临床诊治提供较充分的依据。应充分利用超声检查这一便捷手段，结合生化检查，如CA125检测等，对高危人群重点普查，以助早期发现卵巢肿瘤。

（二）卵巢黏液性肿瘤

卵巢黏液性肿瘤亦是卵巢常见的上皮性肿瘤。良性黏液性囊腺瘤约占卵巢良性肿瘤的20%，恶性黏液性囊腺瘤约占卵巢癌的15%。

1. 良性黏液性囊腺瘤

（1）病理与临床：①良性黏液性囊腺瘤，大体病理上，肿瘤为囊性，呈圆形，体积巨大；表面光滑，切面常为多房性，囊壁薄而光滑，有时因房室过密而呈实性。囊腔内充满胶冻样黏稠的黏液，乳头少，但少数囊内为浆液性液体。②交界性黏液性囊腺瘤，较交界性浆液性肿瘤少见。大体病理与黏液性囊腺瘤或囊腺癌很难区别。一般体积较大，切面多房性，有时囊壁较厚，有囊内乳头。

（2）超声表现：常为单侧性，囊肿较大，直径15～30 cm，多数为多房性，且分隔较多，囊壁及分隔光滑而均匀；囊内无回声区中充满较密或稀疏点状回声（由黏液物质引起）。少数可见乳头状突起。

（3）鉴别诊断：与卵巢囊性畸胎瘤鉴别。①肿瘤大小：卵巢畸胎瘤中等大小，多数黏液性囊腺瘤较大；②肿瘤内部回声：畸胎瘤内可见团块状强回声区，后方有衰减或声影，囊内可见脂液分层。黏液性囊腺瘤的无回声区内多见充满较密或稀疏点状回声（也可表现为单纯性无回声区），分隔较多，后方回声增强，无声影，可资鉴别。

（4）临床价值：超声是良性黏液性肿瘤较为可靠的首选影像检查方法。

2. 恶性黏液性囊腺瘤

（1）病理与临床：大体病理上，肿瘤切面多房性，囊腔多而密集，囊内壁可见乳头，囊内见实性区及实性壁内结节。囊液为黏稠黏液或血性液体，但约有1/4囊内含浆液性液体。

其临床症状、表现与浆液性癌相似，一般表现为腹部有肿物、腹胀、腹痛或压迫性症状，晚期出现恶病质、消瘦等。

（2）超声表现：①超声表现与浆液性囊腺癌相似，不同的是黏液性囊腺瘤的无回声区内充满密集或稀疏点状回声（黏液）。②部分黏液性囊腺瘤包膜穿透或破裂后，发生腹膜种植，形成腹腔内巨大囊肿，又叫腹膜假性黏液瘤。超声表现为腹腔积液，腹腔积液内有特征性点状回声和无数的小分隔，充满盆腹腔，这种情况也可发生在阑尾和结肠的黏液瘤。

（三）卵巢子宫内膜样癌

1. 病理与临床

子宫内膜样癌占卵巢癌的16%～31%，约1/3为双侧性；大体上肿物为囊实性或实性，直径大多数为10～20 cm，囊内可有乳头状突起，但很少有表面乳头。如囊内含血性液体，则应仔细检查是否有子宫内膜异位囊肿。其镜下组织结构与子宫内膜癌极相似。

其临床表现包括盆腔包块、腹胀、腹痛、不规则阴道出血、腹腔积液等。

2. 超声表现

声像图表现类似卵巢乳头状囊腺癌，以实性为主的囊实性肿块，肿瘤内有许多乳头状突起和实性回声。

3. 鉴别诊断

术前超声很难对卵巢癌组织类型作出判断。良恶性鉴别见后述卵巢良、恶性肿瘤鉴别的相关内容。

本病可能与子宫内膜异位囊肿恶变并发，也可与子宫内膜癌并发。因此，当发现囊实性肿块类似囊腺癌时，若有内异症囊肿病史或同时发现子宫内膜癌，应注意子宫内膜样腺癌的可能。

三、卵巢性索间质肿瘤

卵巢性索间质肿瘤包括性腺间质来源的颗粒细胞、泡膜细胞、成纤维细胞、支持细胞或间质细胞形成的肿瘤。性索间质肿瘤的很多类型能分泌甾体激素，从而导致临床出现相应的内分泌症状，如月经紊乱、绝经后出血等，这有助于临床诊断。但最终诊断要根据肿瘤的病理形态。

（一）颗粒细胞瘤

1. 病理与临床

卵巢颗粒细胞瘤属低度恶性的卵巢肿瘤，是性索间质肿瘤的主要类型之一；约75%以上的肿瘤分泌雌激素。其自然病程较长，有易复发的特点。

大体病理上，肿瘤大小不等，呈圆形、卵圆形或分叶状，表面光滑；切面实性或囊实性，可有灶性出血或坏死；少数颗粒细胞瘤以囊性为主，内充满淡黄色液体，大体病理上似囊腺瘤。

颗粒细胞瘤可分为成人型及幼年型，成人型约占95%，而幼年型约占5%。幼年型患者可出现性早熟症状。

成人患者多为40～50岁的女性及绝经后女性，主要临床症状包括月经紊乱、绝经后阴道不规则出血，其他临床症状包括盆腔包块、腹胀、腹痛等。

颗粒细胞瘤的临床症状与肿瘤分泌雌激素相关，幼女发病（幼女型）可出现性早熟；生育年龄段女性可出现月经紊乱、月经过多、经期延长或闭经等症状；而绝经后女性表现为绝经后阴道出血，甚至出现类似月经周期的出血；高水平雌激素的长期刺激使子宫内膜增生或出现息肉甚至癌变，还会出现子宫肌瘤等。

2. 超声表现

（1）颗粒细胞瘤可以为实性、囊实性或囊性，因而声像图表现呈多样性。小者以实性不均质低回声为主，后方无明显声衰减。大者可因出血、坏死、囊性变而呈囊实性或囊性，可有多个分隔而呈多房囊实型，有时表现为实性包块中见蜂窝状无回声区；囊性为主包块可表现为多房性或大的单房性囊肿。

（2）CDFI：由于颗粒细胞瘤产生雌激素，使瘤体内部血管扩张明显，多数肿瘤实性部分和分隔上可检出较丰富血流信号。

（3）子宫：肿瘤产生的雌激素可导致子宫内膜增生、息肉，甚至内膜癌。

3. 鉴别诊断

（1）实性的卵巢颗粒细胞瘤需与浆膜下子宫肌瘤鉴别：肌瘤内部回声一般无囊腔，且多数情况下可发现蒂或通过 CDFI 观察发现浆膜下肌瘤与子宫间血流的密切关系；颗粒细胞瘤内部常见小囊腔回声，结合临床资料一般可以鉴别。

（2）多房囊实性的卵巢颗粒细胞瘤与其他卵巢肿瘤，如浆液性囊腺癌、黏液性囊腺瘤/癌等较难鉴别：典型浆液性囊腺癌囊壁及分隔厚而不均，囊内实性回声不规则，常见乳头；黏液性囊腺瘤/癌囊内有含黏液的密集云雾状低回声。而颗粒细胞瘤囊内分隔有时呈蜂窝样或网络状，形态相对规则，囊壁及分隔尚光滑，无乳头状结节突入囊腔。需结合临床资料综合判断，但多数情况下鉴别仍困难。

（3）囊肿型颗粒细胞瘤内含清亮液体回声且壁薄，需与囊腺瘤甚或卵巢单纯性囊肿鉴别：多数情况下鉴别较困难，需密切结合临床资料综合判断。

4. 临床价值

超声检查有助于本病的诊断，是必不可少的影像检查方法。

（二）卵泡膜细胞瘤

1. 病理与临床

卵泡膜细胞瘤基本为良性肿瘤，也有分泌雌激素的功能。该肿瘤多中等大且质实，瘤细胞含脂质使肿瘤切面呈黄色，间以灰白色的纤维组织。

卵泡膜细胞瘤好发于绝经前后，约 65% 发生在绝经后，几乎不发生在月经初潮之前。临床症状与颗粒细胞瘤非常相似，雌激素增高引起的功能性表现尤为明显，包括月经紊乱、绝经后阴道出血等。

需要注意的是，卵泡膜细胞瘤分泌雌激素的功能并不如颗粒细胞瘤明显，部分患者可无雌激素增高引起的症状。

卵泡膜细胞瘤与卵巢纤维瘤常混合存在，故有泡膜纤维瘤之称。

2. 超声表现

（1）肿物以实性低回声或中等强回声为主，呈圆形或卵圆形，边界清楚；在出血、坏死、囊性变时，可见无回声区；偶可见钙化灶。

（2）卵泡膜细胞瘤中纤维组织成分较多时，实性包块后方常伴回声衰减；细胞成分多、纤维成分少时，以均匀低回声为主，后方不伴回声衰减；肿物囊性变时，后方回声呈增强效应。

（3）CDFI：肿瘤内部血流一般不丰富，但有时也可见血流较丰富的情况出现。

（4）少部分病例伴胸腔积液、腹腔积液。

3. 鉴别诊断

（1）子宫浆膜下肌瘤：该肿瘤向子宫外生长，可仅通过细蒂与子宫相连；通过经阴道彩色多普勒检查显示，细蒂及肿块血供来源，从而判定肿块来自子宫；如能探及卵巢，且肿物与卵巢分离，则是浆膜下肌瘤的可能性较大。肌瘤的内部漩涡状回声表现也有助于鉴别诊断。

（2）卵巢纤维瘤：该肿瘤亦是性索间质肿瘤常见的类型，与卵泡膜细胞瘤存在连续组织学谱系关系，故两者声像图不易区分。因为纤维细胞含量不同，所以声像图有一些区别，如卵泡膜细胞瘤后方回声衰减程度较轻，而纤维瘤则衰减更明显。

（3）卵巢恶性肿瘤：大量腹腔积液、盆腔包块及CA125升高是卵巢癌的典型临床表现，但卵巢卵泡膜细胞瘤有时也有类似表现，这种情况下无论临床还是超声都难以与卵巢恶性肿瘤鉴别。超声上，卵巢恶性肿瘤以囊实性为主、形态不规则、内部血流丰富有助鉴别诊断。

4. 临床价值

卵泡膜细胞瘤声像图表现有一定特点，超声检查有助于本病的诊断，是常规的影像检查方法。

（三）卵巢纤维瘤

1. 病理与临床

卵巢纤维瘤发生率明显高于泡膜细胞瘤，约占卵巢性索间质肿瘤的76.5%。肿瘤呈圆形、肾形或分叶状；质实而硬，表面光滑，有包膜。切面为白色、灰白或粉白色编织状。镜下形态与一般纤维瘤相同。

临床上，卵巢纤维瘤多发于中老年女性，主要临床症状包括腹痛、腹部包块及肿瘤压迫引起的泌尿系统症状等。卵巢纤维瘤多为中等大小、表面光滑且活动性好、质实而沉，易扭转并引发急性腹痛。有相当的病例并没有临床症状，而是在体检及其他手术中偶然发现或因急性扭转而就诊。

少部分卵巢纤维瘤可能合并腹腔积液或胸腹腔积液，这被称为麦格综合征（Meigs综合征，指卵巢肿瘤合并胸腹腔积液），肿瘤切除后胸腹腔积液消失。

2. 超声表现

（1）卵巢纤维瘤的超声表现为圆形或椭圆形低回声区（回声水平常较子宫肌瘤更低），边界轮廓清晰，常伴后方衰减。有时难与带蒂的子宫浆膜下肌瘤或阔韧带肌瘤鉴别。

（2）卵泡膜细胞瘤与卵巢纤维瘤都来源于卵巢基质，病理上可能很难将二者鉴别开来。有大量泡膜细胞的肿瘤为卵泡膜细胞瘤，而泡膜组织很少但有大量纤维细胞时，被定义为泡膜纤维瘤或纤维瘤。泡膜细胞瘤可产生雌激素，而纤维瘤极少产生雌激素。因此，其常无症状。纤维瘤较大时，可合并胸腹腔积液，即Meigs综合征。

（3）CDFI：卵巢纤维瘤内可见走行规则的条状血流。

3. 鉴别诊断

（1）子宫浆膜下肌瘤：大多数情况下，可以发现浆膜下肌瘤与子宫相连的蒂，鉴别较易；不能观察到蒂时，若见双侧正常卵巢，是浆膜下子宫肌瘤的可能性也较大；若同侧的卵巢未显示，则卵巢纤维瘤可能性大。

（2）卵巢囊肿：少数质地致密的纤维瘤，声像图上回声极低，尤其经腹扫查时可表现为无回声样包块，可能会被误诊为卵巢囊肿。经阴道超声仔细观察后，通过增强特征及病灶内有否血流信号，可帮助诊断。

4. 临床价值

卵巢纤维瘤的声像图表现有一定特点，超声检查有助于本病的诊断，是首选而常规的影像检查方法。

四、卵巢生殖细胞肿瘤

卵巢生殖细胞肿瘤发病率低于上皮性肿瘤，占原发性卵巢肿瘤的第二位，其中95%为良性。大多数生殖细胞肿瘤来源于胚胎期性腺的原始生殖细胞，包括畸胎瘤、无性细胞瘤、卵黄囊瘤（内胚窦瘤）、胚胎癌等。

（一）成熟性畸胎瘤

1. 病理与临床

成熟性畸胎瘤即良性畸胎瘤，肿瘤以外胚层来源的皮肤附件成分构成的囊性畸胎瘤为多，故又称皮样囊肿，是最常见卵巢肿瘤之一。该肿瘤占卵巢肿瘤的10%~20%，占卵巢生殖细胞肿瘤的97%。

大体病理上，肿瘤最小的仅1cm，最大者可达30cm或充满腹腔，双侧性占8%~24%；肿瘤为圆形或卵圆形，包膜完整光滑；切面多为单房，亦可多房性。囊内含黄色皮脂样物和毛发等。囊壁内常有一个或数个乳头或头结节。头结节常为脂肪、骨、软骨，可见到一个或数个完好的牙齿长出，偶可见部分肠、气管等结构。镜下头结节处可见多胚层组织，但外胚层最多。

成熟畸胎瘤可发生在任何年龄，但80%~90%为生育年龄女性；通常无临床症状，多在盆腔检查或影像检查时发现。肿瘤大者可及腹部包块。其并发症有扭转、破裂和继发感染，扭转和破裂均可导致急腹症发生。

2. 超声表现

成熟性畸胎瘤的声像图表现多样，从完全无回声到完全强回声均有，特征性表现与其成分密切相关。

（1）皮脂部分表现为密集的细点状中强回声，而毛发多表现为短线状回声或团块状强回声。以皮脂和毛发为主要成分的部分表现为强回声区，间以少部分无回声，或无回声区内存在团块状强回声，或整个肿物完全呈强回声。瘤内有时可见牙齿或骨骼的灶状强回声，后方伴有声影，也是成熟性畸胎瘤的特征性表现。

（2）肿物多呈圆形或椭圆形，表面光滑，形态规则，但常见边界不清，特别是肿物后方伴衰减时，后壁很难显示。

（3）有时可见脂-液平面，这是特征性表现之一。

（4）少数成熟性畸胎瘤表现为多房性，内壁或分隔上可见单个或多个低回声或强回声结节样突起，病理上称头节，可为牙齿、骨骼或其他组织的化生。因此，结节突起后方可伴有声影。

（5）CDFI：肿物内部无血流信号，偶可于壁或分隔上见规则的短条状血流。

（6）有时仍可见患侧的部分卵巢结构（卵巢组织）。

3. 鉴别诊断

成熟性畸胎瘤的声像图表现较典型，鉴别较容易，但仍需与下列疾病相鉴别。

（1）卵巢巧克力囊肿：巧囊可能与良性囊性畸胎瘤混淆，需仔细观察。畸胎瘤内密集点状回声的回声水平常高于巧囊，且常见有后方声影的团状强回声。

（2）卵巢出血性囊肿：囊内回声水平较畸胎瘤低。

（3）盆腔脓肿：临床有腹痛、发热等急性感染症状，不难与畸胎瘤鉴别。

特别需要注意的是，畸胎瘤可能被误认为肠道内气体回声而漏诊，应仔细观察肠管蠕动，必要时嘱患者排便后复查。

4. 临床价值

超声检查是成熟性畸胎瘤最佳的影像检查方法，可以使绝大多数成熟性畸胎瘤的诊断得以明确；当肿瘤较小、尚不具备手术指征时，超声检查也是随诊的主要手段。其他影像检查，如CT检查也有助于本病的诊断。

（二）未成熟性畸胎瘤

1. 病理与临床

卵巢未成熟性畸胎瘤即恶性畸胎瘤，较少见，仅占卵巢畸胎瘤的1%~3%。未成熟性畸胎瘤，除三胚层里的成熟组织外，还有未成熟组织，最常见的成分是神经上皮。

大体病理上，大多数肿瘤为单侧性巨大肿物。肿瘤多数呈囊实性，实性部分质软，肿瘤可自行破裂或在手术中撕裂；可见毛发、骨、软骨、黑色脉络膜及脑组织等，但牙齿少见。

未成熟性畸胎瘤多见于年轻患者，平均年龄17~19岁，常见症状为腹部包块、腹痛等；因腹腔种植率高，60%有腹腔积液。血清AFP可升高。

2. 超声表现

未成熟性畸胎瘤病理上多见神经外胚层，如脑及神经组织；毛发、皮脂则较少见，牙齿、肠袢、骨骼等器官样结构也很少见。因此，声像图表现可无特异性。

（1）常为囊实性包块，无回声区内可见呈"云雾样"或"破絮状"的实性中等回声，有时可见伴声影的团状强回声（钙化）。

（2）部分未成熟性畸胎瘤，与成熟囊性畸胎瘤并存，因此可合并成熟囊性畸胎瘤的特征性声像图表现，这将给鉴别带来困难。

（3）CDFI：肿瘤内实性区域可显示血流信号，可见低阻力血流。

3. 鉴别诊断

（1）成熟性畸胎瘤：未成熟性畸胎瘤肿物更大，且短期内增大明显，内部无毛发、皮脂、牙齿、骨骼等成熟性畸胎瘤常见组织结构的特征性声图像表现，且CDFI常见血流信号；而成熟性畸胎瘤内无血流信号，有助鉴别。年轻患者，若包块迅速增大，超声上表现为囊实性肿物，实性成分呈"云雾样"表现等，应考虑卵巢未成熟畸胎瘤的可能性。

（2）其他卵巢恶性肿瘤：由于未成熟性畸胎瘤的超声表现特征性不强，鉴别较困难，需密切结合临床资料判断。

4. 临床价值

超声检查有助于本病的诊断，是必不可少的影像检查方法。

（三）无性细胞瘤

1. 病理与临床

卵巢无性细胞瘤来源于尚未分化的原始生殖细胞，病理形态及组织来源与睾丸精原细胞瘤很相似，是为少见的肿瘤，但却是儿童、青少年和妊娠女性常见的卵巢恶性肿瘤，多发年龄 10～30 岁，平均 20 岁，17%的患者合并妊娠。

大体病理上，肿物呈圆形或卵圆形，切面实性，可有灶性出血坏死，囊性变不常见。肿瘤平均直径 15 cm。

其常见症状包括盆腔包块、腹胀。肿瘤生长迅速，病程较短。

2. 超声表现

（1）以低回声为主的实性包块，回声较均匀；有时瘤内可见树枝状稍强回声分隔，将实性肿瘤组织分隔成小叶状低回声区；囊性变可呈混合回声（囊实性）。

（2）肿物边界清楚，边缘规则，后方回声无衰减或呈后方回声增强效应。

（3）肿块大，且增大速度快，腹腔积液常见。

（4）CDFI 显示瘤内散在分布着血流信号，其可为高速低阻血流。

3. 鉴别诊断

无性细胞瘤需与其他卵巢肿瘤鉴别，无性细胞瘤患者年轻，肿物大、实性回声、边界清、后方无衰减等特点可资鉴别。

4. 临床价值

本病的声像图表现较具有特征性。结合临床资料，超声检查可在一定程度上作出较明确判断，是首选的影像检查方法，对临床诊治帮助较大。

五、卵巢转移瘤

1. 病理与临床

卵巢转移瘤是指从其他脏器转移至卵巢的恶性肿瘤。不少原发于消化道的肿瘤及乳腺癌都可能转移到卵巢，以胃肠道肿瘤转移为多见，库肯勃瘤转移是此类疾病的典型代表。

大体形态上，来源于生殖器官以外的卵巢转移瘤一般均保持卵巢的原状，卵巢均匀增大，呈肾形或长圆形，表面光滑或结节状，可有完整的包膜，极少与周围组织粘连；切面实性。双侧性是卵巢转移性瘤的另一个突出特点，报道称，双侧性卵巢转移占60%~80%。

卵巢转移瘤一般无自觉症状，原发于胃肠道的转移瘤可有腹痛、腹胀及原发肿瘤的相应症状。腹腔积液在转移性卵巢癌中相当常见。

2. 超声表现

卵巢转移瘤常表现为双侧卵巢增大，但形态仍为肾形或卵圆形，呈双侧性实性包块，表面可结节状改变；无明显包膜回声，但边界清晰；常伴腹腔积液，腹腔积液既可为原发性，也可为转移性。CDFI 显示瘤内血流丰富。

3. 鉴别诊断

本病主要需要与原发性卵巢肿瘤鉴别。卵巢转移瘤常有卵巢以外部位的原发肿瘤病史，且多为双侧性；而原发肿瘤无其他部位肿瘤病史，单侧多见，可资鉴别。

六、超声对附件包块的鉴别诊断价值

1. 卵巢肿瘤良、恶性鉴别

根据声像图特征结合 CDFI 表现可对一部分卵巢肿瘤的良、恶性进行判断。

（1）良性肿瘤多表现为囊性或以囊性为主的混合性包块，如单房囊肿、无实性成分，或乳头，或多房囊肿，有分隔，但无实性成分或乳头，一般为良性；有乳头但数目少且规则，也多为良性。

（2）有实性成分的单房或多房囊肿，乳头数目较多，不规则时要考虑到恶性；以实性为主的囊实性或回声不均匀的实性肿瘤则大多为恶性。恶性肿瘤较大时形态不规则、边界欠清、内部回声明显不均，可见厚薄不均的分隔，多合并腹腔积液。

（3）CDFI 对卵巢肿瘤良、恶性鉴别的帮助也是肯定的。恶性肿瘤由于其大量新生血管及动、静脉瘘形成，血管管壁缺乏平滑肌，CDFI 可见丰富血流信号，动脉血流呈低阻型。多数学者认为，RI ≤ 0.4 可作为诊断恶性卵巢肿瘤的阈值。

2. 卵巢瘤样病变及炎性包块与卵巢肿瘤的鉴别

卵巢瘤样病变，如生理性囊肿合并出血、不典型卵巢内异症囊肿及盆腔炎包块等的声像图表现与卵巢肿瘤有较多重叠；而临床表现及生化检查上，卵巢内膜异位症囊肿及盆腔炎包块等，与卵巢肿瘤不易区分，特别是恶性肿瘤，如均有 CA125 升高等情况，这种相似性给鉴别诊断带来困难，需要超声医师高度重视。鉴别要点如下。

（1）卵巢生理性囊肿合并出血：主要指黄体囊肿出血。出血性囊肿的囊壁上，若有结节或乳头回声，为凝血块附着所致，结节或乳头内无血流信号，且 2~6 周随诊可见大小及回声的变化；而卵巢囊性肿瘤的实性结节和分隔上可见血流信号，随诊无明显变化，可资鉴别。

（2）卵巢内膜异位囊肿：典型的巧囊内常含均匀密集的点状低回声（毛玻璃样改变），其内也常见团块状中等回声，CDFI 显示无血流信号。而不典型巧囊可表现为无回声区内见附壁类实性回声，有时与囊腺瘤鉴别较困难，鉴别要点是应用经阴道超声观察病灶内血流情况，巧囊内附壁类实性回声无血流信号。超声造影可帮助确定诊断，因此，必要时可进行超声造影检查。利用探头推动包块，观察病灶内回声移动情况，也有助判断。当然，需结合临床资料综合判断。此外，单纯型黏液性囊腺瘤也需与较大的巧克力囊肿鉴别。

（3）盆腔炎性包块：二维及 CDFI 特征与卵巢恶性肿瘤有不少相似之处，是超声鉴别诊断的难点。仔细观察是否有正常卵巢回声是鉴别诊断的关键，若在附件区域或病灶包块内可见正常卵巢结构，首先考虑炎性病变；当然，盆腔炎症明显累及卵巢（如输卵管-卵巢脓肿）时，单凭超声表现是很难确定的，必须密切结合临床病史、症状及体征进行综合判断。

3. 超声诊断卵巢肿瘤注意事项

（1）卵巢肿瘤组织学种类繁多，声像图表现各异，超声检查通常无法作出组织学判断。超声医师虽可根据超声特点对一部分肿瘤的组织学情况作出推断，超声报告也可作为组织学诊断的依据，但不可太绝对。

（2）一部分卵巢肿瘤，如畸胎瘤、浆液性囊性瘤、黏液性囊腺瘤、纤维瘤等有较典型超声特征。根据这些超声特征可作出较明确的良、恶性判断，但超声医师仍需密切结合临床病史、症状、体征及实验室检查进行综合分析判断。

（3）经阴道超声检查能更清晰地显示肿瘤内部回声、边界与周围脏器的关系及肿瘤血供情况，对卵巢肿瘤的诊断与鉴别诊断帮助较大；特别是对小的卵巢肿瘤，可能在早期发现病变。

（4）尽管畸胎瘤有特征性超声表现，但临床上即使有经验的超声医师也可能漏诊或误诊畸胎瘤。其主要原因是畸胎瘤回声与肠管内气体强回声非常相似，如不仔细观察或对此类肿瘤认识不充分，就可能误认为是肠管而漏诊或将肠道气体误诊为畸胎瘤。仔细观察仍是诊断关键，观察不清时，应嘱咐患者排便后复查。

（5）三维超声成像不仅能显示与二维超声相似的结构断面，还能显示肿瘤整体状况及内部结构，如囊壁的特征、分隔厚度、乳头数目、大小、位置等，对肿瘤边界的显示亦优于二维超声，有望在卵巢肿瘤的诊断中发挥越来越大的作用。

（6）超声造影能更准确地提供附件包块的血流信息，常规超声表现为类实性的囊性病变，超声造影可以起到关键的诊断作用；对一些疑难的附件包块良、恶性鉴别诊断，超声造影能提供较常规超声更丰富的诊断信息，可以作为附件区包块疑难病例的辅助检查手段之一。

（刘　冰）

★卵巢成熟性畸胎瘤超声表现

一、病例摘要

患者女性，37岁。

主诉：发现左附件区囊肿已有2月余。

现病史：2月余前，因阴道少量出血就诊于外院，超声显示左附件区可见大小为68 mm×43 mm的囊性回声，边界清，透声差，内充满稠厚细密光点，内可及分隔，周边可见少量卵巢组织，建议住院治疗，未治疗。20天前，仍因阴道少量出血就诊于外院，给予口服地屈孕酮片及中成药治疗（具体不详），2天后阴道出血停止。2天前，外院复查超声显示左侧附件区可见72 mm×60 mm×44 mm的无回声，形态欠规则，内可见分隔，透声差，可及密集点状回声，提示左附件区囊肿（考虑巧囊），建议住院治疗。现为进一步治疗就诊于我院。

既往史：平素体健。

二、检查

专科检查：发现左附件区可扪及一直径约6 cm囊肿，表面光滑，活动度欠佳，无压痛。术中见左侧卵巢内可及一大小为7 cm×5 cm的囊肿。病理显示左卵巢成熟型囊性畸胎瘤。

辅助检查（图5-1）：超声显示左附件区可及范围为71 mm×55 mm的囊性包块，周边可及少量卵巢回声，内透声差，可及细密光点及多个点状强回声，后方伴声影，呈"星花征"，CDFI显示未见明显血流信号。

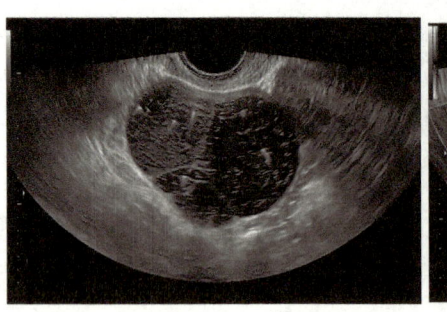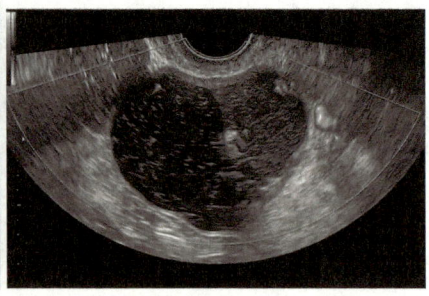

图 5-1 卵巢畸胎瘤超声检查

三、诊断

诊断：左卵巢成熟型囊性畸胎瘤。

鉴别诊断：子宫内膜异位囊肿的超声表现为囊壁光滑，囊内呈均匀的云雾状低回声。一般患者有痛经病史，当囊内有出血时，囊内高回声多为絮状，且较松散。

四、讨论

卵巢成熟性畸胎瘤是常见的卵巢肿瘤之一，来源于生殖细胞的良性肿瘤，肿瘤内容物由两个或三个胚层多种成熟组织构成，其中包含了毛发、皮脂腺、皮肤、神经和牙齿组织，此外也可见脂肪、软骨等中胚层组织。该病可发生于任何年龄的女性，以育龄期女性最为多见。患者常无临床表现。因为卵巢囊性畸胎瘤的内容物成分复杂，所以其超声表现也是复杂多样，其特征性的表现有：面团征、脂液分层征、壁立结节征、杂乱结构征、线条征、星花征、瀑布征、多囊征。

（刘　冰）

★卵巢黏液性囊腺瘤超声表现

一、病例摘要

患者女性，29 岁。

主诉：检查发现右附件区囊肿 2 年余，增大 3 周。

现病史：2 年余前，于当地医院检查发现右附件区囊肿，直径约 6 cm，口服中成类药物治疗约 3 个月，复查无明显变化，建议手术治疗，未遵从。期间定期复查，逐渐变大，未特殊处理，3周前发现右附件囊肿明显增大，直径约 12 cm，伴尿频及肛门坠胀不适，及经量减少，为进行手术治疗，前来我院。

既往史：平素体健。

二、检查

专科检查：发现右附件区可扪及一直径约 10 cm 包块，表面光滑，活动度正常，无压痛。术中见右侧卵巢增大形成直径约 12 cm 囊肿，表面光滑。病理提示为右侧卵巢黏液性囊腺瘤。

辅助检查：超声显示（图 5-2）右附件区有一个大小为 115 mm×125 mm×83 mm 的囊性包块，透声差，可见多条线样分隔，CDFI 显示分隔上有血流信号。考虑诊断为右卵巢囊腺瘤。

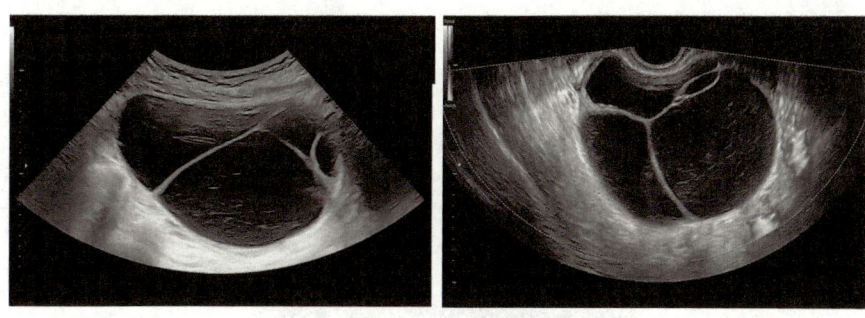

图 5-2　卵巢黏液性囊腺瘤超声检查

三、诊断

诊断：右卵巢黏液性囊腺瘤。

鉴别诊断：浆液性囊腺瘤。本病多为单房，少有分隔，形态规则，壁光滑，囊壁及分隔上少有血流。

四、讨论

卵巢黏液性囊腺瘤是妇科常见的卵巢上皮良性肿瘤，好发于 30～50 岁中年女性，95% 的肿瘤为单侧，发病率约占卵巢肿瘤的 20%。卵巢良性黏液性囊腺瘤为卵巢赘生性肿物，常呈现多房性囊肿，直径为 3～50 cm，巨大肿块可伴随压迫症状，肿瘤体积往往较大，恶变卵巢为 5%～10%，带扭转或囊肿破裂可造成急腹症。

（刘　冰）

★ 卵巢子宫内膜异位囊肿超声表现

一、病例摘要

患者女性，25 岁。

主诉：体检发现左附件包块已有 2 月。

现病史：2 月前，体检超声显示左附件区包块（90 mm×77 mm），无腹痛、大小便性质改变等不适，现为进一步诊治前来我院。

既往史：平素体健。

二、检查

专科检查：术中见左侧卵巢增大，形成一大小为 8 cm×7 cm×7 cm 的囊肿，表面紫蓝色。病理显示为左侧卵巢子宫内膜异位囊肿。

辅助检查：超声显示（图 5-3）：左附件区子宫后上方可及范围为 87 mm×68 mm 的无回声，形态欠规则，内似可及分隔，充满稠厚细密光点，周边可及少量卵巢组织回声，CDFI 显示未见明显血流信号。

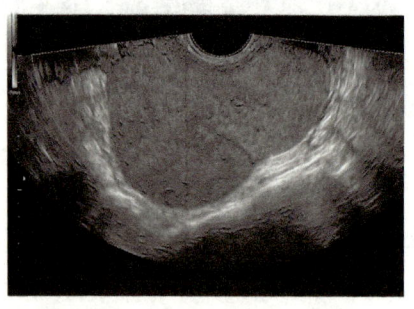

图 5-3　卵巢囊肿超声检查

三、诊断

诊断：左侧卵巢子宫内膜异位囊肿。

鉴别诊断：需考虑卵巢出血性囊肿。囊肿内常见网状、条索状或粗细不均的点状回声，超声随诊监测囊肿大小与回声的变化，有助于明确诊断。

四、讨论

卵巢子宫内膜异位囊肿是指子宫内膜组织（腺体和间质）出现在卵巢内，是子宫内膜异位症的常见类型，主要临床症状为疼痛与不孕。其典型超声特征包括：①囊内容物呈"磨玻璃样"回声，也可描述为均匀密集的点状回声，囊壁较厚或厚薄不均，部分囊肿内可见中等或中高回声；②彩色多普勒血流显示，囊肿内部无血流信号，仅在囊壁或分隔上见条状血流；③多数病灶呈单房，少数呈多房，或多发囊肿。

（刘　冰）

★黏膜下子宫肌瘤超声表现

一、病例摘要

患者女性，33岁。

主诉：月经淋漓不尽已有5月余。

现病史：5月前，患者经期由7天延长至12天，经量第2天较平时增加2倍左右，周期正常，痛经伴恶心呕吐，未就诊。1月前于外院就诊，超声显示子宫后壁肌层向内膜内凸起可见低回声团，大小为31 mm×27 mm，现为求进一步诊治前来我院。

既往史：平素体健。

二、检查

专科检查：未见明显异常。宫腔镜下可见宫腔形态失常，右壁可见大小约3 cm×2 cm的黏膜下肌瘤压向宫腔，内凸约60%。病理检查：具有黏膜下平滑肌瘤特征。

辅助检查：超声检查显示（图5-4），于子宫后壁可见28 mm×23 mm的低回声，壁间压向宫腔，大部分位于宫腔内，CDFI显示内可见血流信号。考虑诊断为黏膜下子宫肌瘤。

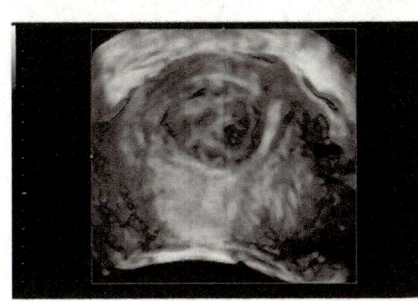 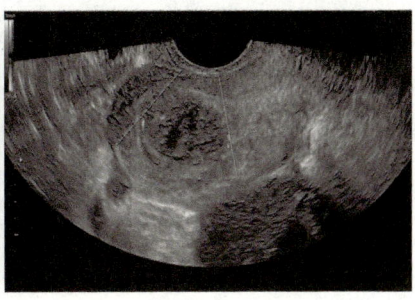

图5-4　黏膜下子宫肌瘤超声检查

三、诊断

诊断：黏膜下子宫肌瘤。

鉴别诊断：子宫内膜息肉。该病多表现为内膜腔内形态规则、边缘清晰、局灶性的实性团块，多单发，也可多发，通常团块为稍高回声（相对于子宫肌层回声）。彩色多普勒检测显示，起源于子宫内膜肌层结合带的单支滋养动脉进入宫内局灶性团块。

四、讨论

黏膜下子宫肌瘤的特征为肌瘤向宫腔方向生长，突出于宫腔，表面仅由黏膜层覆盖，多表现为边界清晰的实性团块，瘤体可呈低回声、等回声、高回声，可显示"宫腔分离征"。CDFI检测结果通常表现为瘤体周围出现环状或半环状血流信号。临床表现可为月经淋漓不尽，月经期延长，月经量增多或经间期出血。

（刘　冰）

★子宫内膜息肉超声表现

一、病例摘要

患者女性，40岁。

主诉：发现子宫内膜息肉已有5月余。

现病史：5月余前，非经期出现阴道褐色分泌物，量少，无腹痛，于外院就诊，超声检查显示子宫内膜回声不均匀并有稍高回声，口服地屈孕酮治疗，具体不详。2月余前，再次复查超声，提示宫腔内有高回声，考虑诊断为存在息肉，未再次治疗。现患者无阴道出血，为求进一步治疗，前来我院。

既往史：平素体健。

二、检查

专科检查：未见明显异常。宫腔镜下见子宫前壁有一宽大息肉样赘生物，蒂部位于前壁，直径约2 cm。病理提示可能为子宫内膜息肉。

辅助检查：超声显示（5-5），宫腔内可见范围为12 mm×15 mm×5 mm的高回声，周界尚清，形态尚规则，CDFI显示宫腔内可见血流信号。考虑诊断为息肉。

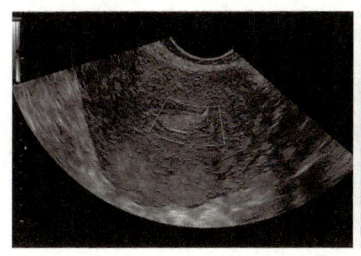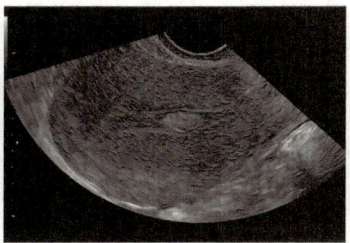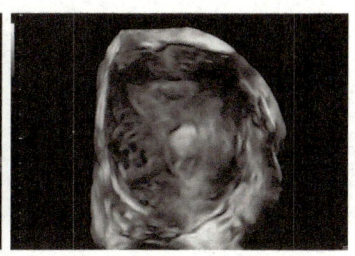

图 5-5 子宫内膜息肉超声检查

三、诊断

诊断：子宫内膜息肉。

鉴别诊断：黏膜下子宫肌瘤。该病多表现为边界清晰的实性团块，瘤体可呈低回声、等回声、高回声，可显示"宫腔分离征"。CDFI 通常表现为瘤体周围出现环状或半环状血流信号。

四、讨论

子宫内膜息肉是子宫内膜局灶性增生，20% 为多发息肉，好发于宫角及宫底部，也可长出宫颈内口处，临床表现可为月经淋漓不尽，月经期延长，月经量增多或经间期出血。超声表现多为内膜腔内形态规则、边缘清晰的、局灶性的实性团块，部分息肉有蒂，蒂部与子宫内膜连续，子宫内膜息肉的血流一般不丰富，部分较大的息肉可见点状或短棒状血流信号。

（刘　冰）

第六章 妇科疾病中医诊疗

第一节 痛经

一、概要

女性正值经期或经期前后,出现周期性小腹疼痛,或痛引腰骶,甚至剧痛昏厥,称为"痛经",亦称"经行腹痛"。痛经的记载最早见于《金匮要略·妇人杂病脉证并治》:"带下,经水不利,少腹满痛,经一月再见者。"西医学将痛经分为原发性和继发性,原发性又称功能性痛经,无盆腔器质性病变,常见于年轻女性;继发性痛经是指盆腔器质性病变导致的痛经,如盆腔炎、子宫内膜异位症、宫腔粘连、宫颈狭窄等所致的痛经,其多发于育龄期女性。

二、中医外治法的优势

本病病因复杂,中医运用辨证论治的原则,采用外治法治疗痛经,疗效显著。外治法简便,对原发性和继发性痛经均有效。外治法可以避免口服药物的不良反应及胃肠道刺激,患者乐于接受。这不仅可以快速止痛治其标,而且可以调养体质治其本,值得临床推广应用。

三、诊断要点

1. 病史

反复经行腹痛,可伴月经不调、不孕、盆腔炎或宫腔手术史。

2. 临床表现

腹痛多发生于经期第 1～2 天或经前 1～2 天,可呈阵发性、痉挛性或胀痛下坠感。疼痛可至腰骶或全腹,甚至引起外阴、肛门坠痛。严重者面色苍白,出冷汗,手足不温,甚至晕厥。疼痛程度虽有轻有重,但一般无腹肌紧张或反跳痛。偶有经期腹痛延至月经干净,或在经期末隐隐作痛。

四、辨证分型

1. 气滞血瘀证

素多抑郁,喜怒伤肝,肝郁气滞,气滞血瘀,瘀阻胞宫,冲任不畅。经期气血下注冲任,胞宫气血更加壅滞;或复伤于情志,肝气更为郁结,气血壅滞更甚,经血运行不畅,不通则痛。

2. 寒湿凝滞证

多因经期冒雨、涉水,或经水临行贪凉饮冷,寒邪内侵,或久居阴湿之地,风冷寒湿侵入冲任胞宫,以致气血凝滞。经前、经期气血下注冲任,胞宫气血更加壅滞不畅,则发为痛经。

3. 阳虚内寒证

素禀阳虚,阴寒内盛,冲任胞宫失于温煦,经期气血下注冲任,机体阳气益虚,寒凝血脉,冲任阻滞,则痛经。

4. 湿热瘀阻证

宿有湿热内蕴,或于经期、产后摄生不慎而感湿热之邪,湿热与血相搏结,流注冲任,蕴结于胞宫,阻滞气血,经前、经期气血下注冲任,胞宫气血滞甚,热壅血瘀,则为痛经。

5. 气血虚弱证

脾胃虚弱,化源不足,或大病久病,或手术失血,气血俱虚,冲任气血虚少,经期、经后气血更加空虚,冲任、胞宫失于濡养,兼之气虚血滞,无力流通,则"不荣则痛"。

6. 肝肾亏损证

多因禀赋虚弱,肝肾本虚,或因多产房劳,损及肝肾,精亏血少,冲任不足,胞宫失养,经期、经后气血更加空虚,冲任、胞宫失于濡养,则痛经。

五、中医外治法

(一)针刺法

1. 普通针刺

主穴:合谷、三阴交、关元、气海、中极、子宫、归来、十七椎等。

配穴(根据辨证施治的原则,灵活选取):气滞血瘀配肝俞、膈俞、阴交、血海、太冲;寒凝血瘀配血海、命门;阳虚内寒配腰阳关、次髎等;湿热配中极、膀胱俞、带脉、曲池、委中、阴陵泉、三阴交、蠡沟;气血虚弱配血海、关元俞、中脘、天枢、足三里、脾俞、胃俞;肝肾亏虚配肝俞、肾俞、命门。

操作要点:①合谷、三阴交、太冲均用捻转泻法,其余穴位根据辨证施治的原则,采用虚补实泻的方法。②针刺关元,宜用连续捻转手法,使针感向会阴部传导。③背俞穴采用平刺或透刺的方法,不宜直刺,进针不宜过深。④从月经来潮前3~5天开始治疗,直到月经期结束。每日1次，每次20~30 min，10次为1个疗程，连续治疗2~3个月经周期。

2. 电针

选穴：同普通针刺。

操作要点：在各穴位常规针刺得气后，关元穴与一侧的三阴交穴为一组电极，中极穴与另一侧的足三里为一组电极（穴位灵活选配）。再使用连续波或疏密波，施以中等强度电流刺激，患者感到耐受为止。电针治疗每次20~30 min，每日1次，从经前3~5天开始治疗，直到月经期结束，10次为1个疗程，连续治疗2~3个月经周期。

3. 温针灸

穴位：子宫、关元、气海、中极、归来、三阴交、肾俞、地机、次髎等。

操作要点：患者平卧或俯卧，针刺穴位得气后，于针柄上放置艾团（艾炷），点燃并留针20~30 min。

4. 穴位埋线

主穴及配穴：参照普通针刺。

操作要点：取一次性注射针头接一次性平头针灸针芯，先对穴位局部消毒；取一段适当长度（1 cm左右）的可吸收性外科缝线，放入一次性注射针头的前端，线头勿超出注射针头；用一手拇指和食指固定拟进针穴位，另一只手持针刺入；选择适当方向刺入，达到所需的深度后，边推针芯边退针管，将线体埋在穴位的肌层或皮下组织内；拔针后用无菌干棉球按压针孔止血，再敷无菌敷贴。

注意事项：①选穴的部位及数量根据病程长短和辨证施治原则选取，一般选择8~10穴。②尽量选择肌肉丰厚的穴位，三阴交等穴位慎重选用以避免形成血肿。③操作时，应根据不同穴位选择埋入深度及方向。④糖尿病、蛋白质过敏及其他可能影响吸收等的情况禁止埋线。⑤埋线时出现晕针，立即停止治疗。⑥埋线后3日内，针孔不沾水，饮食清淡，避免剧烈活动。⑦重复埋线时，局部有硬结则该部位不能再次操作，注意无菌操作。⑧穴位埋线一般非经期进行，半月埋线1次，连续3~5次为1个疗程。

（二）耳针或耳穴压豆或耳部掀针

穴位：子宫、肾、屏尖、卵巢、脑垂体、下焦、盆腔、内分泌等。

操作要点：上述穴位在常规消毒后，以左手固定耳郭，右手进针，进针深度以穿破软骨但不透过对侧皮肤为度，捻转后留针30~60 min，出针后用消毒干棉球压迫针孔。或在上述穴位进行耳穴压豆或耳部掀针（掀针可以直接埋入耳穴内）。

注意事项：①耳针治疗对气滞血瘀、寒凝血瘀型痛经疗效较好。②耳针注意消毒严格，取针后压迫止血彻底。③耳针以2~3天1次为1个疗程，经前一周至经期进行，2~3个月经周期为1个疗程。④耳穴压豆需每日自行按压30~60 s，3~7天更换1次，双耳交替进行，3~5次为1个疗程。耳部掀针埋入后，每天定时刺激，3天后患者自行取下，

3~5次为1个疗程。

(三) 灸法

1. 直接灸或隔物灸

穴位：关元、气海、中极、地机、次髎、足三里、三阴交、阳池、三焦俞等。

操作要点：选穴主要依据辨证施治及个人经验，选取5~8个穴位，可用灸条悬灸或灸盒施灸。对下焦虚寒症状较重患者，可采用隔物灸，隔物灸有隔姜灸、隔盐灸等。

隔姜灸：将艾炷放置姜片上，从顶端点燃艾炷，待其快燃尽时在旁边接续一个艾炷。灰烬过多时，及时清理。艾灸过程中，要不断地移动姜片，以患者身体局部出现大片红晕潮湿，感觉热为止。每个穴位灸5~7壮小艾炷。

隔盐灸：一般用于神阙穴施灸，干净纱布覆盖在脐孔上，在脐孔内填满盐，盐上放姜片，姜片上放置小艾炷后施灸，患者感觉腹腔温热为止。

注意事项：上述灸法对各种证型的痛经均有效，对虚证和寒证的痛经效果尤其突出。

可在经前2~3天开始施灸，每日1次，5次为1个疗程，共治疗3个疗程。

2. 热敏灸

穴位：关元、中极、子宫、气冲、次髎、三阴交等。

操作要点：选取穴位时，要对热敏高发穴位关元、中极、子宫、气冲、次髎、三阴交等穴进行热敏探查（热敏穴位对艾热异常敏感，易产生经气传感，故治疗前，要用艾条悬灸探查热敏穴位，热敏穴位会出现透热、传热、扩热等现象），标记热敏穴位。灸感：①关元、中极单点温和灸，患者会感觉到热感透至腹腔并扩散至整个腹部，灸至热感消失；②子宫穴位双点温和灸，患者会感觉到热感透至腹腔并扩散至整个腹部，灸至热感消失；③气冲、三阴交穴位双点温和灸，患者会感觉到热感透至会阴并向下肢传导，灸至热感消失；④次髎穴双点温和灸，患者会感觉到热感深透至腹腔或扩散至腰骶部或向下肢传导，灸至热感消失。热敏灸可每日或隔日1次，经前3~5天开始治疗，连续治疗7次为1个疗程。

3. 雷火灸

雷火灸是多种药物按比例组成的植物炷，效果强于灸条。

穴位：关元、气海、曲骨、三阴交、血海等。

治疗部位：小腹、骶髂关节。

雷火灸可以购成品，也可以配制。乳香30 g，没药30 g，川乌30 g，草乌30 g，穿山甲20 g，细辛20 g，肉桂20 g，桃仁20 g，川芎20 g，樟脑40 g，冰片40 g，硫磺40 g等。以上药物研细为末，紧卷成圆柱形以备使用，并选择合适的灸盒。

操作要点：①气滞血瘀证及寒凝血瘀证。点燃2支雷火灸条，分别装在灸具两头，距离小腹与骶髂关节部位2~3 cm，灸至皮肤发红，深部组织发热，每处不能少于15 min；关元、气海、曲骨、三阴交等穴位，用雀啄法，每雀啄8次为1壮，两壮之间用手按压1次，每穴各8壮；月经期也可以进行灸疗，每日1次，灸1~3天，月经后1周再灸10天，共治疗2个月经周期。②气血虚弱。点燃2支药,灸小腹、骶髂关节,距离皮肤2~3 cm,灸至皮肤发红,深部组织发热,每个部位灸疗时间不能少于25 min;肾俞、关元、三阴交、足三里等穴位,在距离穴位2 cm处,用小回旋灸法,每回旋8次为1壮,每穴各灸8壮;月经期进行灸疗,每日1次,灸1~3天,月经后1周再灸10天。③湿热蕴结。点燃灸条,灸曲骨、三阴交、足十趾冲,在距离皮肤1~2 cm处,雀啄8次为1壮,两壮之间用手轻压1次,每个穴位各灸10壮;经期疼痛时进行灸疗,每日1次,灸1~3天,或经前3天灸疗。施灸时,火头应与皮肤保持用灸距离,切忌火头接触皮肤,以免烫伤。治疗时,随时注意患者表情,以患者的感受为度。

(四)推拿

主穴:气海、关元、中极、肾俞、膈俞、八髎等。

配穴或配合经络:气滞血瘀者,配肝俞、膈俞、血海、三阴交、太冲;寒凝血瘀者,配血海、三阴交与命门;湿热蕴结者,配中极、膀胱俞、委中、阴陵泉、三阴交与蠡沟;气血虚弱者,配中脘、天枢、足三里、脾俞、胃俞与督脉;肝肾亏虚者,配肝俞、命门、膀胱经第一侧线与涌泉。

操作要点:①用掌摩法或掌揉法,顺时针方向揉摩小腹5~10 min;②用一指禅推、按、揉手法对气海、关元等腹部穴位进行刺激,以酸胀为度,每穴2 min;③按揉腰骶部10~15 min;④按揉肝俞、肾俞、命门、八髎等背部穴位,每穴2 min;⑤用擦法擦八髎穴,直至产生透热感;⑥点按三阴交、足三里、涌泉等穴位。经前1周治疗3次,连续治疗3个月。

(五)穴位贴敷

1. 辨证穴位贴敷

主穴:神阙、关元、气海、中极、三阴交、子宫、次髎、足三里、十七椎等。

配穴:脾肾阳虚者,加腰阳关、肾俞穴;湿热型患者,加膀胱俞、带脉等穴位;气滞血瘀患者,加水道、地机、血海等穴位。

主要方药:当归、川芎、白芍、延胡索、乳香、蒲黄、五灵脂、大黄、肉桂等。

暖宫止痛贴(适合寒凝血瘀、气滞血瘀证):加入桂枝、艾叶、三七、姜黄、香附、乌药、白芥子等。

健脾温肾贴(适合脾肾气虚、阳虚体弱证):加入淫羊藿、蛇床子、川乌等。

清热利湿贴(适合湿热证):加入银花藤、大血藤、赤芍、栀子等。

补肾活血贴(肾虚血瘀证):加入桑寄生、续断、三棱、透骨草等。

操作要点:以上药物各等份,研细为末备用。以黄酒或姜汁或蜂蜜调和成糊状。取适量药膏(每穴取2~3 g),敷贴于患者穴位(每次选取4~6穴),胶布固定。于经前7天贴敷以上穴位,每日1次,每次4~6 h,连贴5~7天。连续3个月经周期。病程顽固或体质较差者,可以增加三伏贴与三九贴。贴药时间是每年三伏天与三九天各贴敷1次,连续 3 次为 1 个疗程。需要强化治疗者，可增加敷贴 1~2 次。一般连续治疗 3 个疗程（3 年）。

2. 简易穴位贴敷

（1）白芥子贴敷：白芥子 15 g，研细为末，加入面粉，以白酒或米醋调为稀糊状，外敷于涌泉、关元、气海等穴位，胶布固定，每日 1 次，经前连用 3~5 天。

（2）川乌、草乌、白芷贴敷：川乌、草乌、白芷各 5 g，加葱汁、蜂蜜调匀，贴敷于关元、气海、中极、子宫、腹部等痛点处。以胶布或纱布固定，每日 1 次，每次敷贴 2~3 h，经前开始连用 3~5 天。

（六）中药热熨

1. 中药辨证热熨

中药热熨分为虚寒瘀证和湿热瘀证。

（1）虚寒瘀证（适合气滞血瘀证、寒湿凝滞证、气血虚弱证、肝肾亏损证）：益母草 40 g，鸡血藤 40 g，桃仁 40 g，红花 40 g，艾叶 40 g，川椒 40 g，木通 10 g，吴茱萸 60 g，黄芪 30 g，当归 6 g，川芎 60 g，木香 60 g，小茴香 60 g，淮山药 30 g，山萸肉 30 g。

（2）湿热瘀证：蛇舌草 30 g，红藤 30 g，败酱草 30 g，黄檗 20 g，毛冬青 30 g，薏苡仁 30 g，苦参 30 g。

操作要点：①将事先调配好的中草药研成粉末并和匀，取药粉 300 g 装入自制的无纺布药袋中（规格 20 cm×30 cm）并封口，制成药物封包。②将食盐 500 g 装入自制的普通布袋（规格 20 cm×30 cm）内封包制成盐包。③将盐包放入恒温箱中加热至 60 ℃。④治疗时，将药物封包放置于患者治疗部位，取出加热后的盐包装入自制无纺布袋（规格 25 cm×40 cm）内，放置于药物封包上，通过盐包加热药物封包，熨烫治疗部位。每日 1~2 次，每次 20~30 min，5~7 天更换 1 个药袋，14 天为 1 个疗程，治疗 3 个疗程，经期停用。盐包温度不宜过高，避免灼烧皮肤。也可将药包高温蒸热后，隔毛巾放置于腰腹部热熨。⑤如有局部皮肤刺激或过敏，立即停用。

2. 简易中药热熨

生姜 120 g，花椒 60 g，共研细末，铁锅内炒热，分为 4 份，包于布袋或毛巾内，轮换热敷于耻区，可反复使用。疼痛时，可反复熨烫。经前 3~5 天，每日用 1~2 次。

（七）中药熏蒸

中药熏蒸疗法根据痛经的辨证分型，分为以下证型。

（1）寒湿瘀滞证（适合气滞血瘀、寒凝血瘀证）：桂枝、没药、透骨草、细辛、川芎、大血藤、三棱、苍术、白芷、艾叶、小茴香、干姜。

（2）肾虚血瘀证（适合脾肾阳虚、肾虚血瘀证）：川续断、桑寄生、川芎、苏木、大血藤、川牛膝、独活、乳香、没药、透骨草、苍术、白芷。

（3）湿热瘀结证（适合湿热证）：败酱草、大血藤、丹参、赤芍、乳香、没药、透骨草、苍术、白芷、三棱、莪术、连翘。

操作要点：①将中药装入罐中，加清水 1 000 ~ 1 500 mL，煮沸 5 ~ 10 min 后，用于熏蒸；②患者俯卧于熏蒸床上，趁热熏蒸耻区，并以文火维持药液沸腾，使蒸汽持续而均匀。亦可采用现代"气雾透皮"设备进行熏蒸，较为安全。熏蒸后，注意保暖。每次熏 30 ~ 40 min，每日 1 次，10 日为 1 个疗程，行经前 10 日开始治疗。每个月经周期连续治疗 1 个疗程，经期停用，连续 3 个疗程。

（八）其他疗法

1. 中药泡足

药物：益母草 15 g，桃仁 15 g，延胡索 15 g，香附 15 g，小茴香 15 g，艾叶 15 g。

操作要点：中药煎好，去渣、取液 1 000 mL 左右，加清水 3 L 左右，倒入深度为 60 ~ 80 cm 的药浴袋中，放入装满 40 ℃的温水泡洗桶内，袋内药液浸润至足三里附近。中药泡脚适合虚证及寒证的痛经。每次泡洗 30 min 左右，每天 1 次，经前 1 周开始，连续 7 天。行经时，停止泡洗，连续治疗 3 个月，周期为 1 个疗程。泡洗以全身微出汗为度；泡洗后，避免风寒，注意饮食清淡。

2. 脐疗

方药：①气滞血瘀证，香附、乌药、川芎、桃仁、红花、五灵脂、延胡索、冰片各等份；②寒凝血瘀证，吴茱萸、小茴香、乳香、没药、赤芍、五灵脂、延胡索等各等份。

操作要点：将上述药物粉碎密封备用。治疗时，将药粉填于脐内，灸条熏灸脐部至腹腔温热。每次操作约 30 min，月经前 7 天左右开始实施，隔 3 天 1 次，直至月经来潮停止施用，3 个月经周期为 1 个疗程。饭后半小时内，不宜操作。保持室内空气流通。结束后，饮温热水；治疗期间，禁服冷饮。

3. 砭石治疗术

主穴及操作部位：小腹及腰背部；气海、关元、膈俞、肝俞、肾俞、八髎、章门、期门、血海、地机等。

操作要点：①经前 3 天内，每天用加热砭板在患者小腹及腰骶部做温法 30 min；②将砭具压于小腹正中，做顺时针旋转揉摩 10 min，同时从小腹至脐部反推 30 ~ 50 次，然后在气海、关元各按揉 2 min；③用砭具点按膈俞、肝俞、肾俞、八髎等穴位，每穴各半分钟，再于腰骶处横擦，以透热为度；④按揉章门、期门、血海、地机等穴位，每穴半分钟。砭石治疗适合以虚证及寒证为主的痛经。每次于经前连续治疗 3 天左右，3 个月经周期为 1 个疗程。治疗过程中，应认真观察患者的反应，及时调整手法。操作中，以患者耐受为度，着力点要浅，次数勿多，以防止软组织损伤。

4. 鼻嗅法

方药：川乌、草乌、荜茇、良姜等分研为极细粉末入瓶。

操作要点：经期吸入少许药粉，诱发喷嚏，粉每日 3 次。或以极小单层纱布包裹少许药粉，塞入鼻孔，两侧交替，每次 15～30 min，每日 3 次，经期使用。

5. 阴道塞药法

方药：蛇床子、五倍子、艾叶各 15 g，公丁香、雄黄、枯矾各 9 g，麝香 0.3 g。

操作要点：以上药物共研细末，炼蜜为丸，每丸重 3 g，经前每天塞 1 个药丸至阴道深处，连用 3 丸。此方法适宜于服药或一般外治疗效不佳的中重度痛经患者。

痛经外治法种类繁多，在此只列举了临床常用的 1 种方法。临床应用时，可以根据病情和治疗条件选取 2～3 种方法联合治疗，如针灸配合穴位贴敷及耳穴压豆法、艾灸配合中药熨烫或中药熏蒸及耳穴压豆法、推拿配合砭石治疗及脐疗法等。

六、中医预防与调护

（1）调情志，保持心情舒畅。

（2）在月经来潮前及经期，要注意防寒保暖，不食生冷辛辣食物，不参加过重的劳动和剧烈运动。

（3）尽量避免人流等各种宫腔手术，禁经期同房等，预防继发性痛经的发生。

（4）平时适当地进行体育锻炼，增强体质，少食生冷食物。

（5）劳逸结合，生活有规律。

（蔡园园）

第二节　闭经

一、概要

月经来潮是下丘脑－垂体－卵巢轴及子宫生殖道之间精细的相互调节作用的结果。这个相互作用中任何一步出现问题都会造成闭经。闭经是妇科疾病中最常见的症状之一，是病理生理变化的临床表现，其病因众多，不仅涉及内分泌系统，而且涉及多个身体系统，病情复杂，常给诊断和治疗带来困难。

中医学将闭经称之为"经闭""不月""月事不来""经水不通"等。历代医著对闭经论述颇多，《灵枢·邪气脏腑病形》指出："肾脉……微涩为不月。"《素问·评热病论》指出："有病肾风者……月事不来""月事不来者，胞脉闭也。"《素问·阴阳别论》有"二阳之病发心脾，有不得隐曲，女子不月"；尤在《素问·腹中论》创妇科第一首方"四乌鲗骨——芦茹丸"，治疗血枯经闭，至今常用。

二、中医外治法的优势

闭经病因复杂，治疗难度大，药物治疗联合中医外治法可相互配合提高疗效，加之外治法方法简便，疗效可靠，无不良反应，且无药物之苦，所以值得提倡和推广。

三、诊断要点

目前广泛接受的闭经定义为：①已达到14岁尚无月经来潮，第二性征不发育；②已达16岁尚无月经来潮，不论第二性征发育生长是否正常；③已有月经来潮，但月经闭止3个周期（按本人的月经周期长短计算）或超过6个月不来潮。

四、辨证分型

1. 气血虚弱证

月经周期延迟、经量少、色淡红、质薄，渐至月经停止；神疲肢倦，头晕眼花，心悸气短，面色萎黄；舌淡、苔薄、脉象沉缓或细弱。

2. 肾气亏损证

年逾16岁尚未有月经初潮，或月经初潮偏迟，时有月经停闭现象，或月经周期建立后，由月经周期延后、月经减少渐至月经停闭；或体质虚弱，全身发育欠佳，第二性征发育不良，或腰酸腿软，头晕耳鸣，倦怠乏力，夜尿频多；舌淡黯，苔薄白，脉象沉细。

3. 阴虚血燥证

月经周期延后、经量少、色红质稠，渐至月经停闭；五心烦热，颧红唇干，盗汗甚至骨蒸劳热，干咳或咯血；舌红，少苔，脉象细数。

4. 气滞血瘀证

月经停闭，胸胁、乳房胀痛，精神抑郁，小腹胀痛拒按，烦躁易怒；舌紫黯，有瘀点，脉象沉弦而涩。

5. 痰湿阻滞证

月经延后，经量少，色淡质黏腻，渐至月经停闭；伴形体肥胖，胸闷泛恶，神疲倦怠，痰多或白带量多且色白；苔腻，脉滑。

五、中医外治法

（一）针刺法

1. 普通针刺法

主穴：关元、归来、肾俞、气冲、子宫、三阴交、天枢、阴交、地机、八髎、十七椎、公孙、次髎等；对于病情较重者，可选用长强穴。

配穴：肝肾亏虚者，加肝俞、太溪；气血不足者，加气海、血海、脾俞、足三里；气滞血瘀者，加太冲、期门、膈俞；阴虚血燥者，加血海、阴交；痰湿阻滞者，加带脉、丰隆、水道；肾气亏虚者，加命门、腰阳关、大椎、阳维；病程长者，可加百会、神门、志室、肓俞、复溜、气门等。

操作要点：①主穴为主，根据不同证型斟酌增加配穴。每次取6～8穴。针刺手法以虚补实泻为原则。针刺关元，宜用连续捻转手法，使针感向会阴部传导。膈俞、脾俞等背俞穴向下或朝脊柱方向斜刺，不宜直刺、深刺。长强穴宜浅刺、强刺激。②气血不足、寒湿凝滞者，可在背部穴或腹部穴位加灸。③气滞血瘀者或痰湿内凝的患者，可配合刺络拔罐进行治疗。④若病情重，病程长，治疗每日或隔日1次，10次为1个疗程，连续治疗8～10次，经期停用。

2．电针

选穴原则：同普通针刺法。

操作要点：归来穴配三阴交穴、中极穴配地机穴。连接电针治疗仪，用疏密波，施以中等强度电流刺激。可任选一对穴位或各对穴位交替使用。每日或隔日治疗1次，每次20～30 min，10次为1个疗程，连续治疗3～6个月。

3．温针灸

选穴原则：同普通针刺法。

操作要点：患者平卧或俯卧位，针刺穴位得气后，于针柄上放置艾团（艾炷），点燃并留针20～30 min。温针灸疗程同普通针刺。温针灸适合寒凝血瘀或气血亏虚等寒证或虚证。辨证选穴，一般选择肌肉丰满的穴位，轮流选取，避免对皮肤的刺激。

4．穴位埋线

主穴及配穴：同普通针刺法。

操作要点：见总论及痛经章节。穴位埋线一般于非经期进行，半月埋线1次，连续5～8次为1个疗程。

（二）耳针或耳穴压豆或耳部揿针

主穴：内生殖器、内分泌、皮质下。

配穴：肝、肾、心。

操作要点：以主穴为主，酌情加入配穴。每次取2～3个穴位，双耳均选。毫针中度刺激，留针15～30 min，注意严格消毒。耳针每日或隔日1次，连续5～7次为1个疗程，治疗5～8个疗程；可采用埋针或压丸法。使用王不留行籽或揿针贴压，敷贴好后用拇、食指反复按压至耳郭潮红充血，并嘱患者每日自行按压3～4次。3～5天换贴1次。月经来潮后，再贴压1个疗程，巩固效果。一般3～5次为1个疗程，治疗3～5个疗程。

（三）灸法

1. 直接灸或隔物灸

穴位：关元、气海、中极、地机、次髎、足三里、三阴交、阳池、三焦俞。

操作要点：灸法对各种证型的闭经均有效，对虚证的闭经效果尤其突出。选穴按辨证施治原则及个人经验为主，选取5～8穴。可以用灸条悬灸或灸盒施灸。

对于下焦虚寒较重患者，可以采用隔物灸。隔物灸有隔姜灸、隔盐灸等。

隔姜灸将艾炷放置姜片上，从顶端点燃艾炷，待快燃尽时，在旁边接续一个艾炷。灰烬过多时，及时清理。注意艾灸过程中，要不断地移动姜片，以局部出现大片红晕潮湿，患者感觉到热为度。每穴灸5～7壮小艾炷。

隔盐灸：一般用于神阙穴施灸，干净纱布覆盖在脐孔上，在脐孔内，填满盐，盐上放姜片，姜片上放置小艾炷后施灸，以患者感觉腹腔温热为度。

灸法每日1次，5～7次为1个疗程，共治疗3～5个疗程。

2. 热敏灸

穴位：关元、子宫、次髎、三阴交。

操作要点：①取穴。对热敏高发穴位，如关元、子宫、次髎等进行热敏探查（热敏穴位对艾热异常敏感，易产生经气传感，故治疗前，要用艾条悬灸探查热敏穴位，热敏穴位会出现透热、传热、扩热等现象），标记热敏穴位。②灸感。a. 关元单点温和灸：患者可自觉热感透至腹腔，并扩散至整个腹部，灸至热敏灸感消失。b. 子宫穴位双点温和灸：患者可自觉热感透至腹腔并扩散至整个腹部，灸至热敏灸感消失。c. 次髎穴双点温和灸：患者可自觉热感深透至腹腔，或扩散至腰骶部，或向下肢传导，灸至热敏灸感消失。

3. 温督灸

部位：取督脉大椎至腰俞的脊柱部位。

督灸粉：麝香、斑蝥、肉桂、丁香、川芎、冰片、附子、桂枝、细辛、当归、没药、透骨草按2∶1.5∶1∶1∶1∶1∶1∶1∶1∶1∶1∶1的比例研为极细粉。

操作要点：①患者裸背俯卧于床上。常规消毒后，在治疗部位涂抹生姜汁，再在治疗部位上撒上督灸粉，之后在其上覆盖桑皮纸，然后再在桑皮纸上铺梯状生姜泥，最后在姜泥上面最顶端、中间点、最末端放置三角锥形艾炷。②点燃艾炷上、中、下三点，任其发热至自然熄灭，连续灸治1～3次后，把姜泥和艾灰去除。③用湿热毛巾把治疗部位擦干净。④灸疗后，局部皮肤红润，4～6h后慢慢起小泡。第二天放掉水疱中的液体。灸痂一般需3～7天才能脱落。10～15天治疗1次，3次为1个疗程。病情顽固者，在三伏天温督灸更为合适。

4. 雷火灸

穴位：关元、气海、曲骨、三阴交、肾俞、八髎、腰阳关等。

治疗部位：小腹、腰背。

雷火灸可以购成品，也可以配制。乳香30 g，没药30 g，川乌30 g，草乌30 g，穿山甲 20 g、细辛 20 g、肉桂 20 g、桃仁 20 g、川芎 20 g、樟脑 40 g、冰片 40 g、硫磺 40 g，以上药物研细为末，紧卷成圆柱形备用。

操作要点：①气滞血瘀及寒凝血瘀证，点燃 2 支雷火灸条，装在两头灸具上，在小腹与骶髂关节部 2～3 cm 处，灸至皮肤发红，深部组织发热，每处不能少于 15 min；灸关元、气海、曲骨、三阴交等穴位，用雀啄法，每雀啄 8 次为 1 壮，两壮之间用手按压 1 次，每穴各 8 壮。②气血虚弱、肾气亏虚，小腹、腰背部，灸至皮肤发红，深部组织发热，每部位灸疗时间不能少于 25 min；灸肾俞、八髎、三阴交、足三里等穴位，距离穴位 2 cm 处，用小回旋灸法，每回旋 8 次为 1 壮，每穴各灸 8 壮。每日或隔日 1 次，3～5 次为 1 个疗程，治疗 3～4 个疗程，疗程之间应休息 1 周。③雷火灸适合虚寒性闭经。

（四）推拿

主穴及经络：气海、关元、肾俞、八髎；肾俞、脾俞、膈俞；三阴交、血海、足三里；任脉、督脉、膀胱经第一侧线。

操作要点：①揉摩小腹时，对于虚证以逆时针为主，对于实证以顺时针为主，手法要求深沉缓慢，时间 10～15 min。②用一指禅推、按、揉气海、关元等腹部穴位，以酸胀为度。③根据辨证施治原则，对于气滞血瘀的情况，按揉章门、期门、血海，以患者感觉酸胀为度，斜擦两胁，直至微热。对于寒凝血瘀的情况，直擦背部督脉，横擦骶部，直至小腹透热，按揉八髎，直至局部温热。对于肾气亏虚、肝肾亏虚、气血不足的情况，点按中脘、天枢、足三里、脾俞、胃俞；横擦左侧背部脾胃区，腰部肾俞、命门，直至透热；直擦背部督脉，斜擦小腹两侧，直至透热。对于痰湿阻滞的情况，点按丰隆、带脉、大横，按揉八髎，直至酸胀；横擦背部及腰骶部，直至透热。根据病情，整体操作时间每次以 40 min 左右为宜。每日或隔日 1 次，每次 40 min，10 次为 1 个疗程。

（五）穴位贴敷

主穴：神阙、关元、气海、中极、三阴交、子宫、次髎、足三里、肾俞、归来。

配穴（根据辨证施治原则，灵活选取）：气滞血瘀者，配肝俞、膈俞、阴交、血海、太冲；寒凝血瘀者，配血海、命门；阳虚内寒者，配腰阳关、次髎等；痰湿者，配中极、膀胱俞、带脉、曲池、委中、阴陵泉、三阴交、蠡沟；气血虚弱者，配血海、关元俞、中脘、天枢、足三里、脾俞、胃俞；肝肾亏虚者，配肝俞、肾俞、命门。

方药：当归、川芎、白芍、延胡索、乳香、蒲黄、五灵脂、大黄、肉桂。

暖宫止痛贴（适合于寒凝血瘀、气滞血瘀证）：加桂枝、艾叶、三七、姜黄、香附、乌药、白芥子。

健脾温肾贴（适合于脾肾气虚、阳虚体弱证）：加淫羊藿、蛇床子、川乌、草乌。

清热利湿贴（适合于痰热证）：加银花藤、大血藤、赤芍、栀子。

补肾活血贴（肾虚血瘀证）：加桑寄生、续断、三棱、透骨草、穿山甲、细辛。

操作要点：以上药物各等份，研细为末备用。以黄酒或姜汁或蜂蜜调和成糊状。取适量药膏（每穴位取 2~3 g），敷贴于患者穴位（每次选取 4~6 个穴位），胶布固定。敷贴时间以患者能够耐受为度。每天 1 次，每次 4~6 h，连贴 5~7 天为 1 个疗程，连续 3 个疗程。病程顽固或体质较差者，可以再敷贴三伏贴与三九贴。每年三伏天与三九天各贴敷 1 次，连续 3 次为 1 个疗程。需要强化治疗者，可增加敷贴 1~2 次。一般连续治疗 3 个疗程（3 年）。

（六）其他疗法

1. 皮肤针

操作要点：重点叩刺腰骶两侧、任脉、肾经、脾经循行的部位，特别是气海、关元、肝俞、肾俞、三阴交等。2~3 日 1 次，治疗 3 次为 1 个疗程，连续治疗 5~6 个疗程。

2. 穴位注射

穴位：肝俞、脾俞、肾俞、气海、关元、归来、气冲、三阴交。

操作要点：每次选 2~3 个穴位，用黄芪、当归、红花注射液等中药制剂，或胎盘组织液、维生素 B_1 注射液，注射液可以交替选用，每穴注入 1~2 mL。注射穴位不宜过多，严格遵循无菌操作规程。隔日 1 次，6~10 次为 1 个疗程。

3. 刮痧法

部位：耻区、腰背部、下肢。

操作要点：①背部。用直线刮法刮拭脊柱两侧膀胱经第一侧线，每侧刮拭 10~20 次为宜，重点刮拭肝俞、脾俞、胃俞、肾俞、三焦俞。②腹部。a. 用边刮法、重刮法刮拭腹部正中任脉，从气海穴向下刮至中极穴，重点刮拭关元、气海穴，也可用摩擦法、按揉法。b. 用轻刮法短距离刮拭奇穴子宫穴区，也可点压按揉。各部位刮拭 20~30 次为宜。③下肢。a. 以膝关节为界分上下两段分别刮拭，由上向下依次刮拭肝经循行区域，主要从血海穴至三阴交穴，三阴交、血海穴可采用点压法、按揉法。b. 用轻刮法刮拭小腿内侧肾经循行区域，重点点压、按揉内踝下的照海穴区，也可用角刮法短距离直线刮拭。每一部位刮拭 10~20 次为宜。每周刮痧 1~2 次，治疗 2~3 周。

4. 中药热熨

（1）虚寒瘀证（适合于气滞血瘀、寒湿凝滞、气血虚弱证）：益母草 40 g，丹参 40 g，桃仁 40 g，红花 40 g，艾叶 40 g，川椒 40 g，木通 10 g，吴茱萸 60 g，黄芪 30 g，当归 6 g，川芎 60 g，木香 60 g，小茴香 60 g，淮山药 30 g，山萸肉 30 g。

（2）痰湿瘀阻证：苍术 30 g，生半夏 30 g，胆南星 30 g，艾叶 40 g，红花 40 g，王不留行 40 g，大黄 30 g，海桐皮 30 g。

操作要点：①将事先调配好的中草药研成粉末并和匀，取药粉 300 g 装入自制无纺布药袋中（规格 20 cm×30 cm）并封口，制成药物封包；②将食盐 500 g 装入自制的普通布袋（规格 20 cm×30 cm）内封包制成盐包；③将盐包放入恒温箱中加热至 60 ℃；④治疗时将药物封包放置于患者治疗部位，取出加热后的盐包装入自制无纺布袋（规格

25 cm×40 cm）内，放置于药物封包上，通过盐包加热药物封包，熨烫治疗部位。每日1~2次，每次20~30 min，5~7天更换1个药袋，14天为1个疗程，治疗3个疗程，经期停用。也可将药包高温蒸热后，隔毛巾放置于腰腹部热熨。

5. 中药熏蒸

中药熏蒸根据闭经辨证分型，可以有以下证型。

（1）寒湿瘀滞证（适合于气滞血瘀、寒凝血瘀证）：桂枝、没药、透骨草、细辛、川芎、大血藤、三棱、苍术、白芷、艾叶、小茴香、干姜。

（2）肾虚血瘀证（适合于脾肾阳虚、肾虚血瘀证）：川续断、桑寄生、川芎、苏木、大血藤、川牛膝、独活、乳香、没药、透骨草、苍术、白芷。

（3）痰湿、湿热瘀结证（适合于湿热证）：败酱草、大血藤、丹参、赤芍、乳香、没药、透骨草、苍术、白芷、三棱、莪术、连翘。

操作要点：①将中药装入罐中，加清水1 000~1 500 mL，煮沸5~10 min后用于熏蒸；②患者俯卧于熏蒸床上，趁热熏蒸耻区，并以文火维持药液沸腾，使蒸汽持续而均匀。亦可采用现代"气雾透皮"设备进行熏蒸，较为安全。中药熏蒸治疗部位以耻区、腰部为主，每次熏30~40 min，每日1次，10日为1个疗程，行经前10日开始治疗。每个月经周期连续治疗1个疗程，经期停用，连续3个疗程。

6. 中药泡足

药物：益母草15 g，桃仁15 g，延胡索15 g，香附15 g，小茴香15 g，艾叶15 g。

操作要点：将中药水煎后去渣，取液1 000 mL左右，再加清水3 L左右，倒入深度为60~80 cm的药浴袋中，将药浴袋放入装满40 ℃温水的泡洗桶内，袋内药液浸润至足三里附近。中药泡脚适合于虚证及寒证的闭经。每次泡洗30 min左右，每日1次，经前1周开始，连续7天。行经时，停止泡洗，连续治疗3个月为1个疗程。

闭经因病因复杂，病程较长，外治法一般建议三联至四联联合应用。例如，普通针刺法配合耳穴疗法加推拿，或针灸与推拿配合穴位注射及中药热熨等。穴位埋线配合耳穴压豆及穴位贴敷等，多种方法联合应用对改善病情、缩短疗程有一定的帮助。

六、中医预防与调护

（1）注意精神状况，保持乐观，情绪稳定，避免暴怒、过度紧张和压力过大。

（2）采取严格合理的避孕措施，避免多次人流或刮宫。

（3）饮食适宜，注意营养均衡，少食辛辣、油炸、油腻之品。

（4）行经之时，注意防寒保暖，避免冒雨涉水，忌食生冷食物。

（5）适当运动，避免剧烈运动。

（6）少服或不服紧急避孕药、长效避孕药、减肥药等。

（7）及时治疗某些慢性疾病，消除可能导致闭经的因素。

（蔡园园）

第三节　多囊卵巢综合征

一、概要

多囊卵巢综合征是一种生殖功能障碍与糖代谢异常并存的内分泌紊乱综合征,是最常见的女性内分泌紊乱的疾病之一。本病以持续性排卵功能障碍、高雄激素血症或胰岛素抵抗、卵巢多囊样改变及闭经、多毛、肥胖、不孕为主要特征,发病因素多并具有高度异质性,且临床表现多样,其中因排卵障碍而致不孕是多囊卵巢综合征的主要临床表现。

二、中医外治法的优势

多囊卵巢综合征病因复杂,治疗难度大,药物治疗联合中医外治法可提高疗效。中医外治法治疗通过对多囊卵巢综合征患者的整体调节,以及对气血关系的注重,改善机体对内外环境变化、有害刺激的适应能力,以达到阴平阳秘状态,从而防止疾病的加重及恶化,具有疗效确切、不良反应小、应用方便、操作简单等多种优势,使其成为治疗该病不可缺少的一种方法,值得提倡和推广。

三、辨证分型

1. 肾虚证

月经初潮迟至,月经后期,经量多,色淡质稀,渐至闭经,偶有崩漏不止,或月经延期;面色无华,头晕耳鸣,腰膝酸软,乏力畏寒,大便溏薄,带下量少,阴中干涩,苔淡苔薄,脉象沉细。

2. 脾虚痰湿证

月经量少,甚则闭经,形体肥胖,多毛,头晕胸闷,喉间多痰,四肢倦怠,疲乏无力,带下量多,婚久不孕,舌体胖大,色淡,苔厚且腻,脉象沉滑。

3. 气滞血瘀证

月经量少,经行有块,甚则经闭不孕,精神抑郁,心烦易怒,小腹胀满拒按,或胸胁满痛,乳房胀痛,舌体暗红有瘀点瘀斑,脉沉弦涩。

4. 肝经郁火证

月经稀发,量少,甚则经闭不行,或月经紊乱,崩漏淋漓,毛发浓密,面部痤疮,经前胸胁乳房胀痛,肢体肿胀,大便秘结,小便黄,带下量多,外阴时痒,舌红苔黄腻,脉沉涩或弦数。

四、中医外治法

（一）针刺法

1. 普通针刺法

主穴：膈俞、脾俞、肝俞、肾俞、中脘、气海、关元、子宫、大赫、血海、足三里、三阴交。

配穴：肾虚者配太溪，血虚者配血海，痰湿者配内关、丰隆，肝虚者配肝俞、期门、内关、太冲。

操作要点：①关元、子宫穴加灸；②穴位采用虚补实泻或平补平泻；③每日1次，6次为1个疗程。每个疗程结束后，休息1天再进行下1个疗程。

2. 电针刺法

主穴：关元、大赫、中极、阴陵泉、三阴交。

配穴：随症加减针刺穴位。

操作要点：实证者用泻法，虚证者用补法。得气后，使用连续波或疏密波治疗，强度则以患者能忍受为宜。每日1次，15天为1个疗程，共5个疗程。

3. 温针灸

具体方法及形式见闭经相关内容。

4. 穴位埋线

穴位：中极、合谷、地机、丰隆、太冲。

操作要点：见痛经、闭经相关内容。经期停用，15日操作1次，3次为1个疗程，治疗2～3个疗程。对于病情顽固、需促排卵、需减肥的患者有较好的疗效。

（二）灸法

艾灸的具体方法及形式见闭经相关内容。

（三）耳针或耳穴压豆或耳部掀针

主穴：内生殖器、内分泌、皮质下、子宫、卵巢。

配穴：肝、肾、脾、心。

操作及注意事项：参见痛经、闭经。

（四）推拿

取穴及操作参见闭经相关内容。

操作要点：每星期进行2～3次，10次1个疗程，共3个疗程。月经期间不需停止治疗，但对腹部进行按摩时，力度需适当减轻。

（五）穴位贴敷

参见痛经及闭经相关内容。

（六）其他疗法

1. 挑刺法

穴位：大椎旁点（棘突旁开 1.5～2 寸）、骶丛神经点（髂后上棘外下 1 寸处）、L2 旁点（同肾俞穴）、归来。

配穴：气冲穴、L1 旁点（同三焦俞）。

操作要点：将钢针刺入皮下，并有节律地牵拉运针，频率为 80～120 次/min，强度因人而异。在滤泡期手法宜轻，黄体期可加重，排卵期就要平补平泻使受精卵更加容易着床。滤泡期第 1 天开始针挑，3～5 天治疗 1 次；排卵期则需隔天 1 次，8～10 次为 1 个疗程，3 个月经周期为限。

2. 穴位注射

穴位：关元、中极、子宫、三阴交、气海。

操作要点：促排卵治疗从月经周期的第 4 天开始，每日选择 2 个穴位进行注射，将 75 U 尿促性素用生理盐水稀释至 25 mL，每穴注射 2 mL，隔日 1 次，连续用 7～8 次。调经可用当归、红花注射液等，操作及注意事项参见闭经。

3. 中药外用熏蒸、热熨、泡洗

中药外用熏蒸、热熨、泡洗等参见闭经相关内容。

多囊卵巢综合征患者的外治法有以下几个重点：①对于育龄期有生育要求的患者，中医外治法的重点是促排卵，2～3 项疗法联合应用以促排卵，如耳穴压豆配合针刺及艾灸，或中药热熨配合埋线、穴位注射等方案；②对于多囊卵巢综合征出血的患者，外治法参见崩漏的治疗；③对于肥胖患者，以耳针配合穴位埋线、穴位贴敷等为主；④对于无生育要求的患者，外治法以调理改善脏腑功能为主。外治法可以灵活组合。

五、中医预防与调护

（1）饮食防护。提倡健康饮食、营养均衡、科学饮食，忌发物、忌零食、忌甜食，限主食。

（2）加强运动，合理控制体重。

（3）注意精神调节，保持乐观，情绪稳定，避免暴怒、过度紧张和压力过大。

（4）生活作息有规律。

（蔡园园）

第四节 盆腔炎性疾病

一、概述

盆腔炎性疾病是指女性上生殖道的一组感染性疾病，主要包括子宫内膜炎、输卵管炎、输卵管卵巢脓肿、盆腔腹膜炎。炎症可局限于一个部位，可以同时累及几个部位，以输卵管炎、输卵管卵巢炎最常见。盆腔炎性疾病多发生于性活跃期、有月经的女性，临床上，可分为急性盆腔炎和慢性盆腔炎。急性盆腔炎若未及时救治，可引起弥漫性腹膜炎、感染性休克等，危及生命；若急性盆腔炎未彻底治愈，可转为慢性盆腔炎，迁延不愈。

二、诊断要点

1. 病史

急性盆腔炎患者多有经期、产后余血未净，摄生不洁，或不禁房事，或妇科手术后感染邪毒的情况。慢性盆腔炎患者多有急性盆腔炎、阴道炎、节育及妇科手术感染病史，或不洁性生活史。

2. 临床表现

急性盆腔炎患者呈急性面容，小腹疼痛难忍，带下量多，色黄质稠，甚至如脓血，伴有臭秽气味，还会出现高热烦躁、便结尿黄等。慢性盆腔炎患者耻区疼痛，痛连腰骶，常在劳累、长时间站立、性交后及月经前后加剧，可能伴有月经不调或不孕，平素疲乏、低热、失眠等。

3. 检查

（1）妇科检查：急性盆腔炎患者耻区紧张，有压痛及反跳痛；阴道及宫颈充血，脓性分泌物量多，宫体及附件区压痛明显，可触及包块。慢性盆腔炎患者子宫多后倾，宫体压痛，活动受限，一侧或双侧附件增厚，压痛，亦可触及囊性包块。

（2）辅助检查：急性盆腔炎患者的血常规见白细胞及中性粒细胞升高；阴道及宫颈分泌物或血培养可有致病菌；盆腔若形成脓肿可在后穹隆穿刺后，吸出脓液；B超见盆腔积液或盆腔肿块、输卵管积液等。慢性盆腔炎患者的B超可见两侧附件增宽、增厚，或有炎性肿物；子宫输卵管造影可见输卵管堵塞、积液。

三、辨证分型

（一）急性盆腔炎

1. 热毒炽盛证

下腹疼痛拒按，带下量多色黄，质稠，甚至如脓血，伴有臭秽气味，同时还会有高热恶寒，咽干口苦，大便秘结，小便短赤，月经量多等；舌质红，苔黄厚，脉滑数。

2. 湿热瘀结证

下腹疼痛拒按，或胀满，带下量多色黄，质稠，伴有臭秽气味，同时还有寒热往来，大便稀溏或燥结，小便短赤，月经量多、淋漓不尽等；舌红有瘀点，苔黄厚，脉弦滑或滑数。

（二）慢性盆腔炎

1. 湿热瘀结证

耻区疼痛拒按，或隐痛，痛连腰骶，经期或劳累时加重，带下量多色黄，质稠，伴有臭秽气味，同时还有低热起伏，胸闷，大便稀溏或燥结，小便短赤，月经量多、淋漓不尽等；舌红有瘀点，苔黄厚，脉弦滑或滑数。

2. 气滞血瘀证

耻区胀痛或刺痛，经期加重，带下量多，同时还有月经量多，夹血块，经前情绪不宁，乳房胀痛，婚久不孕；舌紫黯有瘀点、瘀斑，苔薄白，脉涩或脉弦。

3. 寒湿凝滞证

耻区冷痛或胀痛，痛连腰骶，经期加重，得热痛减，带下量多淋漓，同时还有月经经期延后，经血量少而色黯，神疲乏力，喜热恶寒，婚久不孕；舌黯红，苔白腻，脉沉迟。

4. 气虚血瘀证

耻区隐痛或结块，痛连腰骶，延绵日久，经期加重，带下量多，伴见经血量多有血块，神疲乏力，少气懒言；舌质紫黯有瘀点，苔白，脉涩而无力。

四、中医外治法

1. 普通针刺

主穴：水道、归来、次髎、秩边、三阴交。

配穴：热毒蕴结证者，加下髎、交信；湿热瘀结证者，加蠡沟、阴陵泉；气滞血瘀证者，加太冲、血海；寒湿凝滞证者，加子宫、关元、中极；气虚血瘀证者，加气海、血海。

操作要点：在水道、归来穴位直刺 1～1.5 寸，针感向小腹部放射；在秩边穴位向内下方倾斜 45°深刺，进针 2～3 寸，使针感向外生殖器方向扩散；在次髎穴位向内斜刺入骶后孔，进针 1～2 寸，使针感向盆腔扩散；在三阴交穴位平刺 0.5～0.8 寸；于仰卧位针刺腹部穴位，再俯卧位针刺腰骶部穴位，各留针 15 min，留针期间行针 2～3 次，每次行针 5～10 s，10 次为 1 个疗程。

2. 穴位注射

穴位：子宫、水道、次髎。

操作要点：穴位常规消毒后，湿热瘀阻证及热毒蕴结证者选用鱼腥草注射液，气滞血瘀证者选择丹参注射液，每穴刺入提插有针感，抽吸针筒无回血后注入 1 mL 药液，隔日 1 次，5 次为 1 个疗程。

3. 掀针

主穴：子宫、水道、次髎。

配穴：热毒蕴结证者，加下髎、交信；湿热瘀结证者，加蠡沟、阴陵泉；气滞血瘀证者，加太冲、血海；寒湿凝滞证者，加关元、中极；气虚血瘀证者，加气海、血海。

操作要点：穴位常规消毒后，撕开 0.2 mm×1.5 mm 掀针一半的剥离纸及胶布，将针体刺入穴位，贴好后撕除另一半的剥离纸，轻轻按压穴位 30 s，嘱咐患者每日按压 4～5 次，每次 1 min，隔日自行撕去，5 次为 1 个疗程。

4. 耳穴压豆

穴位：内生殖器、盆腔、内分泌。

操作要点：耳部消毒后，每次选 3～4 穴，用王不留行籽贴压固定，每天按揉 4～5 次，每次 5～10 min，以发热为度。

5. 灸法

（1）穴位：中极、气海、关元、子宫、水道。

操作要点：采用隔姜灸或温和灸，灸至皮肤出现红晕，每次 20～30 min，10 次为 1 个疗程。此法适用于寒湿凝滞证。

（2）穴位：子宫穴附近的热敏化腧穴（即子宫穴附近的痛点、结节点）、腰骶部热敏化腧穴。

操作要点：患者仰卧位，暴露下腹，医者在子宫穴附近的热敏化腧穴处施以热敏灸，分别按雀啄，往返，温和灸的方式依次进行回旋。只要出现以下 1 种（含 1 种）灸感反应就表明该腧穴已发生热敏化，如透热、扩热、传热，局部不热远部热，表面不热深部热，施灸部位或远离施灸部位产生酸、胀、麻、痛等非热感；隔日患者俯卧位，对腰骶部热敏化腧穴施以热敏灸，每次 20～30 min，10 次为 1 个疗程。此法适用于寒湿凝滞证。

6. 推拿法

操作要点：①振腹疗法，医者将前臂自然放于患者腹部，充分放松，以高频率、低振幅、中强度的规律的振动手法进行操作，用时约 30 min；②待患者自觉腹内有发热感，点按气海、关元穴，3～5 min；③三阴交、八髎穴点穴，3～5 min，点按或擦八髎穴，以发红、发热为度。

7. 敷贴

穴位：神阙、气海、关元、子宫。

操作要点：川椒10 g，细辛10 g研为细末，用蜂蜜调为糊状，每次取蚕豆大小药团置于穴位敷贴胶布中央，贴于穴位上，配合远红外线灯（TDP）使用效佳。此法适用于寒湿凝滞证。

8. 灌肠

（1）四逆散加减方：丹参20 g，泽兰15 g，醋香附15 g，赤芍10 g，归尾10 g，醋延胡索15 g，柴胡12 g，枳实12 g，白芍15 g，紫花地丁15 g。湿热下注证，加败酱草、红藤；热毒蕴结证，加蒲公英30 g，忍冬藤15 g，白花蛇舌草15 g。腹痛甚者，酌加川楝子、荔枝核、乌药；少腹冷痛者，酌加艾叶、小茴香；腰骶酸痛者，酌加川断、杜仲、牛膝；盆腔包块者，酌加路路通、穿山甲、三棱、莪术；腹股沟淋巴结肿大者，酌加玄参、贝母、夏枯草、山慈姑；外阴瘙痒者，酌加地肤子、白鲜皮、苦参；带下色黄有异味者，酌加败酱草、土茯苓、红藤；白带量多者，加苍术、白果。

（2）慢性盆腔炎一号方：桂枝12 g，羌活12 g，醋香附15 g，青皮9 g，仙茅12 g，醋延胡索15 g，台乌药12 g，柴胡12 g，荔枝核18 g，白芍15 g，醋艾叶12 g，酒川芎12 g。此法适用于寒湿凝滞证。

9. 肠道纳药

康妇消炎栓，每晚睡前将栓剂1粒纳入直肠，10日为1个疗程。

10. 熏洗

药物：地肤子、蛇床子、苦参、蒲公英、黄檗、泽泻、龙胆草、栀子各10 g。

操作要点：药物煎汤液1 000～2 000 mL，趁热用热气熏蒸，后坐浸于药液中。每日1次，10天为1个疗程。

11. 中药熨烫

慢性盆腔炎三号方：黄檗10 g，败酱草30 g，虎杖10 g，土茯苓15 g，忍冬藤30 g，乳香15 g，没药15 g，桃仁10 g，莪术15 g，三棱15 g，透骨草30 g，皂角刺15 g。海盐300 g，布袋、治疗盘、TDP、微波炉。

操作要点：以上药物打粉混入海盐，装入布袋，置于微波炉高火中加热1～2 min，趁热覆于患者耻区，配合TDP使用。每日1次，10天为1个疗程。

12. 离子导入法

慢性盆腔炎二号方：败酱草20 g，红藤20 g，醋延胡索15 g，蒲公英15 g，丹参15 g，楝子10 g。配合使用的设备有：药物离子导入治疗仪、纱布、医用垫。

操作要点：上述药物煎汁取液，将2块5层纱布（药垫）在药液中浸湿，患者取仰卧位，暴露小腹，将其中1块药垫平放于一侧子宫穴，另1块置于对侧子宫穴。连接直流药物离子导入治疗仪，将输出引线的插头插在放置好的电极板上，病变部位接正极，对侧接负极。治疗处加盖一层医用垫，用沙袋压实，使电极片贴紧接触皮肤。打开总电源，调节定时器，治疗30 min后取下电极板。每日1次，10次为1个疗程。

五、中医预防与调护

（1）生育期女性注意个人卫生保健。
（2）积极锻炼身体，增强体质。
（3）急性盆腔炎、阴道炎、生殖道支原体及衣原体感染者，需及时彻底治疗。

（蔡园园）

第五节 子宫腺肌病

一、概述

子宫腺肌病是指子宫内膜向肌层良性浸润并在其中弥漫性生长，特征是在子宫肌层中出现了异位的内膜和腺体，周围伴有肌层细胞肥大和增生。本病多发生于30～50岁的经产妇，约15%的患者同时合并内异症，约半数合并子宫肌瘤。与子宫内膜异位症病因不同，但两者均受雌激素调节。目前，西医主要根据患者的症状、年龄、生育要求来制定治疗方案，如症状轻、有生育要求及近绝经期患者，可以试用达那唑、孕三烯酮或GnRH-a来缓解症状，但不良反应较明显；年轻或希望生育的子宫腺肌瘤患者，可以试行病灶挖出术，但术后有复发的风险；对症状重、无生育要求或药物治疗无效的患者，可以行子宫切除术。

中医学的相关记载散见于"痛经""癥瘕""不孕"等疾病中，如《妇人大全良方》所载："妇人腹中瘀血者，由月经闭积，或产后余血未尽，或风寒致瘀，久而不消，则为积聚癥瘕矣"，说明外邪入侵、情志内伤、手术损伤等可导致机体脏腑功能失调，冲任损伤，气血失和，"离经之血"淤积，结留于下腹，形成本病。中医学通过针刺、推拿、敷脐、药熨、直肠给药等外治的方法，可以避免手术及降低西药治疗的不良反应，且外用药物可以直达病所，避免口服药物对胃肠道的刺激，攻邪不伤正，能有效缓解痛经、减少经量、促进受孕，患者易于接受。

二、诊断要点

1. 病史

本病患者多为30～50岁，经产或有宫腔手术史，或有子宫内膜异位症史。

2. 临床表现

（1）痛经与慢性盆腔疼痛的大多数患者以继发性、进行性加重的痛经为特点，经前一周开始，持续到月经结束。

（2）月经失调，如经量增多、经期延长、经血块多等。

（3）原发或继发性不孕，或早期流产。

（4）妇科检查：子宫呈均匀性增大或有局限性结节隆起，质硬而有压痛。

3. 辅助检查

B超、MRI、CA125初步诊断，确诊依赖于组织学检查。

三、辨证分型

1. 肾虚血瘀证

月经期间，下腹坠痛，伴有腰脊酸楚，痛至下肢和阴户，月经周期不规律，色黯红，夹血块，不孕或屡孕屡堕，头晕耳鸣，健忘失眠，舌质黯红或有紫斑，苔薄白，脉沉细或弦紧。

2. 气滞血瘀证

下腹胀痛、拒按，精神抑郁，胸闷烦躁，经前乳房或胸胁胀痛，两少腹酸胀，经行少腹胀痛剧烈，月经不畅，经量或多或少，色紫红，有小血块，苔薄腻，脉弦或弦细。

3. 气虚血瘀证

经前或经将尽时，小腹及肛门坠痛，劳累后加重，经期量少色淡红，或暗红，无血块，伴面色少华，肛门坠胀，神疲乏力等症状，舌质淡红，苔薄白，脉细弱。

4. 寒凝血瘀证

经前或经期小腹冷痛，得热痛减，经色黯，有瘀块，伴畏寒肢冷、面色苍白、乏力倦怠等，舌质黯，苔白，脉沉而紧。

四、中医外治法

1. 普通针刺

主穴：中极、关元、血海、三阴交。

配穴：足三里、地机、太冲、商丘、合谷。

操作要点：2天治疗1次，每次留针20 min，留针期间行针2～3次，每次行针5～10 s或针刺后接双频针灸治疗仪，频率控制在200次/min，两日1次，每次20～30 min，经前治疗3～4次。

2. 电针

穴位：同普通针刺。

操作要点：①针刺得气后，选用连续波，中度刺激为宜；②每次取5～6个穴位，每日1次，每次通电20~30 min；③于每次月经来潮前3天左右开始施治，至痛经缓解为止，10天为1个疗程。

3. 温针

穴位：气海、关元、子宫。

操作要点：①得气后，取4节1寸长的艾条，分别套在针柄上；②针孔处垫4块纸板，以防烫伤；③从艾条下端点燃艾条；④月经前1~2天或经期疼痛时均可。

4. 耳针

穴位：子宫（双侧）。

操作要点：①采用泻法捻转2 min，隔10 min后再捻转1次，每次留针20 min；②3次为1个疗程，连续2~3个疗程。

5. 耳穴压豆

主穴：交感、神门、子宫、皮质下。

配穴：肾虚血瘀证，配肝、肾；气滞血瘀证，配神门、卵巢、三焦；气虚血瘀证，配脾、胃、小肠；寒凝血瘀证，配肾、内分泌。

操作要点：①常规耳郭消毒，待干后应用耳穴诊断仪探取所用穴位，然后贴压固定；②用拇指、食指对压耳穴，手法由轻至重，使之产生酸、麻、胀、痛感；③嘱咐患者每日自行按压3~5次，每次1~3 min，至耳郭有发热感为宜；④经前3~7天进行治疗，左右耳交替贴压，每2天更换1次，重者贴压双侧，3次为1个疗程。

6. 灸法

主穴：地机、至阴、中极、子宫、三阴交。

配穴：肾虚血瘀证，配肾俞、肝俞、太溪；气滞血瘀证，配太冲、气海；气滞血瘀证，配足三里、血海；寒凝血瘀证，配关元、命门。

操作要点：①经前3~5天开始施灸，每日1~2次，每穴用艾条灸疗10 min；②灸至月经来潮为1个疗程。

7. 推拿

操作要点：①捏脊法，先在骶尾部向左右两侧推拿半分钟，后提起脊柱下端正中两侧的皮肤及皮下组织，沿脊柱正中线向上移动，边提边捏，推进到膈俞处；②腹部按摩法，患者取仰卧位，沿任脉上下摩擦，从神阙穴开始，逐次按摩气海、关元、中极，随之按摩双侧的天枢、四满、归来、子宫、气冲等穴位，经前7天开始施术，经后3天停止，每个月经周期为1个疗程。

8. 敷贴法

药物：白芷、川乌、草乌各6 g。

操作要点：①以上药物研成细末，再加入姜汁、蜂蜜调匀，取适量调敷痛处；②于月经周期第1~5天，贴神阙穴，隔天更换1次；③1个月经周期为1个疗程。

9. 刮痧

药物：川乌、肉桂、丹参各15 g，桃仁、细辛、干姜各12 g，红花10 g，菜籽油500 g；将以上药物浸泡在菜籽油中3～4天后，置于铜锅或搪瓷锅内用文火煎熬，熬至药物呈焦褐色，弃渣取油，经过滤去除杂质，储瓶备用。

操作要点：①患者取仰卧位，于气海至曲骨涂抹刮痧油，医者持刮痧板（水牛角材质或搪瓷汤匙亦可），与皮肤成45°角，由气海向曲骨方向轻轻刮拭，由上而下，由轻至重，多次刮拭，刮至局部出现红色痧疹或紫红色瘀斑为止；②每次刮痧15～20 min，每个月经周期治疗1次，一般治疗1～2次。

10. 中药灌肠

药物：红藤15 g，蒲公英15 g，血竭9 g，莪术9 g，没药9 g，川楝子10 g，路路通15 g，浓煎至200 mL。

11. 浴足

药物：蒲黄、五灵脂、香附、延胡索、当归各20 g，赤芍15 g，桃仁、没药各10 g。

操作要点：①先以药液蒸气熏蒸双足，待温度适宜后，将双足浸泡于药液中；②每次浸泡15～20 min，每日中午、晚上各熏洗1次，每剂药使用2天；③于月经前3天左右开始用药，连用3～5天，3个月经周期为1个疗程。

12. 离子导入

药物：当归、延胡索、白芍、吴茱萸各15 g，丹参30 g，香附10 g，赤芍12 g，官桂6 g。

操作要点：①将以上药物水煎25 min，取浓汁再煎，取汁250 mL，用医用纱布浸入药液中5 min后取出，放在子宫穴，双侧各1块将离子导入仪的正极板放在子宫穴位置，负极板放在腰部的太阳经位置即可，打开离子导入仪，调至患者能够承受的程度；②每次治疗25 min；③从经前3～5天开始，每日1次，直至腹痛停止，3个月经周期为1个疗程。

13. 穴位注射

药物：当归注射液。

主穴：中极、三阴交。

配穴：地机、次髎。

操作要点：①垂直刺入穴位1～1.5寸，有酸、麻、胀、痛感，回抽无回血后，缓慢注射药物2 mL；②术后休息30 min，每日1次，7次为1个疗程。

14. 药熨法

药物：生姜120 g，花椒60 g。

操作要点：①以上药物捣成细末，炒热，热熨痛处；②温度适宜，以防烫伤皮肤。

五、中医预防与调护

1. 防止经血逆流

及时发现并治疗引起经血潴留的疾病，如先天性生殖道畸形、闭锁、狭窄，继发性宫颈粘连，阴道狭窄等。

2. 防止医源性异位内膜种植

尽量避免多次的宫腔手术操作，如尽可能避免人工流产，月经过多者尽量不用宫内节育器避孕，宫颈冷冻、电灼、激光、微波等妇科手术均应避免临近经期施行。

3. 调畅情志

子宫腺肌病患者应调畅情志，避免精神高度紧张，尤其是经前期，这有助于改善痛经等不适。

（蔡园园）

产科篇

第七章 病理妊娠

第一节 异位妊娠

正常妊娠时，受精卵着床于子宫体腔内膜。受精卵在子宫体腔以外的部位着床、发育，称异位妊娠，又称宫外孕。根据着床部位的不同，可分为输卵管妊娠、卵巢妊娠、腹腔妊娠及宫颈妊娠等（图7-1），其中以输卵管妊娠最为常见，约占95%。本节主要讨论输卵管妊娠。

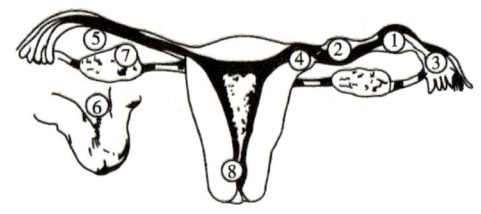

图7-1　异位妊娠的发生部位

①输卵管壶腹部妊娠；②输卵管峡部妊娠；③输卵管伞部妊娠；④输卵管间质部妊娠；⑤腹腔妊娠；⑥阔韧带妊娠；⑦卵巢妊娠；⑧宫颈妊娠。

输卵管妊娠多发生在壶腹部，约占65%；其次为峡部，约占25%；伞部及间质部少见。输卵管妊娠是妇产科常见的急腹症之一，发生流产或破裂时，可引起严重腹腔内出血，导致失血性休克，甚至死亡。

一、病因

（一）输卵管炎症

输卵管炎症是输卵管妊娠最常见病因，可分为输卵管黏膜炎和输卵管周围炎。输卵管黏膜炎症会造成管腔粘连、狭窄、不完全性堵塞及纤毛损伤，从而影响受精卵在管腔内正常运行。输卵管周围炎，病变累及输卵管的浆膜层或肌层，使输卵管周围粘连、输卵管扭曲、管壁僵硬，影响输卵管肌层的蠕动。两种情况均可造成受精卵运行受阻，轻者造成输卵管妊娠，重者管腔完全堵塞，造成不孕症。

（二）输卵管手术史

有输卵管绝育史及手术史的女性，输卵管妊娠发生率为10%~20%。尤其是腹腔镜下电凝输卵管及硅胶环套术绝育的情况，可因输卵管漏或再通而导致输卵管妊娠。

（三）输卵管发育不良及功能异常

输卵管过长、过细、肌层发育不良、黏膜纤毛缺损，输卵管痉挛或蠕动异常，均影响受精卵运行而致输卵管妊娠。

（四）辅助生殖技术

近年，由于辅助生殖技术的应用，输卵管妊娠发生率增加。

（五）避孕失败

宫内节育器避孕失败，使输卵管妊娠概率增加。

（六）其他

盆腔肿瘤，如卵巢肿瘤、子宫肌瘤，可能会压迫输卵管，使输卵管狭窄或扭曲而造成受精卵运行受阻。

二、病理

（一）输卵管妊娠的结局

输卵管管腔狭小，管壁很薄，肌层远不如子宫肌壁厚，妊娠时不能形成完整的蜕膜层，不能适应胚胎的生长发育。当输卵管妊娠发展到一定时期，将发生以下病症。

1. 输卵管妊娠流产

输卵管妊娠流产多发生于输卵管壶腹部妊娠，发病多在妊娠8周左右。由于输卵管管壁形成蜕膜不完整，发育中的囊胚向管腔突出，最终突破包膜而出血。囊胚与管壁分离，进入输卵管管腔。若囊胚完整剥离，通过输卵管伞端进入腹腔，称完全流产，出血一般不多。若囊胚部分剥离，一部分排入腹腔，一部分附着于管壁形成不全流产。滋养细胞继续侵蚀输卵管管壁，而管壁肌层收缩力差，不易止血，血液充满管腔，在输卵管内形成血肿。由于反复出血，血液经伞端流出，形成盆、腹腔积血，血液多积于子宫直肠陷窝，形成盆腔血肿（图7-2）。

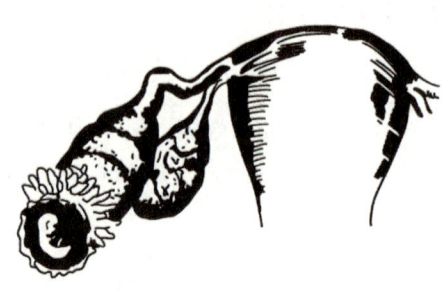

图 7-2 输卵管妊娠流产

2. 输卵管妊娠破裂

输卵管妊娠破裂多见于输卵管峡部妊娠，发病多在妊娠 6 周左右。当绒毛侵蚀输卵管管壁时，可穿透管壁，导致输卵管妊娠破裂。输卵管肌层血管丰富，出血量多。输卵管妊娠破裂所致出血，较输卵管妊娠流产剧烈，短时间内由于失血过多可能导致休克。如反复出血，会在盆腔内与腹腔内形成血肿。输卵管间质部妊娠，因管腔周围肌层较厚，妊娠可长达 12～16 周才发生破裂（图 7-3）。由于血管丰富，一旦破裂，出血极为严重，可危及生命。

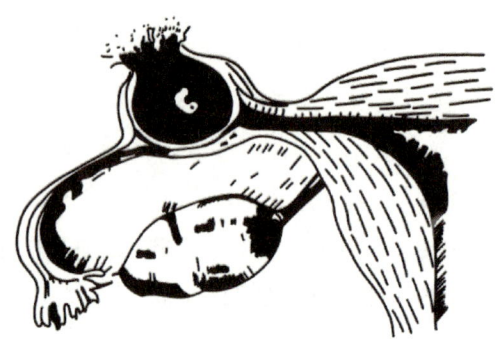

图 7-3 输卵管妊娠破裂

3. 陈旧性宫外孕

临床上，输卵管流产或破裂，若长期反复内出血形成的盆腔血肿不消散，血肿机化变硬并与周围组织粘连，称陈旧性宫外孕。

4. 继发腹腔妊娠

输卵管流产或破裂后，排入腹腔内的囊胚多数死亡。极少数存活的囊胚及附着绒毛排入腹腔后，重新种植于腹腔脏器获得营养，可继续生长发育形成继发腹腔妊娠。若排入阔韧带，则形成阔韧带妊娠。

（二）子宫的变化

输卵管妊娠与正常妊娠一样，滋养细胞分泌 HCG 维持黄体生长，在大量甾体激素作用下，子宫增大、变软，月经停止来潮，子宫内膜呈蜕膜反应。若胚胎死亡，滋养细胞活力消失，HCG及甾体激素水平下降，子宫内膜失去了激素的支持作用，蜕膜发生退行性变和坏死，形成小片脱落，阴道少量出血。有时，蜕膜完整从宫壁剥离，随阴道出血排出，呈三角形，称为蜕膜管型。

三、临床表现

输卵管妊娠在未破裂或流产前，除停经、早孕反应外，没有明显的临床症状，偶有一侧下腹胀痛不适。一旦破裂或流产，则出现明显的临床表现。病情的轻重取决于孕卵着床部位及妊娠时间。

（一）症状

1. 停经

停经时间长短取决于受精卵的着床部位。壶腹部妊娠停经多为8周左右，峡部妊娠停经多为6周左右，间质部妊娠停经多为12～16周。有20%的患者无停经史，将不规则阴道出血误认为月经来潮。

2. 腹痛

腹痛为本病就诊的主要症状。当输卵管妊娠破裂或流产时，患者突感耻区一侧呈撕裂样疼痛，伴恶心、呕吐；当血液积于直肠子宫陷凹，可伴有肛门坠胀感。随着出血的增多，血液由耻区流向全腹，疼痛可由耻区向全腹部扩散；血液刺激膈肌时，可引起肩胛部放射痛。

3. 阴道出血

阴道出血多为不规则点滴出血，少于月经量，色暗红或深褐色，可伴有蜕膜管型或蜕膜碎片排出。一般在病灶去除后，阴道出血停止。

4. 晕厥与休克

腹部剧烈疼痛及腹腔内的急性出血，轻者出现昏厥，重者由于失血过多，出现失血性休克。出血越多症状越重，但与阴道出血不成正比。

5. 腹部包块

输卵管流产或破裂时，所形成的血肿时间较长，由于形成的包块较大或位置较高，腹部可触及。

（二）体征

1. 一般情况

失血多时呈贫血貌，大量出血者可能出现面色苍白、脉细数、血压下降、尿量减少等休克征象。体温一般正常。

2. 腹部检查

耻区有明显的压痛、反跳痛，尤以患侧为剧，腹肌稍紧张。若出血较多时，叩诊有移动性浊音。个别患者若反复出血并积聚，形成血块，耻区可触及包块。

3. 盆腔检查

阴道内可见少量血液，后穹隆饱满，有触痛。宫颈着色，呈紫蓝色。宫颈举痛或摇摆痛明显，将宫颈轻轻上抬或左右摇动时，会引起剧烈疼痛，此为输卵管妊娠的主要体征之一。子宫稍大（与停经月份不符）较软。出血多时，子宫有漂浮感。患侧附件区，或子宫后侧方，或在直肠子宫陷凹方向可触及形状不规则、边界不清、触痛明显的包块。病程时间长，包块机化较硬，边界渐清楚。

四、诊断

输卵管妊娠未发生流产或破裂时，症状不明显，常需借助辅助检查。近年来，国外对异位妊娠的诊断重点放在破裂前诊断及破裂前治疗，这样既减轻了患者的痛苦，同时也减少了因输血而造成的交叉感染。国内文献报道认为，血β-HCG、黄体酮和腹部B超检查对未破裂前诊断均有一定的参考价值。输卵管妊娠一旦破裂或流产，有明显的症状、体征，诊断一般不困难。

（一）血β-HCG测定

血β-HCG测定是早期诊断异位妊娠的重要方法。异位妊娠患者体内HCG水平通常较宫内妊娠低，因此需要用灵敏度高的放射免疫法或酶联免疫法测定血β-HCG，这对保守治疗疗效评定有重要意义。对β-HCG阴性但症状明显者，仍不能完全排除异位妊娠。

（二）黄体酮测定

血清黄体酮的测定对判断正常妊娠胚胎的发育情况有帮助。输卵管妊娠时，血清黄体酮水平偏低，多数在10～25 ng/mL。如果血清黄体酮值＞25 ng/mL，异位妊娠概率＜1.5%；如果血清黄体酮值＜5 ng/mL，应考虑宫内妊娠流产或异位妊娠。

（三）超声诊断

B超检查对诊断异位妊娠有一定帮助。一般停经5～6周，若宫腔内未见孕囊，而在宫旁见低回声区或见到孕囊，患者就有宫外妊娠可能。停经7周后，B超提示子宫增大，宫腔空虚，在宫旁可见低回声区，见胚芽及原始心管搏动，则可确诊异位妊娠。当输卵管妊娠破裂或流产后B超查出腹腔内及直肠子宫陷凹内有无回声暗区，说明腹腔有积液，对诊断异位妊娠有一定价值。

（四）阴道后穹隆穿刺

阴道后穹隆穿刺是一种既简单又可靠的诊断方法，因直肠子宫陷凹为盆腔最低点，即使出血不多，也可积于此处。该方法用18号或20号穿刺针，自阴道后穹隆刺入直肠子宫陷凹内，而后回抽。若抽出暗红色不凝固血，可诊断腹腔内有积血；若抽出血液鲜红，放置10 min 内自然凝固，可能穿刺针头误入血管；若血肿位置较高抽不出血液，可结合临床症状、体征做出诊断。后穹隆穿刺阴性者不能否定输卵管妊娠存在，需进一步做其他检查。

（五）腹腔镜检查

目前腹腔镜检查视为异位妊娠诊断的金标准，而且可以在确诊的同时进行治疗。腹腔镜检查适用于尚未破裂或流产的早期患者，大量出血或休克患者禁做腹腔镜检查。腹腔镜下可见患侧输卵管肿大，表面紫蓝色，腹腔内可见少量出血或无出血。

（六）子宫内膜病理检查

很少依靠诊断性刮宫进行异位妊娠的诊断。这只适合于阴道出血多的患者，主要目的是排除宫内妊娠流产的可能性。将宫腔排除物或刮出物送病理检查，切片中见到绒毛，可诊断宫内妊娠，仅见蜕膜未见绒毛有助于异位妊娠的诊断。

五、鉴别诊断

输卵管妊娠应与以下疾病相鉴别。

（1）流产：临床上早期异位妊娠最易与流产相混淆，有时尚需与宫内妊娠相鉴别。超声可见宫内妊娠囊。

（2）黄体破裂：因急腹症及腹腔内出血易混淆。血 β-HCG 测定正常。

（3）急性出血性输卵管炎及急性附件炎、急性盆腔炎。

（4）卵巢囊肿蒂扭转。

（5）急性阑尾炎。

（6）其他急腹症：如急性胃肠炎等。

六、治疗

治疗包括药物治疗和手术治疗。

（一）药物治疗

1. 化学药物治疗

化学药物治疗主要适用于早期输卵管妊娠、要求保存生育能力的年轻患者。符合下列条件可采用此法：①无药物治疗的禁忌证；②输卵管妊娠未发生破裂；③输卵管妊娠包块直径 ≤ 4 cm；④血 HCG < 2 000 IU/L；⑤无明显内出血。化疗一般采用全身用药，亦可采用局部用药。全身用药常用甲氨蝶呤（MTX），治疗机制是抑制滋养细胞增生，破坏绒毛，使胚胎组织坏死、脱落、吸收。治疗方案很多，常用剂量为 0.4 mg/（kg·d），肌内注射，5 天为 1 个疗程。若单次剂量肌内注射常用 50 mg/m^2 体表面积计算，在治疗第 4 日和第 7

日测血清 HCG；若治疗后 4～7 天血 HCG 下降＜15%，应重复剂量治疗，然后每周重复测血清 HCG，直至血 HCG 降至 5 IU/L，一般需 3～4 周。应用化学药物治疗时，未必每例均可获成功，故应在 MTX 治疗期间，应用 B 超和血 HCG 进行严密监护，并注意患者的病情变化及药物不良反应。若用药后 14 天血 HCG 下降并连续 3 次阴性，腹痛缓解或消失，阴道流血减少或停止，则为显效。若病情无改善，甚至发生急性腹痛或输卵管破裂症状，则应立即进行手术治疗。局部用药可采用在 B 超引导下穿刺或在腹腔镜下将甲氨蝶呤直接注入输卵管的妊娠囊内。

2. 中医治疗

中医治疗适合于出血少、症状轻者。中医治疗是我国目前治疗输卵管妊娠的一种有效方法，优点是可以免除手术损伤，保留输卵管。根据中医辨证论治，输卵管妊娠属血瘀少腹，不通则痛，应采用活血化瘀为治则。主要方药为丹参、赤芍、桃仁、红花、乳香、没药等，根据病情加减，治疗中密切观察病情变化，如有出血多，保守治疗效果不佳或诊断输卵管间质部妊娠，应停止中医治疗，及早手术。

（二）手术治疗

手术治疗分为保守手术和根治手术。保守手术为保留患侧输卵管，根治手术为切除患侧输卵管。手术治疗适用于：①生命体征不稳定或有腹腔内出血征象者；②诊断不明确者；③异位妊娠有进展者（如血 HCG＞3 000 IU/L 或持续升高、有胎心搏动、附件区大包块等）；④随诊不可；⑤药物治疗禁忌证或无效者。

（邓艳琴）

第二节　前置胎盘

妊娠时，胎盘正常附着于子宫体部的后壁、前壁或侧壁。孕 28 周后，胎盘附着于子宫下段，其下缘甚至达到或覆盖宫颈内口，其位置低于胎先露部，称为前置胎盘。前置胎盘可致妊娠晚期大量出血而危及母儿生命，是妊娠期的严重并发症之一。分娩时，前置胎盘的发生率，国内报道为 0.24%～1.57%，国外报道为 0.3%～0.9%。

一、病因及发病机制

前置胎盘的确切病因目前尚不明确。高龄孕妇（＞35 岁）、经产妇及多产妇、吸烟或吸毒女性为高危人群。其病因可能为：①子宫内膜损伤。多次刮宫、多次分娩、产褥感染、子宫瘢痕等可损伤子宫内膜，或引起炎症或萎缩性病变，使子宫蜕膜血管缺陷。当受精卵着床时，因血液供给不足，为摄取足够营养而增大胎盘面积，伸展到子宫下段。前置胎盘患者中85%~90%为经产妇。瘢痕子宫妊娠后，前置胎盘的发生率是无瘢痕子宫的5倍。②胎盘异常。多胎妊娠时，胎盘面积较大而延伸至子宫下段，故前置胎盘的发生率较单胎妊娠高1倍；副胎盘亦可到达子宫下段或覆盖宫颈内口；膜状胎盘也可扩展至子宫下段，发生前置胎盘。③受精卵滋养层发育迟缓。受精卵到达宫腔时，滋养层尚未发育到能着床的阶段，继续下移，着床于子宫下段而形成前置胎盘。

二、临床分类

按胎盘下缘与宫颈内口的关系，分为以下三种类型（图7-4）。

（一）完全性前置胎盘

完全性前置胎盘或中央性前置胎盘指宫颈内口全被胎盘组织覆盖。

（二）部分性前置胎盘

宫颈内口部分被胎盘组织覆盖。

（三）边缘性前置胎盘

胎盘下缘附着于子宫下段，但未超越宫颈内口。

胎盘下缘与宫颈内口的关系随子宫下段的逐渐伸展、宫颈管的逐渐消失、宫颈口的逐渐扩张而改变，因此，前置胎盘的分类可随妊娠的继续、产程的进展而发生变化。临产前的完全性前置胎盘可因临产后宫颈口扩张而变为部分性前置胎盘，故诊断时期不同，分类也可不同，目前均以处理前最后一次检查来确定其分类。

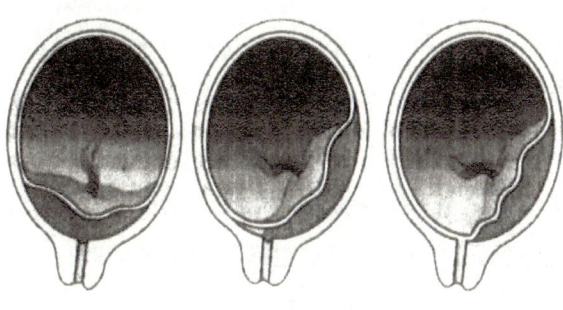

完全性前置胎盘　　部分性前置胎盘　　边缘性前置胎盘

图7-4　前置胎盘

三、临床表现

前置胎盘的特点为妊娠晚期无痛性、反复性阴道流血，可伴有因出血多所致的相应症状。出血可发生于中期妊娠的晚期和晚期妊娠的早期，出血较早者，往往由于出血过多而流产。

（一）无痛性阴道出血

妊娠晚期或临产时，突发性无诱因、无痛性阴道流血是前置胎盘的典型症状。妊娠晚期子宫峡部逐渐拉长形成子宫下段，而临产后的宫缩又使宫颈管消失而成为产道的一部分。但附着于子宫下段及宫颈内口的胎盘不能相应的伸展，与其附着处错位而发生剥离，致血窦破裂而出血。初次出血一般不多，但也可初次即发生致命性大出血。随着子宫下段的逐渐拉长，可反复出血。完全性前置胎盘初次出血时间较早，多发生在妊娠28周左右，出血频繁，出血量也较多；边缘性前置胎盘初次出血时间较晚，往往发生在妊娠37～40周或临产后，出血量较少；部分性前置胎盘的初次出血时间及出血量则介于以上两者之间。部分性及边缘性前置胎盘患者胎膜破裂后，若胎先露部很快下降，压迫胎盘可使出血减少或停止。

（二）贫血、休克

反复出血可致患者贫血，其程度与阴道流血量及流血持续时间成正比。有时，一次大量出血可致孕妇休克、胎儿发生窘迫甚至死亡；有时，少量、持续的阴道流血也可导致严重后果。

（三）胎位异常

常见胎头高浮，约1/3患者出现胎位异常，其中以臀位和横位多见。

四、诊断

孕28周后，胎盘附着于子宫下段，其下缘甚至达到或覆盖宫颈内口，其位置低于胎先露部，可诊断为前置胎盘，但其临床类型随诊断时期不同，分类可有差别，目前均以处理前最后一次检查来确定其分类。临床上，对任何可疑前置胎盘患者，在没有备血或输液情况下，不能做肛门或阴道检查，以免引起出血，甚至是致命性出血。

（一）病史

妊娠晚期或临产后突发无痛性阴道流血，应考虑前置胎盘；了解每次出血量及出血的总量。但也有许多前置胎盘无产前出血，通过超声检查才能获得诊断，同时应询问有无多次刮宫或多次分娩史。

（二）体征

反复出血者可有贫血貌，严重时出现面色苍白、四肢发冷、脉搏细弱、血压下降等休克表现。

1. 腹部体征

子宫大小与停经月份相符，子宫无压痛，但可扪及阵发性宫缩，间歇期能完全放松。可有胎头高浮、臀先露或胎头跨耻征阳性，出血多时可出现胎心异常，甚至胎心消失；胎盘附着子宫前壁时，可在耻骨联合上方闻及胎盘血流杂音。

2. 宫颈局部变化

一般不做阴道检查，若反复阴道出血，怀疑是宫颈阴道疾病，需明确诊断，则在备血、输液、输血或可立即手术的条件下进行阴道窥诊，严格消毒外阴后，用阴道窥器观察阴道壁有无静脉曲张、宫颈柱状上皮异位或息肉等病变引起的出血，不做阴道指检，以防附着子宫颈内口处的胎盘剥离而发生大出血。如发现宫颈口已经扩张，估计短时间可经阴道分娩，可行阴道检查。首先，以一手食、中两指轻轻行阴道穹部扪诊，如感觉手指与胎先露部之间有较厚的软组织，应考虑前置胎盘；如清楚感觉为胎先露，则可排除前置胎盘。然后，可轻轻触摸宫颈内有无胎盘组织，确定胎盘下缘与宫颈内口的关系，如为血块则易碎，若触及胎膜并决定进行阴道分娩时，可刺破胎膜，使羊水流出，胎先露部下降压迫胎盘而减少出血。

（三）辅助检查

1. B超检查

B超可清楚显示子宫壁、宫颈、胎先露部及胎盘的关系，为目前诊断前置胎盘最有效的方法，准确率在95%以上。超声诊断前置胎盘还要考虑孕龄，中期妊娠时胎盘占据宫壁一半面积，邻近或覆盖宫颈内口的机会较多，故有半数胎盘位置较低。晚期妊娠后，子宫下段形成及向上扩展成宫腔的一部分，大部分胎盘上移而成为正常位置胎盘。附着于子宫后壁的前置胎盘容易漏诊，因为胎先露遮挡或腹部超声探测深度不够，经阴道彩色多普勒检查可以减少漏诊，而且安全、准确，但应注意避免因操作不当引起出血。

2. 磁共振检查（MRI）

MRI可用于确诊前置胎盘，但价格昂贵，国内已开展应用。

3. 产后检查胎盘胎膜

产后应检查胎盘有无形态异常，有无副胎盘。胎盘边缘见陈旧性紫黑色血块附着处即为胎盘前置部分；胎膜破口距胎盘边缘在7 cm以内，则为边缘性或部分性前置胎盘。

五、鉴别诊断

应与胎盘早剥、帆状胎盘前置血管破裂、胎盘边缘血窦破裂鉴别。诊断时应排除阴道壁病变、宫颈癌、宫颈柱状上皮异位及息肉引起的出血。

六、对孕妇、胎儿的影响

（一）产时、产后出血

附着于子宫前壁的前置胎盘行剖宫产时，如子宫切口无法避开胎盘，则出血明显增多。胎儿分娩后，子宫下段肌肉收缩力较差，附着的胎盘不易剥离，即使剥离后因开放的血窦不易关闭而常发生产后出血。

(二)植入性胎盘

前置胎盘偶可合并胎盘植入,由于子宫下段蜕膜发育不良,胎盘绒毛可植入子宫下段肌层,使胎盘剥离不全而发生大出血,有时需切除子宫,挽救产妇生命。

(三)贫血及感染

产妇出血,贫血而体弱,加上胎盘剥离面又靠近宫颈内口,容易发生感染。

(四)围生儿预后不良

出血量多可致胎儿缺氧或宫内窘迫。有时因大出血而须提前终止妊娠,新生儿死亡率高。

七、处理

治疗原则是抑制宫缩、控制出血、纠正贫血及预防感染,正确选择结束分娩的时间和方法。根据出血量、有无休克及程度、妊娠周数、胎儿是否存活而采取相应的处理。

(一)期待疗法

期待疗法适用于出血不多或无产前出血者,生命体征平稳、胎儿存活、胎龄<36周、胎儿体重不足2 300 g的孕妇。原则是在确保孕妇安全的前提下,继续延长胎龄,以期提高围生儿的存活率。若无阴道流血,在妊娠34周前可以不必住院,但要定期超声检查,了解胎盘与宫颈内口的关系;一旦出现阴道流血,就要住院治疗。期待疗法应在备血、有急诊手术条件下进行,一旦出血增多,应立即终止妊娠。期待疗法具体如下,①绝对卧床休息:左侧卧位,定时吸氧(每日吸氧3次,每次20~30 min),禁止性生活、阴道检查、肛门检查、灌肠及任何刺激性操作,保持孕妇良好情绪,可注射镇静剂地西泮5 mg,口服,每日3次。②抑制宫缩:这是治疗成功与否的重要措施,子宫收缩可致胎盘剥离而引起出血增多,可用硫酸镁、利托君、沙丁胺醇、硝苯地平等药物抑制宫缩。首选硫酸镁,首次负荷剂量4 g,于100 mL 5%葡萄糖液中稀释后快速静脉滴注,再用10 g于1 000 mL 5%葡萄糖液中稀释后以1.5~2.0 g/h速度静脉滴注,每日用量10~15 g。③纠正贫血:视贫血严重程度补充铁剂,或少量多次输血。④预防感染:可用广谱抗生素预防感染。⑤促胎儿生长及肺成熟:密切监护胎儿宫内生长情况,由于贫血及胎盘位置不利于胎儿生长,故可适当使用能量等支持药物促胎儿宫内生长,大于32孕周妊娠者,可用10 mg地塞米松进行静脉或肌内注射,每日1~2次,连用2~3日,以促进胎儿肺成熟,急需时可于羊膜腔内一次性注射。⑥终止时机:严密观察病情,一般至治疗36周,各项指标显示胎儿已成熟者,可适时终止妊娠,避免在出现危险时再处理及急诊终止妊娠。对无反复出血者可延长至足月。

(二)终止妊娠

1. 剖宫产

剖宫产可在短时间内娩出胎儿,结束分娩,对母儿相对安全,是处理前置胎盘的主要手段。

完全性前置胎盘必须以剖宫产终止妊娠。近年来，对部分性及边缘性前置胎盘亦倾向剖宫产分娩。

2. 阴道分娩

阴道分娩适用于边缘性前置胎盘、出血不多、头先露、无头盆不称及胎位异常，且宫颈口已开大、估计短时间内分娩者。可在备血、输液条件下人工破膜，并加强宫缩促使胎头下降压迫胎盘而止血。一旦产程停滞或阴道流血增多，应立即剖宫产，结束分娩。

3. 紧急转送

如无输血、手术等抢救条件时，应立即在消毒下阴道填塞纱布、腹部加压包扎、开通静脉输液通路后，由医务人员亲自护送至附近有条件的医院治疗。

八、预防

采取有效的避孕措施，避免多次人工流产及刮宫损伤，预防感染。发生妊娠期出血时，应及时就医，及早做出诊断和处理。

九、临床特殊情况的思考和建议

（一）前置胎盘孕妇终止妊娠时机的选择

选择合适的时间终止妊娠在前置胎盘的处理中十分重要，过早终止不利于新生儿的成活，一味考虑延长孕龄，可能会丧失最佳处理时机而增加母婴危险。一般情况下，对于无阴道流血的前置胎盘孕妇，尽量延长孕周至足月后终止妊娠；若有少量阴道流血，完全性前置胎盘可在孕 36 周后终止妊娠，部分性及边缘性前置胎盘可在孕 37 周后终止妊娠；若阴道流血量较多，胎肺不成熟者，可经短时间促肺成熟后终止妊娠；一旦前置胎盘发生严重出血而危及孕妇生命安全时，不论胎龄大小均应立即剖宫产。

（二）前置胎盘围术期处理

（1）前置胎盘多倾向于剖宫产终止妊娠，对出现紧急情况出血较多者应在积极纠正休克、备血、输液的同时，及时手术。

（2）无论何种条件下手术均需尽可能在术前行 B 超检查，确定胎盘的确切位置及分布。选用手术熟练的主刀和助手用最短的时间娩出胎儿，可有效减少出血，减少并发症。如为选择性手术，则应在充分与家属沟通后，准备全身麻醉设备进行手术。术前若孕妇条件许可可适当进行血液稀释，输血可在出血基本控制后进行。

（3）手术中注意根据胎盘附着于子宫的位置选择子宫切口，在胎盘位于下段前壁时，进腹后往往可见下段部位血管充盈或怒张，做子宫切口时应尽可能避开，或先行血管结扎，采用子宫下段偏高纵切口或体部切口，推开胎盘边缘后破膜，娩出胎儿。但应避免纵切口向下延伸而撕裂膀胱，更不主张撕裂胎盘娩出胎儿。但在紧急情况下，已误入胎盘者，尽量将胎盘沿宫壁剥离后娩出胎儿，也可撕裂胎盘娩出胎儿，助手应快速将脐带自胎盘侧向新生儿侧挤压并切断以减少新生儿失血。侧壁前置胎盘可选择下段横切口，在无胎盘侧做一小切口后撕开子宫壁向另一侧延长，同时将胎盘向一侧推移娩出胎儿。后壁前置胎盘可选择子宫下段横切口，但胎盘挤压往往使先露部高浮，导致出头困难，故可将切口适当向上，也可为扩大切口留有余地。

（4）胎儿娩出后，立即以缩宫素20 U向子宫肌壁内及子宫下段肌壁内注射以加强子宫收缩，必要时可进行欣母沛宫体注射，并徒手剥离胎盘。胎盘剥离后，子宫下段胎盘附着面往往不易止血，可用热盐水纱垫直接压迫，也可在吸收性明胶海绵上放置凝血酶压迫出血处，或用可吸收线"8"字缝合血窦、双侧子宫动脉或髂内动脉结扎、髂内动脉栓塞及宫腔内纱条填塞等方法止血。如无效或合并胎盘植入，可行子宫全切除术或子宫次全切除术（应完全切除胎盘附着的出血处）。

（5）前置胎盘术中，出血量估计尤其重要，前壁前置胎盘或中央性前置胎盘等胎盘位于前壁时，手术分娩出血较多，可能引起休克，甚至危及生命；即使保住生命，有时因输血不及时或输血量不足，往往引起严重并发症。故术中正确及时估计出血量和及时输血是避免产妇不良后果发生的有效办法。前置胎盘术中出血往往较急，吸引器难以完全将溢出的血液及羊水完全吸净，漫至手术单、手术床及床周地面等。可采用多种统计出血方法综合分析出血量并及时补充，同时要预防继发性宫缩乏力、DIC、感染等不良后果的发生。

（三）中期妊娠引产问题

临床诊断前置胎盘须于妊娠28周后，但有部分要求行中期妊娠引产的患者中，发现胎盘位置低或呈中央性表现，在引产过程中，尤其中央性前置胎盘者仍可能面临大出血的棘手问题。临床传统采用利凡诺羊膜腔内注射方法进行引产，其效果受到肯定。但为减少出血，在引产过程中，要求尽量缩短分娩时间并有较好的子宫收缩，在进入产程后加用缩宫素，并于产后加大用量。也有推荐在依沙可啶注射前48 h口服米非司酮50 mg，每天2次，连续服用3天，可显著诱导子宫内膜细胞凋亡，使整个胎盘自子宫壁均匀剥离，减少出血。也有用天花粉注射引产，因天花粉蛋白是直接作用到胎盘，胎盘的血窦被凝固的纤维蛋白沉着，血流阻塞，分娩时可有效减少出血，但要注意预防变态反应。使用方法为：天花粉蛋白皮试为阴性后，肌内注射天花粉蛋白试探液0.045 mg，同时肌内注射地塞米松10 mg。观察2 h，患者无不适，肌内注射天花粉蛋白注射液1.2 mg，6 h后肌内注射地塞米松10 mg，第2天肌内注射地塞米松10 mg，连续注射3天，监测体温、脉搏、血压，密切注意宫缩胎动，阴道流血，直至胎儿、胎盘娩出。

（孙慧霞）

第三节 胎盘早剥

妊娠20周后或分娩期，正常位置的胎盘于胎儿娩出前，全部或部分从子宫壁剥离，称为胎盘早剥，它是晚期妊娠严重的并发症之一。由于其起病急、发展快，处理不当可威胁母儿生命。国内报道其发生率为0.46%~2.10%，围生儿死亡率为20%~42.8%，是无胎盘早剥的15倍；国外报道围生儿死亡率约为15%。该病发生率的高低还与产后是否仔细检查胎盘有关，有些轻型胎盘早剥患者症状不明显，易被忽略。

一、病因及发病机制

发病机制尚不完全清楚，但下列情况下胎盘早剥发病率增高。

（一）孕妇血管病变

胎盘早剥多发生于子痫前期、子痫、高血压及慢性肾脏疾病的孕妇。当这类疾病引起全身血管痉挛及硬化时，子宫底蜕膜也可发生螺旋小动脉痉挛或硬化，引起远端毛细血管缺血性坏死而破裂出血，血液流至底蜕膜层与胎盘之间，形成血肿，导致胎盘从子宫壁剥离。

（二）机械因素

腹部外伤或直接被撞击、性交、外倒转术等都可诱发胎盘早剥。羊水过多时突然破膜，羊水流出过快，或双胎分娩时第一胎儿娩出过快，使宫内压骤减，子宫突然收缩而导致胎盘早剥。临产后胎儿下降，脐带过短使胎盘自子宫壁剥离。

（三）子宫静脉压升高

仰卧位低血压综合征时，子宫压迫下腔静脉使回心血量减少，子宫静脉瘀血使静脉压升高，导致蜕膜静脉床瘀血或破裂而发生胎盘剥离。

（四）其他

高龄孕妇、经产妇易发生胎盘早剥，不良生活习惯如吸烟、酗酒及吸毒等也是国外此病发生率增高的原因，胎盘位于子宫肌瘤部位易发生胎盘早剥。

二、病理及病理生理变化

胎盘早剥的主要病理变化是底蜕膜出血，形成血肿，血肿产生张力使该处胎盘以出血点为中心自子宫壁向四周剥离，如剥离面小，张力增大可压迫止血使血液很快凝固而出血停止，临床无症状或症状轻微。如继续出血，胎盘剥离面也随之扩大，形成较大的胎盘后血肿，血液可冲开胎盘边缘并使胎膜经宫颈管流出，表现为外出血，称为显性剥离。如胎盘边缘或胎膜与子宫壁未剥离，或胎头进入骨盆上口压迫胎盘下缘，使血液积聚于胎盘与子宫壁之间而不能外流，故无阴道流血，称为隐性剥离。由于血液不能外流，胎盘后出血越积越多，可致子宫底升高，当出血达到一定程度，压力增大，血液冲开胎盘边缘并使胎膜经宫颈管流出，即为混合性出血。有时胎盘后血液可穿破羊膜而溢入羊膜腔，形成血性羊水。

胎盘早剥尤其是隐性剥离时，胎盘后血肿增大及压力增加，使血液侵入子宫肌层，引起肌纤维分离、断裂及变性，称为子宫胎盘卒中。当血液经肌层侵入浆膜层时，子宫表面可见蓝紫色瘀斑，胎盘附着处更为显著；偶尔血液也可渗入阔韧带、输卵管系膜，或经输卵管流入腹腔。卒中后的子宫收缩力减弱，可发生大量出血。

严重早剥的胎盘，剥离处的胎盘绒毛及蜕膜释放大量组织凝血活酶，进入母体血液循环后激活凝血系统，导致弥散性血管内凝血（DIC），在肺、肾等器官内形成微血栓，引起器官缺氧及功能障碍。DIC 继续发展可激活纤维蛋白溶解系统，产生大量纤维蛋白原降解产物（FDP），引起继发性纤溶亢进。凝血因子的大量消耗及高浓度 FDP 的生成，最终导致严重的凝血功能障碍。

三、临床表现及分类

国内外对胎盘早剥的分类不同。国外（Sher，1985）分为Ⅰ、Ⅱ、Ⅲ度，国内则分为轻、重两型，我国的轻型相当于 Sher Ⅰ度，重型则包括 Sher Ⅱ度、Sher Ⅲ度。

（一）国外胎盘早剥的 Sher 分度

1. Ⅰ度

Ⅰ度多见于分娩期，胎盘剥离面积小，患者常无腹痛或腹痛轻微，贫血体征不明显。腹部检查：子宫软，子宫大小与妊娠周数相符，胎位清楚，胎心多正常，产后检查胎盘母体面时发现有凝血块及压迹，即可确诊胎盘早剥。

2. Ⅱ度

Ⅱ度胎盘剥离 1/3 左右，主要症状为突然发生的持续性腹痛、腰酸或腰背痛，疼痛程度与胎盘后积血多少成正比。无阴道流血或仅有少量阴道流血，贫血程度与外出血量不符。腹部检查：子宫大于妊娠周数，宫底随胎盘后血肿增大而升高。胎盘附着处压痛明显，宫缩有间歇，胎位可扪及，胎儿存活。

3. Ⅲ度

Ⅲ度胎盘剥离超过胎盘面积 1/2，临床表现较Ⅱ度加重，患者可出现恶心、呕吐、面色苍白、四肢湿冷、脉搏细数、血压下降等休克症状。腹部检查：子宫硬如板状，宫缩间歇期不能放松，胎位触不清，胎心消失。Ⅲa：患者无凝血功能障碍。Ⅲb：患者有凝血功能障碍。

（二）国内胎盘早剥的分型

国内胎盘早剥的分型见图7-5。

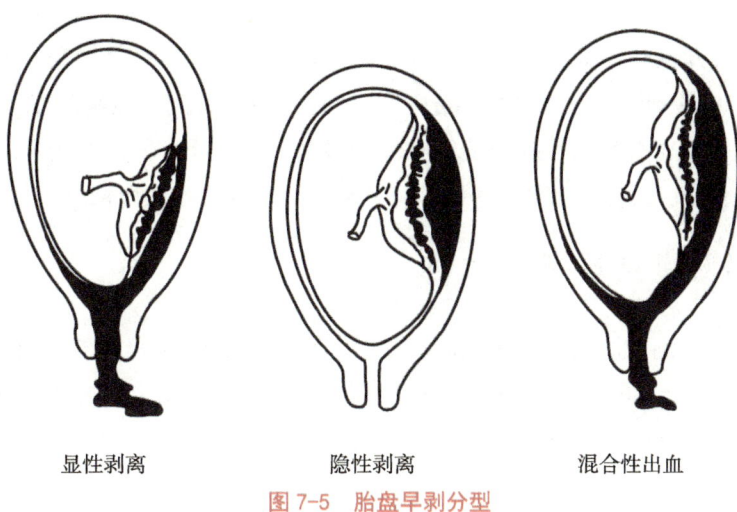

显性剥离　　　　隐性剥离　　　　混合性出血

图7-5　胎盘早剥分型

1. 轻型

轻型以外出血为主。胎盘剥离面不超过胎盘面积的1/3，体征不明显，主要症状为较多量的阴道流血，色暗红，无腹痛或伴轻微腹痛，贫血体征不明显。检查：子宫软，无压痛或胎盘剥离处有轻压痛，宫缩有间歇。子宫大小与妊娠月份相符，胎位清楚，胎心率多正常。部分病例仅靠产后检查胎盘，发现胎盘母体面有陈旧凝血块及压迹而得以确诊。

2. 重型

重型常为内出血或混合性出血，胎盘剥离面一般超过胎盘面积的1/3，伴有较大的胎盘后血肿，多见于子痫前期、子痫，主要症状为突发的持续性腹痛、腰酸及腰背痛。疼痛程度与胎盘后积血多少呈正相关，严重时可出现恶心、呕吐、出汗、面色苍白、脉搏细弱、血压下降等休克征象。临床表现的严重程度与阴道流血量不相符。检查：子宫硬如板状，压痛，尤以胎盘剥离处最明显，但子宫后壁胎盘早剥时压痛可不明显。子宫往往大于妊娠月份，宫底随胎盘后血肿的增大而增高，子宫多处于高张状态，如有宫缩则间歇期不能放松，故胎位触不明确。如剥离面超过胎盘面积的1/2，由于缺氧，常常胎心消失，胎儿死亡。重型患者病情凶险，可很快出现严重休克、肾功能异常及凝血功能障碍。

四、辅助检查

（一）B超检查

B超可协助了解胎盘附着部位及胎盘早剥的程度，并可明确胎儿大小及存活情况。超声声像图显示胎盘与子宫壁间有边缘不明确的液性暗区即为胎盘后血肿，血块机化时，暗区内可见光点反射。如胎盘绒毛膜板凸入羊膜腔，表明血肿较大。有人认为超声诊断胎盘早剥的敏感性仅15%左右，即使阴性也不能排除胎盘早剥，但可排除前置胎盘。

（二）实验室检查

了解贫血程度及凝血功能，可行血常规、尿常规及肝、肾功能等检查。重症患者应做以下试验。①DIC筛选试验：血小板计数、血浆凝血酶原时间、血浆纤维蛋白原定量。②纤溶确诊试验：凝血酶时间、副凝试验和优球蛋白溶解时间。③情况紧急时，可行血小板计数，并用全血凝块试验监测凝血功能，可粗略估计血纤维蛋原含量。

五、诊断及鉴别诊断

结合病史、临床症状及体征可做出临床诊断。轻型患者临床表现不典型时，可结合B超检查判断。重型患者出现典型临床表现时诊断较容易。关键应了解病情严重程度，了解有无肝、肾功能异常及凝血功能障碍，并与以下晚期妊娠出血性疾病进行鉴别。

（一）前置胎盘

前置胎盘往往为无痛性阴道流血，阴道流血量与贫血程度成正比，通过B超检查可以鉴别。

（二）先兆子宫破裂

先兆子宫破裂应与重型胎盘早剥相鉴别。可有子宫瘢痕史，常发生在产程中，由于头盆不称、梗阻性难产等使产程延长或停滞，子宫先兆破裂时，患者宫缩强烈，下腹疼痛拒按，胎心异常。可有少量阴道流血，腹部可见子宫病理缩复环，伴血尿。

六、并发症

（一）弥散性血管内凝血（DIC）

重型胎盘早剥，特别是胎死宫内的患者可能发生DIC，表现为皮肤、黏膜出血，咯血，呕血，血尿及产后出血。

（二）出血性休克

无论显性或隐性出血，量多时可致休克；子宫胎盘卒中者产后因宫缩乏力可致严重的产后出血；凝血功能障碍也是导致出血的重要原因。大量出血使全身重要器官缺血缺氧，导致心、肝、肾衰竭，脑垂体及肾上腺皮质坏死。

（三）羊水栓塞

胎盘早剥时，剥离面子宫血管开放，破膜后羊水可沿开放的血管进入母体血液循环导致羊水栓塞。

（四）急性肾衰竭

重型胎盘早剥常由严重妊娠期高血压疾病等引起。子痫前期或子痫时，肾内小动脉痉挛，肾小球前小动脉极度狭窄，导致肾脏缺血。而胎盘早剥出血、休克及DIC等，可在其基础上减少肾血流量，导致肾皮质或肾小管缺血坏死，出现急性肾衰竭。

（五）胎儿宫内死亡

胎盘早剥面积大，出血多，胎儿可因缺血缺氧而死亡。

七、治疗

（一）纠正休克

当患者出血较多，胎心音听不到，面色苍白、休克时，应立即面罩给氧，建立静脉输血通道，快速输入新鲜血和血浆补充血容量及凝血因子，以保持血细胞比容不小于0.30，尿量＞30 mL/h。

（二）及时终止妊娠

快速了解胎儿宫内安危状态、胎儿是否存活，对母儿的预后与处理的早晚有直接关系。胎盘早剥后，由于胎儿未娩出，剥离面继续扩大，出血可继续加重，并发肾衰竭及DIC的危险性也更大，严重危及母儿的生命。因此，确诊后应立即终止妊娠，娩出胎儿以控制疾病进展。

（三）早期预防及识别凝血功能异常及脏器功能损害

胎盘早剥时，剥离处的胎盘绒毛及蜕膜释放大量组织凝血活酶，易导致DIC，并在肺、肾等器官内形成微血栓，引起器官缺血缺氧及功能障碍。在产前出血的同时易发生产后出血，产后应密切观察子宫收缩、宫底高度、阴道流血量及全身情况，并监测主要脏器的功能情况，避免造成急性损害而危及生命或形成永久损害。

八、预防

对妊娠期高血压疾病及慢性肾炎孕妇，应加强孕期管理，并积极治疗，防止外伤，避免性生活，对高危患者不主张行倒转术，人工破膜应在宫缩间歇期进行。

九、临床特殊情况的思考和建议

（一）不典型胎盘早剥的临床诊断

不典型胎盘早剥相当一部分病例无明显诱因可查，临床医师易放松警惕，故应重视询问患者易忽视的问题，如长时间仰卧、体位的突然改变等。胎盘早剥的症状体征与胎盘附着部位、胎盘剥离面大小有关，如子宫后壁胎盘早剥往往表现为腰酸等不适。不典型胎盘早剥因早期病情轻，易误诊为先兆早产，前置胎盘出血及临产，故应重视动态观察，在行胎儿宫内情况监护时，如发现胎心基线平坦又无明显原因时，应高度警惕。对于以保胎期待治疗无好转的"先兆早产"，持续少量阴道流血或胎心监护异常要考虑到不典型胎盘早剥。不典型胎盘早剥也可发展成重型病例，其死胎发生、产后出血、胎儿窘迫等均明显升高。

（二）胎盘早剥时终止妊娠方法的抉择

1. 剖宫产

对于重型胎盘早剥，估计不可能短期内经阴道分娩者；即使是轻型患者，出现胎儿窘迫而需抢救胎儿者；病情急剧加重，危及孕妇生命时，不管胎儿存活与否，均应立即剖宫产。此外，有产科剖宫产指征或产程无进展者也应剖宫产终止妊娠。术前应常规检查凝血功能，并备足新鲜血、血浆和血小板等，术中娩出胎儿和胎盘后，立即以双手按压子宫前后壁，用缩宫素 20 U 静脉推注，再以 20 U 子宫肌内注射，多数可以止血，必要时可使用卡前列素氨丁三醇注射液进行宫体注射。

2. 阴道分娩

患者全身情况良好，病情较稳定，出血不多，且宫颈口已开大，估计能在短时间内分娩者，可经阴道分娩。先行人工破膜使羊水缓慢流出，减少子宫容积，以腹带紧裹腹部加压，使胎盘不再继续剥离，如子宫收缩乏力，可使用缩宫素加强宫缩以缩短产程，产程中应密切观察心率、血压、宫底高度、阴道流血量及胎儿宫内情况，一旦发现病情加重或出现胎儿窘迫征象，或产程进展缓慢，应剖宫产结束分娩。

（三）凝血功能异常的处理

1. 补充血容量和凝血因子

出血可导致血容量不足及凝血因子的丧失，输入足够的新鲜血液可有效补充血容量及凝血因子。10 U 新鲜冷冻血浆可提高纤维蛋白原含量 1 g/L。无新鲜血液时，可用新鲜冰冻血浆替代，也可输入纤维蛋白原 3～6 g，基本可以恢复血纤维蛋白原水平。血小板减少时，可输入血小板浓缩液。经过以上处理并尽快终止妊娠后，凝血因子往往可恢复正常。

2. 肝素的应用

高效的抗凝剂，可阻断凝血过程，防止凝血因子及血小板的消耗，宜在血液高凝期尽早使用，禁止在有显著出血倾向或纤溶亢进阶段使用。

3. 抗纤溶治疗

DIC 处于血液不凝固而出血不止的纤溶阶段时，可在肝素化和补充凝血因子的基础上应用抗纤溶药物治疗。临床常用药物有抑肽酶、氨甲环酸、氨基己酸、氨甲苯酸等。

（四）肾功能的保护

对胎盘早剥患者，一律放置持续导尿，观察排尿情况，必要时可放置滴液式集尿袋便于观察。如患者出现少尿（尿量＜17 mL/h）或无尿（尿量＜100 mL/24 h）时，应诊断肾衰竭，应及时补充血容量，必要时测中心静脉压，然后可用呋塞米 40 mg 加入到 20 mL 的 25% 葡萄糖液中静脉推注；或用 250 mL 的 20% 甘露醇快速静脉滴注，必要时可重复应用，一般多在 1～2 天恢复。如尿量仍不见增多，或出现氮质血症、电解质紊乱、代谢性酸中毒等严重肾衰竭时，可行血液透析治疗，多可于 1 周内好转。对不可逆性肾功能损害，考虑行肾移植手术。

（五）子宫卒中及子宫切除问题

胎盘早剥形成的胎盘后血肿，使血液侵入子宫肌层，引起肌纤维分离、断裂及变性，子宫表面可见蓝紫色瘀斑，称为子宫胎盘卒中。子宫胎盘卒中后子宫肌收缩力减弱，常常引起宫缩乏力，使出血增加。故在手术中，应及时使用宫缩剂，按摩子宫；也可用温盐水纱布包裹卒中的子宫，促进血液循环，恢复平滑肌收缩功能；如仍出血不止，可结扎子宫动脉上行支或髂内血管。经以上处理，仍有不能控制之出血或出现 DIC 时，经抗 DIC 治疗无效后可行子宫切除术。对残端应予包埋缝合，避免残端出血。

（孙慧霞）

第四节　自然流产

妊娠不足 28 周、胎儿体重不足 1 000 g 而终止妊娠者，称为流产。妊娠 12 周前终止者，称为早期流产；妊娠 12 周至不足 28 周终止者，称为晚期流产。根据引起流产动因不同，可将流产分为自然流产和人工流产。自然因素导致的流产，称为自然流产；机械或药物等人为因素终止妊娠，称为人工流产。本节内容仅涉及自然流产。自然流产占妊娠总数的 10%～15%，其中 80% 以上为早期流产。

一、病因

（一）胚胎因素

胚胎染色体异常是自然流产常见的原因，在自然流产中，胚胎检查 50%～60% 有染色体异常。夫妻中如一方染色体异常可传至后代，或导致流产。染色体异常包括数目异常和结构异常。数目异常以三体最常见，其次是单体 X（45 X），如能存活，足月分娩以后，即形成特纳综合征。三倍体及四倍体少见，活婴极少，绝大多数极早期流产。结构异常主要是染色体异位、缺失、嵌合体等染色体异常。

(二)母体因素

1. 全身疾病

(1)全身感染时,高热可促进子宫收缩引起流产,弓形虫、单纯疱疹病毒、巨细胞病毒、流感病毒、支原体、衣原体、梅毒螺旋体等感染可导致流产。

(2)结核和恶性肿瘤不仅导致流产,还会威胁孕妇生命。

(3)严重贫血、心脏病可引起胎儿胎盘单位缺氧,慢性肾炎、高血压可使胎盘发生梗死,亦可导致流产。

2. 内分泌异常

(1)黄体功能不足:可引起妊娠蜕膜反应不良,影响孕卵着床和发育,导致流产。

(2)多囊卵巢综合征:多囊卵巢高浓度的LH可能导致卵细胞第二次减数分裂过早完成,从而影响受精和着床过程出现流产。

(3)高催乳素血症:高水平的催乳素可直接抑制黄体颗粒细胞增生及功能。

(4)糖尿病:妊娠早期高血糖可能是造成胚胎畸形的危险因素。

(5)甲状腺功能减退亦可导致流产。

3. 生殖器异常

(1)子宫畸形:如单角子宫、双角子宫、双子宫、子宫纵隔等,可影响子宫血供和宫腔内环境造成流产。

(2)宫腔粘连、子宫内膜不足可影响胚胎种植,导致流产。

(3)宫颈功能不全:在解剖上表现为宫颈管过短或宫颈内口松弛,多引发胎膜早破及晚期流产。

4. 免疫功能异常

免疫功能异常可由自身免疫引起,如体内产生过多抗磷脂抗体。它不仅是一种强烈的凝血活性物质,可导致血栓形成;同时可直接造成血管内皮细胞损伤,加剧血栓形成,影响胎盘循环,死胎,导致流产。免疫功能异常也可以是同种免疫引起,妊娠是半同种移植过程,孕妇免疫系统产生一系列的适应性变化,如产生封闭因子、组织兼容性抗原(HLA),从而对宫内胚胎移植物产生免疫耐受。当免疫抑制因子或封闭因子不足,使胚胎遭受免疫损伤,导致流产。另外,正常妊娠是子宫蜕膜局部出现明显的适应性反应,NK细胞亚群发生表型转换,如果子宫局部生理性免疫反应不足,NK细胞仍然以杀伤型为主,这可能直接与流产发生有关。

5. 不良习惯

过量吸烟、酗酒、吗啡、海洛因等毒品均可导致流产。

6. 创伤刺激

焦虑、紧张、恐吓、忧伤等严重精神刺激,均可导致流产;子宫创伤(手术、直接撞击),性交过度亦可引起流产。

（三）环境因素

过多接触放射线、砷、铅、甲醛、苯、氯丁二烯、氧化乙烯等化学物质，均可引起流产。

二、病理

流产的过程为妊娠物逐渐与子宫剥离直至排出子宫的过程。妊娠8周以前的流产，胚胎多已死亡，此时绒毛发育不全，着床还不牢固，妊娠物多可完全排出，标本常是囊胚包于蜕膜内，切开可在胚囊中仅见少量羊水而不见胚胎，有时可见结节状胚、圆柱状胚、发育阻滞胚、肢体畸形及神经管缺陷的胚胎。妊娠8~12周时，绒毛发育茂盛，与底蜕膜关系较牢固，流产时妊娠物不易完全排出，部分滞留在宫腔内，排出后的妊娠物大体上可分为血肿样或肉样胎块、结节性胎块及微囊型胎盘。妊娠12周后，晚期流产的胎儿变化，可见以下几种病理状态：压缩胎儿、纸样胎儿及浸软胎儿，也可以形成肉样胎块，或胎儿钙化后形成石胎。脐带病变则有脐带扭曲、缠绕、打结、过短、过长。

三、临床表现

（一）停经

多数自然流产患者均有停经史。但是，如果妊娠早期发生流产，往往没有明显的停经史。有报道，大约50%流产是女性未知已妊娠就发生受精卵死亡和流产。

（二）阴道流血

早期流产患者，由于绒毛和胎膜分离，血窦开放，出现阴道出血；妊娠8周以前的流产，阴道出血不多；妊娠8~12周时，阴道出血量多，而且持续时间长。妊娠12周以后，胎盘已完全形成，流产时如胎盘剥离不全，残留组织影响子宫收缩，血窦开放，可引起大量阴道出血、休克，甚至死亡。胎盘残留过久，可形成胎盘息肉，引起反复阴道出血、贫血及继发感染。

（三）腹痛

剥离的胚胎及血液如同异物刺激子宫收缩，排出胚胎，产生阵发性下腹痛。

早期流产时，胚胎绒毛与底蜕膜剥离，导致剥离面出血，已分离的胚胎组织如同异物，刺激子宫收缩。因此，表现为先出现阴道出血，后出现腹痛。晚期流产的临床过程与足月产相似，经过阵发性子宫收缩，排出胎儿和胎盘。因此，表现为先出现腹痛，而后阴道流血。

四、临床分型

临床上,根据流产发展的不同阶段,分为以下类型。

(一)先兆流产

出现少量阴道出血,常为暗红色或血性白带,无妊娠物排出,继而出现阵发性下腹痛或腰背痛。妇科检查宫颈口未开,胎膜未破,子宫大小与停经周数相符合。经休息及治疗,症状消失,可继续妊娠。如症状加重,可发展为难免流产(图7-6)。

(二)难免流产

难免流产是指流产将不可避免,在先兆流产的基础上,阴道出血增多,似月经量或超月经量,阵发性下腹痛加重,可伴有阴道流液,妇科检查宫颈口已扩张,有时可见妊娠物堵塞于宫颈口内,子宫大小与停经周期相符或略小。B超检查仅见妊娠囊,无胚胎或无胚胎心管搏动(图7-7)。

(三)不全流产

部分妊娠物排出宫腔,部分仍残留在宫腔内或嵌顿于宫颈口内,或胎儿排出后胎盘滞留宫腔或嵌顿于宫颈口内。由于宫内残留物影响子宫收缩,故阴道出血量多,甚至休克。妇科检查可见宫颈口已扩张,有妊娠物嵌顿和持续的血液流出,子宫小于停经周数(图7-8)。

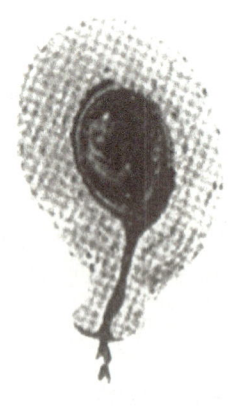
图7-6 先兆流产

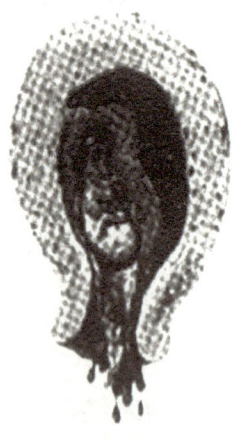
图7-7 难免流产

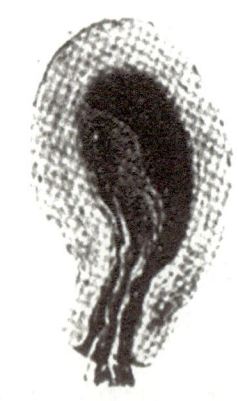
图7-8 不全流产

(四)完全流产

妊娠物已经完全从宫腔排出,阴道出血明显减少并逐渐停止,腹痛缓解。其常常发生于妊娠8周以前。妇科检查宫颈口已关闭,子宫大小接近正常。

上述流产类型,临床发展过程如图7-9所示。

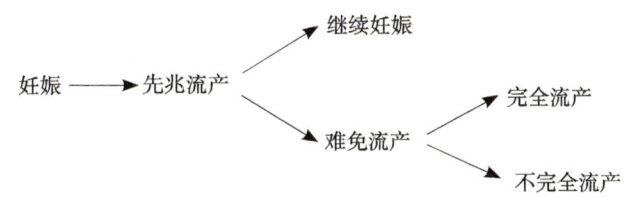

图7-9 流产的发展过程示意图

此外，流产有以下三种特殊情况。

1. 稽留流产

稽留流产是指胚胎或胎儿已死亡，未及时排出，而滞留于宫腔。其临床表现：早孕反应消失，有先兆流产症状或无任何症状；子宫不再增大反而缩小。若已到妊娠中期，孕妇腹部不继续增大，胎动消失。妇科检查宫颈口未开，子宫质地不软，未闻及胎心。

2. 复发性流产

复发性流产是指连续自然流产三次或三次以上。其特点为：每次流产多发生于同一妊娠月份，临床经过与一般流产相同。引起早期流产的原因，多是胚胎染色体异常、孕妇免疫功能异常、黄体功能不足、甲状腺异常等。引起晚期流产的常见原因，有子宫畸形或发育不良、宫颈内口松弛、子宫肌瘤等。宫颈内口松弛引起的流产常发生在妊娠中期，随着胎儿长大，羊水增多，宫腔内压力增加，羊膜囊突到宫颈内口，宫颈管逐渐扩张、缩短。多数患者无自觉症状，一旦胎膜破裂，胎儿随即娩出。

3. 感染性流产

流产过程中，阴道出血时间过长或者宫腔有胚胎组织残留，引起宫腔内感染，严重时扩展到盆腔、腹腔，甚至全身，引起盆腔炎、腹膜炎、败血症及感染性休克。

五、诊断

根据病史、临床表现及妇科检查做出初步诊断，然后通过辅助检查确诊流产的临床类型。

（一）病史

详细询问患者有无停经及早孕反应、出现的时间，阴道出血的量及持续时间，有无阴道排液和妊娠物排出；有无腹痛，腹痛的部位、性质、程度；了解有无发热、阴道分泌物有无臭味，有无流产史。

（二）体格检查

测量体温、脉搏、呼吸、血压，并检查有无贫血及感染征象。消毒外阴后，行妇科检查，了解宫颈有无糜烂及息肉，出血来自糜烂面、息肉还是宫腔，注意宫颈口是否扩张，有无羊膜囊膨出，有无妊娠物堵塞，子宫大小是否与停经周数相符，有无压痛；双附件有无压痛、增厚或包块。疑为先兆流产患者操作应轻柔。

（三）辅助检查

1. B超检查

测定妊娠囊的大小、形态，有无胎芽、胎心搏动，这可辅助诊断流产类型。若妊娠囊形态异常或位置下移，提示预后不良。附件的检查有助于异位妊娠的鉴别诊断。同时，B超的连续检测也有很大的意义，如仅见胎囊而迟迟不见胎芽，或仅见胎芽而迟迟不见胎心出现，均提示预后不良。

2. 妊娠试验

早孕试纸法，可判断是否妊娠。连续进行血 β-HCG 定量检测，观察其动态变化，有助于流产的诊断和预后判断。妊娠 6~8 周时，血 β-HCG 是以每日 66% 速度增加，若 48h 增加不到 66%，则提示妊娠预后不良。

3. 其他

测定血黄体酮水平，人胎盘催乳素有益于判断妊娠预后。复发性流产的患者，有条件可行妊娠物的染色体检查。

六、鉴别诊断

首先，鉴别流产的类型，如表 7-1 所示。早期自然流产应与异位妊娠、葡萄胎、功能性子宫出血及子宫肌瘤等疾病相鉴别。

表 7-1 流产类型的鉴别诊断

类型	病史			妇科检查	
	出血量	下腹痛	组织排出	宫颈口	子宫大小
先兆流产	少	无或轻	无	关闭	与孕周相符
难免流产	增多	加重	无	松弛或扩张	相符或略小
不全流产	多	减轻	有	扩张、有组织堵塞	小于孕周
完全流产	少或无	无	全部排出	关闭	正常或略大

七、治疗

应根据流产类型的不同进行相应处理。

（一）先兆流产

处理原则：保胎治疗，可辅以 B 超和动态血 β-HCG、黄体酮监测下以便了解胚胎发育情况，避免盲目保胎造成稽留流产。若 B 超提示胚胎发育不良，血 β-HCG 持续不升或下降，表明流产不可避免，应终止妊娠。

1. 休息镇静

应卧床休息，禁止性生活，对精神紧张者可给予少量对胎儿无害的镇静剂。

2. 激素治疗

对黄体功能不全引起的先兆流产者，可给予黄体酮 10～20 mg，每日或隔日肌内注射1次；或绒毛膜促性腺激素 HCG 2 000～3 000 U，隔日肌内注射1次。症状缓解后 5～7 天停药。

3. 其他药物治疗

维生素 E 为抗氧化剂，有利于胚胎发育，每日 100 mg 口服。基础代谢率低者可口服甲状腺素片，每日1次，每次 40 mg。

4. 晚期先兆流产的治疗

可口服硫酸沙丁胺醇 2.4～4.8 mg，每日 4 次；口服前列腺素合成酶抑制剂吲哚美辛 25 mg，每日 3 次。

（二）难免流产

处理原则：确诊后尽早使妊娠物排出。

（1）妊娠子宫小于 8 周，可直接行刮宫术。

（2）妊娠子宫超过 8 周，可用缩宫素 10～20 U 加到 500 mL 的 5% 葡萄糖注射液中静脉滴注，或使用米非司酮和米索前列醇，促进子宫收缩，使胚胎组织排出。出血多者可行刮宫术。

（3）出血多伴休克者，应在纠正休克同时行清宫术。

（4）清宫后要对刮出物仔细检查，注意胚胎组织是否完整，并送病理检查，必要时做胚胎染色体检查。术后可行 B 超检查。

（5）术后应用抗生素预防感染，出血多者可使用缩宫素肌内注射以减少出血。

（三）不全流产

处理原则：一旦确诊，立即清宫。

（1）出血多且休克者，应抗休克同时行清宫术。

（2）刮宫标本应送病理检查；术后常规使用抗生素，行 B 超检查。

（四）完全流产

行 B 超检查，如宫腔无残留物而且没有感染，可不予特殊处理。

（五）稽留流产

处理原则：凝血功能检查，预处理后清宫。

（1）死亡的胚胎及胎盘组织在宫腔内稽留过久，可导致凝血功能障碍，可能发生弥散性血管内凝血（DIC）。因此，应首先检查血常规、出凝血时间、血纤维蛋白原、凝血酶原时间、血浆鱼精蛋白副凝试验（3P试验）等。

（2）若凝血功能正常，在备血、输液条件下行刮宫术；若凝血功能异常，可用肝素、纤维蛋白原、新鲜血、血小板等纠正后再行刮宫术。

（3）稽留流产时，妊娠物及胎盘组织与子宫壁粘连较紧，清宫困难，为提高子宫肌层对缩宫素的敏感性，刮宫前可口服炔雌醇1 mg，每日2次，连用5天，或肌内注射苯甲酸雌二醇2 mg，每日2次，连用3天，可提高子宫肌对缩宫素的敏感性。子宫小于12孕周者，可行刮宫术，术中肌内注射缩宫素，手术应特别小心，避免子宫穿孔，一次不能刮净，于5~7天后再次刮宫。子宫大于12孕周者，可使用米非司酮（RU486）加米索前列醇，或静脉滴注缩宫素，促使胎儿、胎盘排出。

（4）术后常规使用抗生素、行B超复查。

（六）复发性流产

处理原则：针对病因进行治疗。

（1）染色体异常的夫妇孕前进行咨询，确定可否妊娠；明确女方有无生殖道畸形、肿瘤、宫腔粘连等，妊娠前施行矫正手术，还可行丈夫精液检查。

（2）黄体功能不全者，妊娠后给黄体酮20~40 mg，每日1次肌内注射，也可口服黄体酮，或使用黄体酮阴道制剂，用药至孕12周时即可停药。

（3）宫颈口松弛者应在妊娠14~18周时行宫颈环扎术，术后定期随诊，待分娩前拆除缝线。若环扎术后有流产征象，治疗失败时，及时拆除缝线，避免造成宫颈裂伤。

（4）免疫治疗：对不明原因的复发性流产患者行主动免疫治疗，将丈夫或他人的淋巴细胞在女方前臂内侧或臀部做多点皮内注射，妊娠前注射2~4次，妊娠早期加强免疫1~3次，妊娠成功率达86%以上。

（七）感染性流产

处理原则：迅速控制感染，尽快清除宫内残留物。

（1）轻度感染或阴道出血多，可在静脉滴注有效抗生素的同时进行刮宫，以达到止血的目的。

（2）感染较严重但出血不多时，可用广谱抗生素控制感染后再行刮宫术。刮宫时可用卵圆钳夹出残留组织，忌用刮匙全面搔刮，以免感染扩散。术后继续用广谱抗生素，待感染控制后再行彻底刮宫。

（3）对已合并感染性休克者，应积极进行抗休克治疗，待病情稳定后再行彻底刮宫；感染严重或盆腔脓肿形成，应行引流手术，必要时切除子宫。

（李志莹）

第五节 胎儿窘迫

胎儿在宫内有缺氧征象危及胎儿健康和生命者,称为胎儿窘迫。胎儿窘迫是一种由于胎儿缺氧而表现的呼吸、循环功能不全综合征,是当前剖宫产的主要适应证之一。胎儿窘迫主要发生在临产过程,以第一产程末及第二产程多见,也可发生在妊娠后期。其发病率各家报道不一,一般在 10.0%~20.5%。产前及产时胎儿窘迫是围产儿死亡的主要原因。

一、病因

通过子宫胎盘循环,母体将氧输送给胎儿,CO_2 从胎儿排入母体,在输送交换过程中某一环节出现障碍,均可引起胎儿窘迫。

(一)母体血氧含量不足

母体血氧含量不足:产妇患严重心肺疾病或心肺功能不全、妊娠期高血压疾病、高热、重度贫血、失血性休克、仰卧位低血压综合征等,均使母体血氧含量降低,影响对胎儿的供氧。导致胎儿缺氧的母体因素有以下几种。①微小动脉供血不足:妊娠期高血压疾病等。②红细胞携氧量不足:重度贫血、一氧化碳中毒等。③急性失血:前置胎盘、胎盘早剥等。④各种原因引起的休克与急性感染发热。⑤子宫胎盘血运受阻:急产或不协调性子宫收缩乏力等,缩宫素使用不当引起过强宫缩;产程延长,特别是第二产程延长;子宫过度膨胀,如羊水过多和多胎妊娠;胎膜早破等。

(二)胎盘、脐带因素

脐带和胎盘是母体与胎儿间氧及营养物质的输送传递通道,其功能障碍必然影响胎儿获得所需氧及营养物质。常见胎盘功能低下:妊娠期高血压疾病、慢性肾炎、过期妊娠、胎盘发育障碍(过小或过大)、胎盘形状异常(膜状胎盘、轮廓胎盘等)和胎盘感染、胎盘早剥等。常见有脐带血运受阻:脐带脱垂、脐带绕颈、脐带打结引起母儿间循环受阻。

(三)胎儿因素

严重的心血管疾病,呼吸系统疾病,胎儿畸形,母儿血型不合,胎儿宫内感染,颅内出血,颅脑损伤等。

二、病理生理

胎儿血氧降低、二氧化碳蓄积出现呼吸性酸中毒。初期,通过自主神经反射,交感神经兴奋,肾上腺儿茶酚胺及皮质醇分泌增多,引起血压上升及心率加快。若继续缺氧,则转为兴奋迷走神经,胎心率减慢。缺氧继续发展,刺激肾上腺增加分泌,再次使交感神经兴奋，胎心由慢变快，说明胎儿已处于代偿功能极限，提示为病情严重。无氧糖酵解增加，导致丙酮酸、乳酸等有机酸增加，转为代谢性酸中毒，胎儿血 pH 值下降，细胞膜通透性加大，胎儿血钾增加，胎儿在宫内呼吸运动加强，导致混有胎粪的羊水吸入，出生后延续为新生儿窒息及吸入性肺炎。肠蠕动亢进，肛门括约肌松弛，胎粪排出。若在孕期慢性缺氧情况下，可出现胎儿发育及营养不正常，形成胎儿宫内发育迟缓，临产后易发生进一步缺氧。

三、临床表现

根据胎儿窘迫发生速度可分为慢性胎儿窘迫及急性胎儿窘迫两类。

（一）慢性胎儿窘迫

慢性胎儿窘迫多发生在妊娠末期，往往延续至临产并加重。其原因多为孕妇全身性疾病或妊娠期疾病，这些疾病会引起胎盘功能不全或胎儿因素异常。临床上，除发现母体存在引起胎盘供血不足的疾病外，还发生胎儿宫内发育受限。孕妇体重、宫高、腹围持续不长或增长很慢。

（二）急性胎儿窘迫

急性胎儿窘迫主要发生在分娩期，多因脐带因素（如脐带脱垂、脐带绕颈、脐带打结）、胎盘早剥、宫缩强且持续时间长，以及产妇低血压及休克引起。

四、诊断

根据病史、胎动变化及有关检查可以做出诊断。

五、辅助检查

（一）胎心率变化

胎心率是判断胎儿是否正常的一个重要标志，胎心率的改变是急性胎儿窘迫最明显的临床征象。①胎心率超过 160 次/分，尤其是高于 180 次/min（孕妇心率不快的情况下），为胎儿缺氧的初期表现。②随后胎心率减慢，胎心率＜120 次/min，尤其是＜100次/min，为胎儿危险征。③胎心监护仪图像出现以下变化，应诊断为胎儿窘迫：频繁出现的晚期减速，多为胎盘功能不良；重度可变减速的出现，多为脐带血运受阻表现，若同时伴有晚期减速，表示胎儿缺氧严重，情况紧急。

（二）胎动计数

胎动减少是胎儿窘迫的一个重要指标，每日监测胎动可预知胎儿的安危。妊娠近足月时，胎动＞20 次/24 h。胎动消失后，胎心在 24 h 内也会消失。急性胎儿窘迫初期，表现为胎动过频，继而转弱及次数减少，直至消失，应予以重视。

（三）胎心监护

首先，进行无负荷试验（NST），NST 无反应型需进一步行宫缩应激试验（CST）或催产素激惹试验（OCT），CST 或 OCT 阳性，则提示存在胎儿宫内窘迫。

（四）胎儿脐动脉血流测定

胎儿脐动脉血流速度波形测定是一项胎盘功能试验，对怀疑有慢性胎儿窘迫者可行此监测。通过测定收缩期最大血流速度与舒张末期血流速度的比值（S/D），表示胎儿胎盘循环的阻力情况，反映胎盘的血流灌注。脐动脉舒张期血流缺失或倒置，提示胎儿严重窘迫，应该立即终止妊娠。

（五）胎盘功能检查

测定血浆 E_3 并连续动态观察，若急骤减少 30%～40%，表示胎儿胎盘功能减退，胎儿可能存在慢性缺氧。

（六）生物物理象监测

在 NST 监测的基础上，应用 B 超仪监测胎动、胎儿呼吸、胎儿张力及羊水量，综合评分了解胎儿在宫内的安危状况。Manning 评分，满分为 10 分，≤8 分可能有缺氧，≤6 分可疑有缺氧，≤4 分提示胎儿缺氧。

（七）羊水胎粪污染

胎儿缺氧，兴奋迷走神经，肠蠕动亢进，肛门括约肌松弛。胎粪排入羊水中，羊水呈绿色、黄绿色、混浊棕黄色，即羊水 I 度、II 度、III 度污染。破膜可直接观察羊水性状及粪染程度。未破膜经羊膜镜窥检，透过胎膜了解羊水性状。羊水 I 度污染无肯定的临床意义；羊水 II 度污染，胎心音好者，应密切监测胎心，不一定是胎儿窘迫；羊水 III 度污染，应及早结束分娩。

（八）胎儿头皮血测定

头皮血气测定应在电子胎心监护异常的基础上进行。头皮血 pH 为 7.20～7.24 为病理前期，可能存在胎儿窘迫，应立即进行宫内复苏，间隔 15 min 复查血气值；pH 为 7.15～7.19 提示胎儿酸中毒及窘迫，应立即复查；如仍 ≤7.19，除外母体酸中毒外，应在 1 h 内结束分娩；pH < 7.15 是严重胎儿窘迫的危险信号，须迅速结束分娩。

六、鉴别诊断

对于胎儿窘迫的判断，主要是综合考虑各方面因素，判断是否确实存在胎儿窘迫的情况。

七、治疗

（一）慢性胎儿窘迫

应针对病因处理，视孕周、有无胎儿畸形、胎儿成熟度和窘迫的严重程度决定处理。

（1）定期做产前检查者，估计胎儿情况尚可，应嘱孕妇取侧卧位减少下腔静脉受压，增加回心血流量，使胎盘灌注量增加，改善胎盘血供应，延长孕周数。每日吸氧提高母血氧分压；静脉注射50%葡萄糖40 mL加维生素C 2 g，每日2次；根据情况做NST检查；每日统计胎动次数。

（2）情况难以改善时，若接近足月妊娠但估计在娩出后胎儿生存机会极大，为减少宫缩对胎儿的影响，可考虑行剖宫产。如胎肺尚未成熟，可在分娩前48 h静脉注射地塞米松10 mg，以促进胎儿肺泡表面活性物质的合成，预防呼吸窘迫综合征的发生。如果孕周小，胎儿娩出后生存可能性小，需将情况向家属说明，确保家属能做出知情选择。

（二）急性胎儿窘迫

（1）若宫内窘迫达严重阶段，必须尽快结束分娩。其指征是：①胎心率低于120次/min或高于180次/min，伴羊水Ⅱ～Ⅲ度污染；②羊水Ⅲ度污染，B超显示羊水池深度＜2 cm；③胎心持续缓慢达100次/min以下；④胎心监护反复出现晚期减速或重度可变减速，胎心60次/min以下持续60 s以上；⑤胎心图基线变异消失，并伴晚期减速。

（2）积极寻找原因并排除如心衰、呼吸困难、贫血、脐带脱垂等。改变体位呈左或右侧卧位，以改变胎儿脐带关系，增加子宫胎盘灌注量。①持续吸氧提高母体血氧含量，以提高胎儿的氧分压。静脉注射50%葡萄糖40 mL加维生素C 2 g。②宫颈尚未完全扩张，胎儿窘迫情况不严重，可吸氧、左侧卧位，观察10 min；若胎心率变为正常，可继续观察。若因使用缩宫素使宫缩过强造成胎心率异常减缓，应立即停止滴注或用抑制宫缩的药物，继续观察是否能转为正常。若无显效，应行剖宫产术。施术前，做好新生儿窒息的抢救准备。③宫口开全，胎先露已达坐骨棘平面以下3 cm，吸氧同时尽快助产，经阴道娩出胎儿。

（滕 沫）

第六节 胎儿生长受限

胎儿生长受限（FGR）是指胎儿体重低于同孕龄平均体重的第10百分位数或低于同孕龄平均体重的2个标准差。

将新生儿的出生体重按孕龄列出百分位数，取10百分位数及90百分位数2根曲线，在10百分位以下者称小于胎龄儿（SGA），在90百分位以上称大于胎龄儿（LGA），10～90百分位称适于胎龄儿（AGA）。20世纪60年代后，上海地区将小于胎龄儿统称为小样儿，分为早产小样儿、足月小样儿及过期小样儿。但并不是出生体重低于第10百分位数的婴儿都是病理性生长受限，有些偏小是因为体质因素，仅仅是小个子。1992年，Gardosi 等认为有25%～60%婴儿诊断为小于胎龄儿，但如果排除如母体的种族、孕产次及身高等影响出生体重的因素，这些婴儿实际上是适于胎龄儿。1969年，Usher等提出胎儿生长的标准定义应基于正常范围平均值的 ±2 标准差，与第10百分位数相比，此定义将SGA儿限定在3%，后一种定义更有临床意义，因为这部分婴儿中预后最差的是出生体重低于第3百分位数。国外报道显示，宫内生长受限儿的发生率为全部活产的4.5%～10.0%，交通大学医学院附属新华医院资料记载小样儿的发生率为3.1%。

一、病因

胎儿生长受限的病因迄今尚未完全阐明。约有40%的病例发生于正常妊娠，30%～40%发生于母体有各种妊娠并发症或并发症者，10%归因于多胎妊娠，10%由于胎儿感染或畸形所致。下列各因素可能与胎儿生长受限的发生有关。

（一）孕妇因素

1. 妊娠并发症和并发症

妊娠期高血压疾病、慢性肾炎、糖尿病、血管病变的孕妇，由于子宫胎盘灌注不够易引起胎儿生长受限。

自身免疫性疾病、发绀型心脏病、严重遗传性贫血等均可能引起FGR。

2. 遗传因素

胎儿出生时的体重差异，40%来自父母的基因，其中母亲的影响较大，如孕妇身高、孕前体重、妊娠时年龄及孕产次等。

3. 营养不良

孕妇偏食、妊娠剧吐及摄入蛋白质、维生素、微量元素和热量不足的，容易产生小样儿，胎儿出生体重与母体血糖水平呈正相关。

4. 烟、酒和某些药物的影响

吸烟、喝酒、麻醉剂及相关药品均与FGR相关。某些降压药由于降低动脉压，降低子宫胎盘的血流量，也影响胎儿宫内生长。

（二）胎儿因素

1. 染色体异常

21-三体综合征、18-三体综合征、13-三体综合征、Turner综合征、猫叫综合征常伴发FGR。超声没有发现明显畸形的FGR胎儿中，近20%可发现核型异常，当生长受限和胎儿畸形同时存在时，染色体异常的概率明显增加。唐氏综合征胎儿生长受限一般是轻度的，18-三体综合征胎儿常有明显的生长受限。

2. 胎儿畸形

如先天性成骨不全和各类软骨营养障碍等可伴发 FGR，严重畸形的婴儿有 1/4 伴随生长受限，畸形越严重，婴儿越可能是小于胎龄儿。许多遗传性综合征也与 FGR 有关。

3. 胎儿感染

在胎儿生长受限病例中，多达 10% 的人发生病毒、细菌、原虫和螺旋体感染。宫内感染如风疹病毒、巨细胞病毒、弓形虫、梅毒螺旋体等均可引起 FGR。

4. 多胎

与正常单胎相比，双胎或多胎妊娠更容易发生其中一个或多个胎儿生长受限。

（三）胎盘因素

胎盘结构和功能异常是发生 FGR 的病因，在 FGR 中孕 36 周后胎盘增长缓慢、胎盘绒毛膜面积和毛细血管面积均减少。慢性部分胎盘早剥、广泛性梗死或绒毛膜血管瘤均可造成胎儿生长受限。脐带帆状附着也可导致胎儿生长受限。

二、分类和临床表现

（一）内因性均称型 FGR

内因性均称型 FGR 是少见的，属于早发性胎儿生长受限，在受孕时或在胚胎早期，不良因素即发生作用，使胎儿生长、发育严重受限。其原因包括染色体异常、病毒感染、接触放射性物质及其他有毒物质。因胎儿在体重、头围和身长三方面均受限，头围与腹围均小，故称均称型。

特点：①体重、身长、头径相称，但均小于该孕龄正常值。②外表无营养不良表现，器官分化或成熟度与孕龄相符，但各器官的细胞数量均减少，脑重量轻，神经元功能不全和髓鞘形成迟缓。③胎盘体积重量小，但组织结构无异常，胎儿无缺氧表现。④胎儿出生缺陷发生率高，围生儿病死率高，预后不良。产后新生儿多有脑神经发育障碍，伴小儿智力障碍。

（二）外因性不均称型 FGR

外因性不均称型 FGR 是常见的，属于继发性生长发育不良，胚胎发育早期正常，至妊娠中晚期受到有害因素的影响，常见于妊娠期高血压疾病、高血压、糖尿病、过期妊娠，导致胎盘功能不全。

特点：①新生儿外表呈营养不良或过熟儿状态，发育不匀称，身长、头径与孕龄相符而体重偏低。②胎儿常有宫内慢性缺氧及代谢障碍，各器官细胞数量正常，但细胞体积缩小，以肝脏为著。③胎盘体积正常，但功能下降，伴有缺血缺氧的病理改变，常有梗死、钙化、胎膜黄染等。④新生儿在出生以后躯体发育正常，易发生低血糖。

（三）外因性均称型 FGR

外因性均称型 FGR 为上述两型的混合型，其病因有母儿双方的因素，常因营养不良，缺乏叶酸、氨基酸等微量元素，或有害药物的影响所致。有害因素在整个妊娠期间均产生影响。

特点：①新生儿身长、体重、头径均小于该孕龄正常值，外表有营养不良表现。②各器官细胞数目减少，导致器官体积均缩小，肝脾严重受累，脑细胞数也明显减少。③胎盘小，外观正常。胎儿少有宫内缺氧，但存在代谢不良。④新生儿的生长与智力发育常受到影响。

三、诊断

（一）产前检查

准确判断孕龄，详细询问孕产史及有无高血压、慢性肾病、严重贫血等疾病史，有无接触有毒有害物质及不良嗜好，判断是否存在导致 FGR 的高危因素。

（二）宫高及体重的测量

根据宫高推测胎儿的大小和增长速度，确定末次月经和孕周后，产前检查测量子宫底高度，在孕 28 周后若连续 2 次宫底高度小于正常的第 10 百分位数，则有 FGR 的可能。另外，从孕 13 周起体重平均每周增加 350 g 直至足月，孕 28 周后如果孕妇体重连续 3 周未增加，要注意是否有胎儿生长受限。

（三）定期 B 超监测

（1）头臀径：是孕早期胎儿生长发育的敏感指标。

（2）双顶径：对疑有胎儿生长受限者，应系统测量胎头双顶径，每 2 周 1 次观察胎头双顶径增长情况。正常胎儿在孕 36 周前，其双顶径增长较快，若胎头双顶径每 2 周增长 < 2 mm，则为胎儿生长受限；若增长 > 4 mm，则可排除胎儿生长受限。

（3）腹围：胎儿腹围的测量是估计胎儿大小最可靠的指标。妊娠 36 周前，腹围值小于头围值，36 周时相等，以后腹围大于头围，计算腹围与头围比值，若比值小于同孕周第 10 百分位，有 FGR 可能。

（四）多普勒测速

与胎儿生长受限密切相关的多普勒异常特征是脐动脉、子宫动脉舒张末期血流消失或反流，胎儿静脉导管反流等，这说明脐血管阻力增加。

（五）出生后诊断

（1）出生体重：胎儿出生后测量其出生体重，参照出生孕周，若低于该孕周应有的体重的第10百分位数，即可做出诊断。

（2）胎龄估计：对出生体重<2 500 g的新生儿进行胎龄判断非常重要。由于约15%的孕妇没有正确的月经史，加上妊娠早期的阴道流血与月经混淆，FGR儿与早产儿的鉴别就很重要。外表观察对胎龄估计较为重要，对于胎龄未明的低体重儿可从神态、皮肤耳壳、乳腺趾纹、外生殖器等方面加以鉴定是FGR儿还是早产儿。临床上往往可以发现一些低体重儿，其具有肢体无水肿，躯体缺毳毛，但耳壳软而不成形，乳房结节和大阴唇发育差的矛盾现象，这提示该低体重儿有早产FGR儿的可能。

四、治疗

（一）一般处理

（1）卧床休息：左侧卧位可使肾血流量和肾功能恢复正常，从而改善子宫胎盘的供血。

（2）吸氧：胎盘交换功能障碍是导致FGR的原因之一，吸氧能够改善胎儿的内环境。

（3）补充营养物质：FGR的病因众多，其中包括母血中营养物质利用度的降低，或胎盘物质交换受到影响，所以FGR治疗的理论基础有补充治疗，包括增加营养物质，如糖类和蛋白质的供应。治疗越早效果越好，小于孕32周开始治疗效果好，孕36周后治疗效果差。

（4）积极治疗：对于妊娠期原发性高血压、慢性肾炎等引起FGR的高危因素，可以用抗高血压药物、肝素治疗。

（5）口服小剂量阿司匹林：抑制血栓素A_2合成，提高前列环素与血栓素A_2比值，扩张血管，改善子宫胎盘血供，但不改变围产儿死亡率。

（6）钙离子拮抗剂：扩张血管，改善子宫动脉血流，这在吸烟者中可增加胎儿体重，对非吸烟者尚无明显作用。

（二）产科处理

适时分娩：胎儿确定为FGR后，决定分娩时间较困难，必须对胎儿可能面临的死亡风险和早产危害做出必要的准备。

（1）近足月：足月或近足月的FGR，应积极终止妊娠，可取得较好的胎儿预后。孕龄达到或超过34周时，如果有明显羊水过少应考虑终止妊娠。胎心率正常者可经阴道分娩，但这些胎儿与适于胎龄儿相比，多数不能耐受产程与宫缩，故应采取剖宫产。如果FGR的诊断尚未确立，应期待处理，加强胎儿监护，等待胎肺成熟后终止妊娠。

（2）孕34周前：确诊FGR时，若羊水量及胎儿监护正常，则继续观察，每周B超检查1次；如果胎儿正常并继续长大，可继续妊娠等待胎儿成熟，否则考虑终止妊娠。须考虑终止妊娠时，酌情行羊膜腔穿刺，测定羊水中 L/S 比值、肌酐等，了解胎儿成熟度，有助于临床处理决定。为促使胎儿肺表面活性物质产生，可肌内注射地塞米松 5 mg，每 8 个小时 1 次或肌内注射 10 mg，每天 2 次，共 2 天。

（三）新生儿处理

FGR 儿因缺氧容易发生胎粪吸入，故应及时处理新生儿，清理声带下的呼吸道并吸出胎粪，做好新生儿复苏抢救工作。尽早喂养糖水以防止低血糖，并注意低血钙、感染及红细胞增多症等并发症的发生。

五、预后

FGR 的近期和远期并发症发生率均较高。

（1）FGR 儿出生后的个体生长发育很难预测，一般对称性或全身性 FGR 在出生后生长发育缓慢；相反，不对称型 FGR 儿出生后生长发育可以很快赶上。

（2）FGR 儿的神经系统及智力发育也不能准确预测。1992 年，Low 等在 9～11 年长期随访研究中发现有一半的 FGR 存在学习问题，有报道称 FGR 儿易发生脑瘫。

（3）FGR 儿成年后高血压、糖尿病和冠心病等心血管和代谢性疾病发病率较高。

（4）有 FGR 的女性再次妊娠时 FGR 的发生率会增加。有 FGR 史及持续存在内科并发症的女性，更易发生 FGR。

（滕　沫）

第七节　羊水过多

羊水量可随孕周有所增减，妊娠 16 周约 250 mL，妊娠晚期达 1 000 mL（800～1 800 mL），但最后 2～4 周开始逐渐减少，过期妊娠可减少至 550 mL。凡妊娠时期内，羊水量超过 2 000 mL，称为羊水过多，其中有些病例的羊水量多达 15 000～20 000 mL。羊水过多的发病率，占分娩数的 0.5%～1%。在数天内羊水急剧增多，称为急性羊水过多；在数周内或更长时间逐渐增加，称为慢性羊水过多。临床上，大多数患者羊水增加缓慢，羊水过多时的羊水外观性状与正常羊水相同。

一、病因与发病机制

通过放射性核素示踪测定，已证明羊水不是静止的，而是在母体和胎儿间不断地进行交换，以维持动态平衡；每小时交换量可达 500 mL。胎儿吞咽羊水和胎儿排尿与保持羊水量的正常有关。母体与胎儿任何一方调节机制不平衡或运输发生障碍，都可导致羊水的交换失去平衡而出现羊水的积蓄或减少。临床上，羊水过多可见下列几种情况。

（一）胎儿畸形

羊水过多患者中，有22%～43%合并胎儿畸形。

1. 神经管缺陷性疾病

该病最常见，占50%，如无脑儿、脊柱裂等。无脑儿无吞咽反射且缺乏抗利尿激素，以致不能吞咽羊水，并排出大量尿而造成羊水过多。全部脑脊液裸露、脉络组织增生、渗出液增加的疾病均可导致羊水过多。

2. 消化道畸形

该病约占25%，食管、小肠闭锁、腭裂、脐疝、膈疝及甲状腺肿大引起的颈中隔受压、肺发育不全等畸形，影响羊水的交换和吸收，均会造成羊水过多。

3. 多发畸形

多发畸形占5%～10%，少数心脏病及肾脏畸形，如多囊肾、肾盂积水及肾脏未分化胚叶瘤，也可合并羊水过多。

（二）多胎妊娠

多胎妊娠并发羊水过多为单胎妊娠的10倍，多见于单卵双胎，且常发生在其中的一个胎儿。这是由单卵双胎之间血液循环相互沟通，导致其中占优势的胎儿循环量多，心脏、肾脏肥大，尿量增多，致使羊水量过多。有时，羊水过多与多胎中的胎儿畸形有关。

（三）孕妇或胎儿的各种疾病

孕妇或胎儿的各种疾病约占20%，如孕母合并糖尿病、母儿Rh血型不合、妊娠期高血压疾病、孕妇严重贫血等亦可合并羊水过多。孕妇有糖尿病，血糖过高，胎儿血糖亦会增高，引起多尿而排入羊水中。母儿血型不合时，由于绒毛水肿，影响母体交换，以致羊水过多。

（四）原因不明的羊水多

原因不明的羊水多占30%～40%。临床上常见羊水在2 500 mL以上，而母儿未合并任何异常。

二、诊断

妊娠期子宫迅速增大，胎位、胎心音不清，首先考虑羊水过多。根据病史及体征，诊断无困难。但应排除双胎、胎儿畸形、腹腔积液及妊娠合并卵巢囊肿，还应排除糖尿病、母儿血型不合、溶血所致的胎儿水肿、胎儿染色体异常。对羊水过多者，必须进行以下辅助检查。

（一）超声检查

B 超发现羊水过多，胎儿与宫壁间距离增大。羊水最大暗区垂直深度（羊水池深度，AFV）若超过 7 cm，为羊水过多；也有学者认为，越过 8 cm 方能诊断羊水过多。胎儿肢体间距离较宽，且在羊水中自由活动。羊水指数法（AFI）是指孕妇平卧，头抬高 30°，将腹部经脐横线与腹白线作为标志点，分为 4 个区，测定各区最大暗区垂直深度相加而得。国内资料显示，羊水指数大于 18 cm 方能诊断羊水过多，国外资料则认为羊水指数大于 20 cm 方可诊断且多数认为 AFI 法优于 AFV 法。若同时确诊双胎、胎儿畸形，则 B 超检查有其优越性，可能见到胎儿异常情况。妊娠 14~15 周时，如胎儿为无脑儿，未出现羊水过多前经 B 超检查也可确诊，便于早期处理。

（二）羊水甲胎蛋白（AFP）含量测定

胎儿开放性神经管缺陷性疾病，由于脑脊膜裸露，AFP 随脑脊液渗入羊水，羊水中 AFP 含量比正常高 4~10 倍，故羊水中 AFP 含量测定对无脑儿、脊柱裂、脑膜膨出的诊断很有意义。此外，脑膜膨出、上消化道闭锁、先天性肾脏畸形胎儿的羊水 AFP 含量亦可能增高。总之，当羊水 AFP 含量显著增高时，往往提示有严重的胎儿畸形。但闭合性神经管缺陷或病变较小的畸形胎儿，羊水中 AFP 含量有可能在正常范围内，需注意此假阴性结果。

（三）羊膜囊造影

了解胎儿有无消化道畸形，用 20~40 mL 的 76% 泛影葡胺注入羊膜腔内，3 h 后摄片，羊水中对比剂减少，胎儿肠道内出现对比剂。再根据羊水多少决定是否将 20~40 mL 的 40% 碘化油注入羊膜腔内，左右翻身数次，于注药后 0.5 h、1 h、24 h 分别摄片，胎儿的体表（头、躯干、四肢及外生殖器）均可显影，应注意对比剂对胎儿有一定损害，还可能引起早产及宫腔内感染，应慎用，目前已很少应用。

三、治疗要点

对羊水过多的处理，取决于胎儿有无畸形、孕周及羊水过多的严重程度。

（一）孕妇自觉症状严重时治疗

1. 穿刺放羊水

根据羊水过多的程度及胎龄决定处理方法，对症状严重、无法忍受子宫内张力、胎龄不足孕 37 周者，可经腹壁行羊膜腔穿刺，放出一部分羊水，以暂时缓解症状。放水前先行 B 超检查，确定胎盘位置，选择穿刺点以免盲目穿刺损伤胎盘及胎儿。随后用 15~18 号腰椎穿刺针进行穿刺，放水不宜过快，以 500 mL/h 为宜。为避免诱发早产，每次放水量不宜过多（一般不超过 1 500 mL），缓解孕妇症状。经腹壁抽取羊水应严格消毒，预防感染，并给镇静剂以防早产。如果羊水继续增长，隔 3~4 周后重复穿刺减压，以延长妊娠时间。

症状较轻者不必做羊膜腔穿刺放水。应嘱其注意休息，低盐饮食，必要时酌情使用镇静剂，继续妊娠。

2．应用前列腺素合成酶抑制剂

吲哚美辛有抗利尿作用。妊娠晚期羊水主要由胎尿形成，抑制胎儿排尿可以减少羊水的生成。其用量为2.2～2.4 mg/（kg·d），分3次口服。用药后1周胎尿减少最明显，羊水可减少。若羊水再增多，可重复应用。用药期间，每周做一次B超检查以监测羊水量。有报道称，吲哚美辛可致动脉导管闭合，不宜长期应用。

3．病因治疗

积极治疗糖尿病等并发症。

（二）合并有胎儿畸形

合并有胎儿畸形应终止妊娠。

（1）孕妇无明显心肺压迫症状，一般情况尚好，可经腹羊膜腔穿刺放出适量羊水，注入依沙吖啶（利凡诺）50～100 mg，进行引产。

（2）人工破膜加催产素静脉滴注引产：人工破膜时，宜采用阴道高位破膜引产，高位破膜器沿胎膜向上送入15～16 cm处刺破胎膜，使羊水缓慢流出，以每小时流出500 mL左右的速度为宜，以免羊水大量流出引起胎盘早剥及腹压骤降以致休克。万一胎膜因羊水压力过大使人工破膜被撕破，以致羊水流出过快，术者可用手堵住宫颈口，抬高患者臀部，控制羊水流出速度。在放水过程中，注意观察患者血压、脉搏的改变及产妇自觉症状。腹部可加压包扎以预防休克的发生。如破膜12 h后尚无宫缩，应用抗生素预防感染；24 h后仍未临产，可静脉滴注催产素，进行引产。也有人主张先经腹部穿刺放出一部分羊水后，使羊水压力降低，再作人工破膜，这可以防止胎盘早剥的发生。人工破膜时，羊水流出，应注意保持胎儿纵位，避免发生横产式难产，密切观察宫缩、宫口开大情况，防止脐带脱垂，预防产后出血。

（三）正常胎儿

应根据胎龄及孕妇的自觉症状决定处理方案。

（1）症状较轻者可以继续妊娠，嘱咐患者注意卧床休息，低盐饮食。酌情使用镇静药。密切注意羊水量的变化。

（2）症状重者可以穿刺放羊水或间断应用吲哚美辛治疗。

（3）妊娠已足月，可行人工破膜，终止妊娠。

（曾庆松）

★ 凶险性前置胎盘

一、病例摘要

患者女性，33 岁。

过敏史：无。

入院日期：2021-05-24。

主诉：停经 31^{+4} 周，阴道出血 2 天。

现病史：未行正规产前检查，唐筛提示低风险。2021-04-09 于当地彩超检查提示为单活胎，胎盘下缘完全覆盖宫颈内口。此后未行进一步检查及处理。05-22 阴道少量出血，色鲜红，伴下腹发紧，就诊当地医院，行彩超提示为完全性前置胎盘，胎盘内液区有回声。遂转入我院。

既往史：分别于 2010 年、2016 年外院行剖宫产术，2013 年外院行腹腔镜下子宫肌瘤剔除术（具体不详）。

二、检查

体格检查：T 36.2 ℃，P 90 次/min，R 22 次/min，BP 107/67 mmHg。

专科检查：产科检查见，腹部隆起，呈横椭圆形，宫高 27 cm，腹围 102 cm，经腹壁可扪及不规则宫缩，胎方位 RScA，胎心率 146 次/min，未行内诊，卫生垫上可见少许暗红色血渍。

辅助检查：2021-05-21 盆腔 MRI（图 7-10）示，中央性前置胎盘，胎盘植入。2021-05-24 产科彩超提示，宫内晚期妊娠，单胎横位，胎儿存活，脐带绕颈 2 周，完全性前置胎盘，可能伴有脐血管前置，胎盘内见囊性结构（疑为血窦）。2021-05-24 血常规、尿常规、凝血分析、肝肾功能、电解质、C-反应蛋白等均基本正常。胎心监护呈反应型，可见不规则宫缩，强度弱。

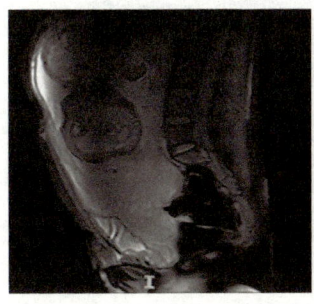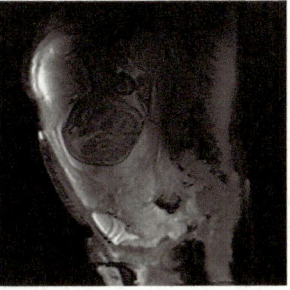

图 7-10　盆腔 MRI

三、诊断

初步诊断：完全性前置胎盘伴出血。

鉴别诊断：①胎盘早剥；②胎盘边缘血窦破裂；③先兆子宫破裂等。

最终诊断：①完全性前置胎盘伴出血；②凶险性前置胎盘；③胎盘前置血管；④孕9产2，孕31^{+4}周，横位先兆早产；⑤瘢痕子宫（二次剖宫产）。

四、诊疗经过

2021-05-31与麻醉科、血管介入科及新生儿科一同在复合手术室为患者行"腹主动脉球囊阻断术＋子宫下段剖宫产术＋宫腔球囊压迫术"，手术经过顺利，术中出血约600 mL。手术经过：①腹主动脉内肾动脉开口下方预制球囊；②子宫下段剖宫产娩出胎儿；③阻断球囊，剥离胎盘并止血；④解除球囊阻断，观察出血；⑤缝合子宫成形，宫腔内留置Bakri球囊；⑥再次造影明确是否出血；⑦取出腹主动脉球囊。

术中所见：胎盘附着于子宫原剖宫产切口延伸至子宫后壁，完全覆盖宫颈内口，人工剥离胎盘后，可见部分胎盘组织致密粘连于原剖宫产切口处，深达子宫肌层，未穿透浆膜层，表面血管怒张。术中相关图片如图7-11所示。

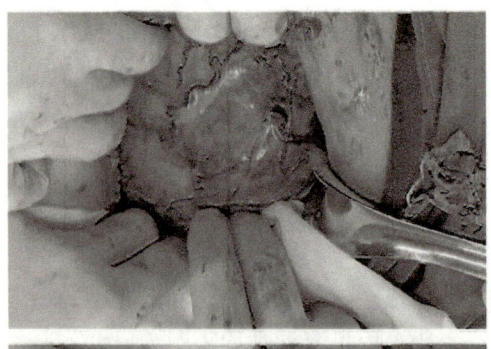

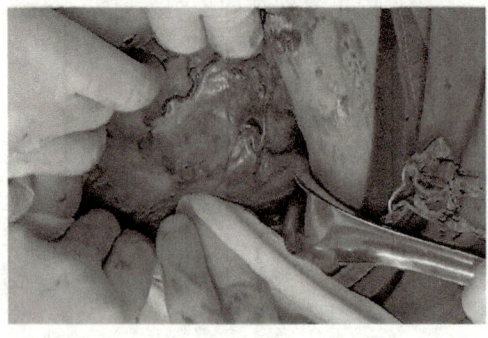

图7-11　剖宫产术中1

技术要点：①预制球囊位置选择；②阻断时间一般不超过 20 min；③解除阻断恢复血流间隔时间 1 min 以上；④采用波堤样缝合、压迫式缝合相结合；⑤Bakri 球囊的使用。相关图片如图 7-12 所示。

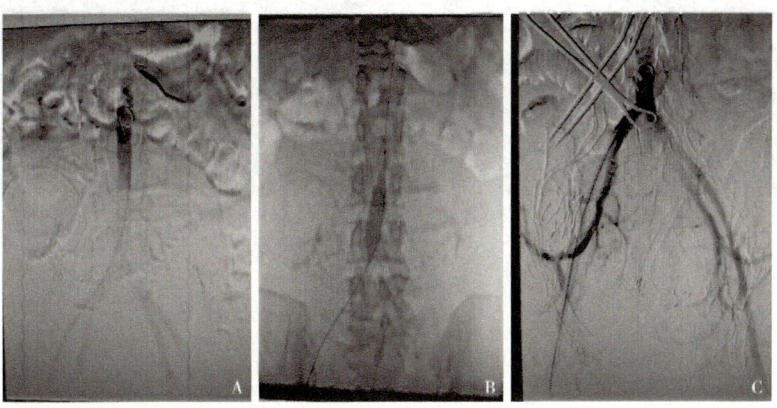

图 7-12　剖宫产术中 2

A. 造影明确肾动脉开口位置；B. 球囊于肾动脉开口下方阻断腹主动脉；C. 胎儿娩出、产科止血后，再次复查造影明确有无子宫动脉出血

宫腔球囊注入生理盐水 300 mL，12 h 后，每 2 ~ 3 h 抽出 50 mL 生理盐水，抽水前宫腔内注入生理盐水 20 mL 并观察宫腔引流液性状，了解有无活动性出血后，决定是否抽液。相关图片如 7-13 所示。

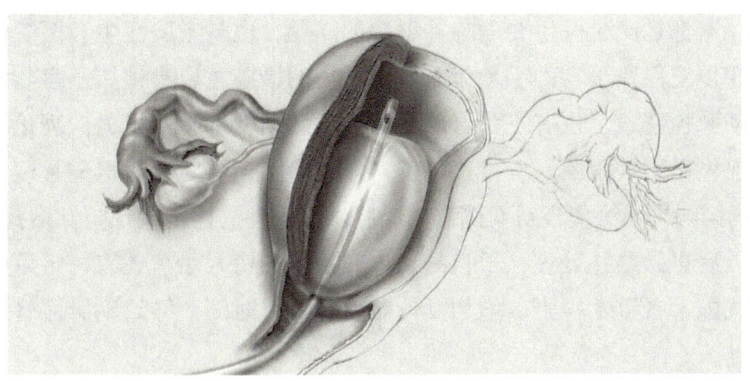

图 7-13　宫腔球囊图解

新生儿：娩一活女婴，体重 2.16 kg，Apgar 评分 1 min 5 分（心率低于 100 次 /min、肢端青紫、自主呼吸较弱、肌张力欠佳、喉反射欠佳），经保暖、清理呼吸道、复苏囊加压给氧等抢救措施后 5min 评 9 分（肢端青紫）。相关图片如图 7-14 所示。

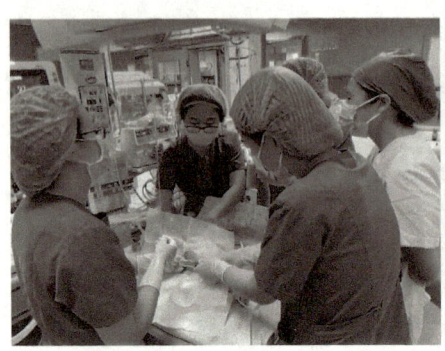 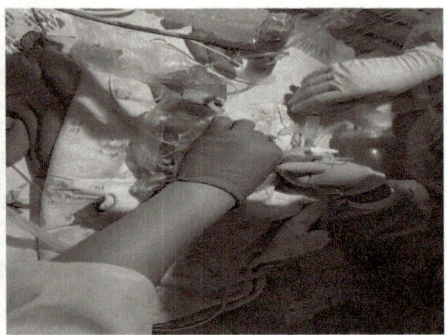

图 7-14　新生儿抢救现场

五、出院情况

2021-06-05（术后第 5 天）康复出院。

六、讨论

前置胎盘伴胎盘植入的患者常在孕晚期出现无诱因、无规律的反复阴道出血，部分患者可出现严重的并发症，如产后大出血、DIC、败血症、子宫破裂等，使产妇生命受到威胁。手术的难度在于如何将植入的胎盘进行安全剥离，并保证出血量降到最低；如何帮助患者保全子宫，将对子宫的伤害降到最低；以及如何在术中最大程度保障受术产妇和腹中胎儿生命安全，这都是产科医生要面临并解决的问题，也是考验医生和医院救治能力的一个重要指标。在传统保留子宫的手术策略中，常用的措施主要有使用子宫收缩药物、子宫填塞术、术后动脉栓塞术，也有主张行双侧髂内动脉结扎术减少出血。理论上讲，这种技术可以对子宫血供做有效阻断，也可以将子宫血流量降到相对比较低的程度，但是在妊娠期间，受胎儿的影响，无法实现对双侧髂内动脉做提前性的栓塞或预防性结扎处理的目的；而如果在分娩以后再做结扎处理，子宫的切口和裸露的植入胎盘还有一定可能会导致迅猛的大出血，干扰施术者手术视野，增加操作难度和操作时间，导致动脉血管结扎困难，延误最佳治疗时机。

球囊阻断技术最早应用于骨科、腹部外科手术，早在 1953 年，Edwards 等在战场利用球囊阻断术控制腹部手术出血。近年来，随着介入医学和球囊阻断技术的不断发展与改进，腹主动脉球囊阻断术（IABO）和髂内动脉球囊阻断术常被用于凶险型剖宫产手术的术中止血，止血疗效得到认可。这两种技术均是在数字减影血管造影下将球囊在术前预置入特定部位，并根据实际情况填充球囊，阻断血流。对于 PPP 伴胎盘植入产妇采取何种阻断方式治疗止血效果更好，有待进一步探究。

妊娠期因子宫动脉供血增加髂内动脉增粗，子宫的血供有 90% 来自髂内动脉前支，而髂内动脉球囊可以暂时性阻断髂内动脉血供，降低球囊远端血压，减少剖宫产手术过程中的出血量。国内外部分研究证实了球囊阻断技术可以有效减少受术者术中的出血和输血量。但是，人体的盆腔中血管极其丰富，侧支循环，闭孔动脉、直肠动脉等均可使髂内动脉和髂外动脉进行交通，故单纯的髂内动脉球囊无法完全阻断盆腔中脏器的血供。同理，当胎盘处于广泛植入或穿透性状态时，术中使用髂内动脉球囊阻断的止血效果弱于腹主动脉球囊阻断。

前置胎盘伴胎盘植入剖宫产术中，腹主动脉球囊阻断术或髂内动脉球囊阻断术均可有效阻断球囊远端动脉血流，减少剖宫产术中出血量，降低出血风险，减少并发症出现。

参考文献

[1] 伍少莹，黄神姣，汪道文. 大量输血方案用于凶险型前置胎盘产后大出血救治的临床研究[J]. 现代妇产科进展，2016，25（6）：425-428.

[2] 王慧，毛俊文，尹维，等. 子宫动脉栓塞术对穿透性凶险性前置胎盘患者凝血系统及母婴结局的影响[J]. 疑难病杂志，2020，19（10）：1038-1041.

[3] 黄双英，夏爱斌，Jamail G，等. 腹主动脉暂时阻断术在凶险型前置胎盘剖宫产术中的临床效果[J]. 中南大学学报（医学版），2017，42（3）：313-319.

[4] 宋学薇，刘亚梅，孙佳，等. PECAM-1和VCAM-1在侵入性胎盘患者血清及胎盘组织中的表达及意义[J]. 疑难病杂志，2019，18（9）：936-939+950+973.

[5] 秦波，李媛媛，徐韦，等. 妊娠早期超声检查对瘢痕子宫胎盘植入的临床诊断价值[J]. 中国医药，2020，15（7）：1080-1083.

[6] EDWARDS W S, SALTER P P, CARNAGGIO V A. Intraluminal aortic occlusion as a possible mechanism for controlling massive intra-abdominal hemorrhage[J]. Surgical Forum, 1953, 4（4）：496-499.

[7] 黄素静，关红琼，韦秋圆，等. 腹主动脉球囊阻断术与髂内动脉球囊阻断术在凶险性前置胎盘合并胎盘植入剖宫产中效果比较[J]. 疑难病杂志，2021，20（6）：592-596.

[8] 刘英，罗丽琼，张桂丽，等. 普通与凶险型前置胎盘的临床特点及手术疗效比较[J]. 蚌埠医学院学报，2019，44（3）：356-358.

[9] 刘静，郝丽英. 凶险性前置胎盘诊治研究进展[J]. 中国医药，2018，13（1）：158-160.

[10] CHAUDHARY V, SACHDEVA P, ARORA R, et al. Pelvic arterial embolization in obstetric hemorrhage[J]. World Journal Obstet and Gynecology, 2013, 2：185-191.

（曾庆松）

第八章 分娩并发症

第一节 羊水栓塞

羊水栓塞（AFE）是指在分娩过程中，羊水进入体循环引起的急性缺氧、血流动力学衰竭和凝血功能障碍的严重分娩并发症，死亡率高达60%~70%。

一、流行病学

1989—1991年，我国孕产妇死亡的资料中记载，羊水栓塞占孕产妇死亡的4.7%，是孕产妇死亡的第3位原因。据北京市20世纪90年代统计，羊水栓塞占孕产妇死亡的15.5%。在美国、澳大利亚，羊水栓塞是孕产妇死亡的第2位原因，占孕产妇死亡的10%。在英国，羊水栓塞占孕妇死亡原因的7%。有学者报道，我国上海地区1958—1983年的资料统计显示，羊水栓塞发生率为1:14 838。Clark等报道，美国羊水栓塞的发病率为1:（8 000~80 000）；最近，美国两个大样本调查研究表明，羊水栓塞在经产妇和初产妇中的发生率分别是14.8/10万和6.0/10万。近27年，澳大利亚致命性羊水栓塞的发病率为1.03/10万。据报道，羊水栓塞引起死亡的孕产妇占孕产妇死亡的10%~20%。羊水栓塞孕产妇死亡率高达60%~70%，在不同的文献报道中，羊水栓塞的孕产妇死亡率有很大的不同。美国国家登记资料连续5年统计得到羊水栓塞孕产妇死亡率是61%；英国国家登记统计资料显示，羊水栓塞孕产妇死亡率是37%。虽然急救技术迅速发展，但仍有约25%病例于生产时或发病后1 h内死亡。大部分幸存者又都存在因缺氧导致的永久性神经损害。胎儿死亡率约为21%，羊水栓塞发生在分娩前，胎儿的预后差，存活率大概是40%，在幸存的新生儿中29%~50%存在神经系统损害。

羊水栓塞绝大部分发生在妊娠晚期，尤以第一产程多见，罕有在产后48 h发病的。1995年，Clark分析了46例羊水栓塞患者，其中70%发生在产程中及胎儿娩出之前；11%发生在阴道分娩，胎儿刚刚娩出后；19%发生在剖宫产中。

二、发病机制

早期研究，在产科因循环衰竭死亡后的尸体解剖中发现肺组织有羊水成分，经电子扫描图像显示在母体子宫下段局部，子宫颈内膜血管和胎盘着床部的血管中发现微血栓。因此，传统的观点认为，羊水栓塞是羊水内容物进入母体血液循环，导致肺部血管机械性梗阻，引起肺栓塞、肺动脉高压、急性肺水肿、肺心病、左心衰竭、低血压、低氧血症、凝血，以致全身多器官功能障碍。

近期，Clark 等研究认为，与栓塞相比，AFE 更可能是母体对胎儿成分的变态反应，并建议称其为孕期变态反应综合征。羊水或羊水内容物，如鳞状上皮、黏液、毳毛及胎脂等，在子宫收缩下，从子宫下段或宫颈内膜破裂的静脉进入母体血液循环，在胎盘早剥、子宫破裂、剖宫产、妊娠中期钳刮术、引产术或羊膜腔穿刺注药引产术时，羊水可直接由开放血管进入母体血液循环，在某些女性体内激发了一系列复杂的与人类败血症及过敏相似的病理反应；内毒素介质的释放是继发病理生理过程的核心。

（一）有关羊水栓塞的发病机制

目前认为，羊水栓塞是由于羊水活性物质进入母体血液循环引起的"妊娠过敏样综合征"。引起羊水栓塞的羊水中的活性物质有：花生四烯酸的代谢产物、白三烯、前列腺素、血栓素及血小板活性因子、过敏因子、组织样促凝物质。这些活性物质进入血液循环后可引起肺支气管痉挛、血小板聚集、血管内凝血，主要表现为心肺功能障碍、肺动脉高压、缺氧，继而发生多脏器损害等综合征。

1. AFE 的血流动力学变化

既往的观点认为，AFE 导致肺部血管机械性梗阻，引起肺动脉高压、急性肺水肿、肺心病、左心衰、低血压、低氧血症，最终产生全身多器官功能障碍。近来 Clark 等认为，正常羊水进入母体血液循环可能并无危害。余艳红等用全羊水灌注兔的离体肺，未产生由于机械性栓塞而引起的肺动脉高压和肺水肿，但在镜下检查发现有胎儿毛发及上皮细胞沉着在血管内，无明显的血管痉挛发生；而用不含羊水有形成分的羊水样血浆灌注离体肺，虽无机械样栓塞现象，但能立即使肺动脉压升高，产生肺水肿。这些结果证明 AFE 致心肺循环障碍的原因不完全是羊水中有形成分引起的机械栓塞，也包括由于羊水入血后多种活性物质释放所引起的病理变化。

2. 白三烯在羊水栓塞发病中的作用机制

白三烯是一组具有多种作用的生物活性物质，参与炎症和变态反应，又称为慢反应物质。当机体受到各种刺激和抗原抗体反应，会引起白三烯释放，它是变态反应的重要介质，可导致过敏性哮喘或过敏性休克。白三烯能使支气管平滑肌强烈持久地收缩，增加毛细血管通透性并促进黏膜分泌，具有收缩肺血管的作用。白三烯可导致严重的低氧血症，并产生低氧性肺动脉高压反应。另外，白三烯还具有强大的中性粒细胞、单核细胞和巨细胞趋化聚集作用，使肺血管膜和肺泡上皮损伤，引起肺水肿。此外，白三烯有负性肌力作用，影响心脏动力，使心脏输出量显著下降，再加上白三烯使血管通透性增高，血浆漏出，会导致循环血量下降。

3. 前列腺素在羊水栓塞发病中的作用

前列腺素是花生四烯酸的代谢产物，大剂量的花生四烯酸使血小板产生血栓素（TXA_2），从而使血管收缩，增加毛细血管的通透性；还可使血小板聚集，促使血栓形成。目前，一些动物实验提供了羊水栓塞的发生与前列腺素之间紧密联系的证据，认为羊水栓塞对肺部的病理改变，如肺动脉高压、肺水肿，是由前列腺素及其代谢物血栓素所致。另外，呼吸衰竭和低氧血症时，前列环素（PGI_2）与血栓素烷比例失衡，促使血小板聚集并可能导致DIC形成。

4. 羊水栓塞与肥大细胞类胰蛋白酶

羊水栓塞是由于异体抗原在母血中的暴露，引起的一种变态反应，在此反应发生时，T细胞和肥大细胞释放的颗粒中有一种肥大细胞类胰蛋白酶参与体内变态反应。补体在激活羊水栓塞的发病机制中有重要的作用，羊水栓塞患者的补体C3和C4水平比正常妊娠低2~3倍。Benson等研究的9例羊水栓塞患者中，有7例胎儿抗原（sialyl Tn）升高，补体C3平均水平44.0 mg/dL 与 C4 平均水平10.7 mg/dL 显著低于自然分娩产后的对照组117.3 mg/dL 和 29.4 mg/dL。

5. 血管内皮素-1与羊水栓塞发病的关系

1998年，Khong发现羊水栓塞死亡者的肺泡、细支气管内皮、肺血管内皮均有内皮素-1表达，而羊水中胎儿上皮细胞-1十分丰富，内皮素-1与羊水栓塞时的血流动力学及肺动脉高压的病理机制有密切关系，它可使肺血管及气道系统收缩。

（二）羊水栓塞发病的高危因素

1. 宫缩过强

宫缩过强使宫内压增高，羊水易被挤入已破损的小静脉内。正常情况下，羊膜腔内压力为0~15 mmHg，与子宫内肌层、绒毛间隙压力相似。临产后，第一产程内，子宫收缩时羊膜腔内压力上升为40~70 mmHg，第二产程时可达100~175 mmHg，而宫腔内静脉压力为20 mmHg，羊膜腔内压力超过静脉压，羊水易被挤入已破损的小静脉血管内。此外，宫缩过强使子宫阔韧带牵拉，宫底部举起离开脊柱，减轻对下腔静脉的压力，回心血量增加，有利于羊水进入母体血液循环。多数学者认为，羊水栓塞与过强子宫收缩及不恰当使用宫缩剂有关。对广州市羊水栓塞死亡病例的分析中，85%有过量使用催产素或前列腺素制剂催产、引产的病史。而1995年Clark等认为当宫内压超过35~40 mmHg时，子宫血流完全停止，静脉血流已被阻断，羊水与子宫血流之间的交流也被阻断，因而认为羊水栓塞不一定与过强宫缩有关。

2. 其他因素

子宫体或子宫颈有病理性或人工性开放血窦，如在前置胎盘、胎盘早剥、胎盘边缘血管破裂、胎盘血管瘤、人工胎膜、宫颈扩张术、引产、剖宫产术等各种原因造成的子宫体或宫颈血窦开放均是羊水栓塞发生的高危因素。2008年，有学者对美国多家医院近300万个分娩病例进行分析，显示羊水栓塞发生率是 7.7/10 万。分析其基础资料见，羊水栓塞发病率较高的因素与发病率为：年龄大于 35 岁 15.3/10 万；高龄初产妇 21.4/10 万；前次剖宫产 8.0/10 万；糖尿病 28.1/10 万；双胎 9.0/10 万；前置胎盘 231.9/10 万；胎盘早剥 102.5/10 万、妊娠高血压 11.5/10 万；先兆子痫 65.5/10 万；子痫 197.6/10 万；胎膜早破 7.8/10 万；人工破膜 5.4/10 万；引产 11.3/10 万；绒毛膜、羊膜炎 15.3/10 万；胎儿窘迫 15.5/10 万；难产 6.2/10 万；产钳 18.3/10 万；胎头吸引器 7.3/10 万；剖宫产分娩 15.8/10 万。其中，母亲年龄、前置胎盘、胎盘早剥、子痫和剖宫产是最突出的有关因素。

三、病理生理

羊水栓塞是由于羊水进入母体循环而引起的一系列严重症状的综合征。其基本病理生理学是由于微循环中的外来物质和激活的继发的内源性介质相互作用引起的急性过敏性反应综合征。肺血管紧张收缩，导致严重的低血氧；血流动力学的改变，包括心肺衰竭、急性右心衰竭、左心衰竭、休克等，继而出现凝血及出血。其临床表现主要为急性呼吸困难、急性进行性心肺衰竭，许多病例迅速出现凝血功能障碍。其主要死亡原因为突发性心肺衰竭，难以纠正的休克，大量出血或多脏器功能衰竭。最近，根据国际羊水栓塞登记资料分析认为，羊水栓塞主要临床表现在血流动力学、血液学和特殊的过敏性休克三方面。

羊水进入子宫静脉，经下腔静脉回心→右心房→右心室→肺动脉→肺循环→体循环。羊水中的胎儿抗原进入母体循环引起急性变态反应及一系列的病理生理学变化，主要的病理生理变化有以下几方面。

（一）急性变态反应

羊水中的胎儿抗原进入母体循环引起一系列急性变态反应，激活一些变态反应的因素和介质，主要有花生四烯酸代谢产物：白三烯（LT）、前列环素 I_2（PGI_2）、血栓素（TXA_2）和肥大细胞脱颗粒释放类胰蛋白酶（MCT）、组胺等。这些变态反应介质，特别是白三烯可导致过敏性哮喘和过敏性休克，患者产生过敏性休克样反应，出现寒战、严重休克状态，休克程度与出血量不成正比例。

（二）急性肺动脉高压

羊水中的抗原物质引起的变态反应，各种介质、细胞因素及有形成分可引起肺动脉痉挛和栓塞，产生急剧的血流动力学改变。当羊水进入肺血管时，羊水中的 $PGF_{2\alpha}$ 等可引起肺血管痉挛，血管阻力升高，产生急性肺动脉高压，肺换气功能受影响，出现低血氧。肺动脉高压大约在羊水栓塞后 10～30 min 发生。

羊水栓塞时肺动脉高压使右心前负荷加重，引起急性右心衰竭；肺血管痉挛使肺静脉缺血；左心回心血量减少，左心功能衰竭；心输出量下降，体循环血压降低。左心功能衰竭的原因可能与低氧对心肌损害、冠状动脉血流下降至心肌缺血及羊水对心肌的直接影响因素有关。

当母体受到胎儿抗原的刺激可产生抗原抗体反应，白三烯、前列腺素的释放直接影响肺血管完整性，并具有强大的中性粒细胞、单核细胞和巨噬细胞的趋化聚集作用，使肺血管和肺泡上皮损伤，支气管黏膜分泌增加，引起肺水肿。羊水栓塞时肺动脉高压、肺水肿还与羊水中的前列腺素及其代谢物血栓烷有关。羊水能诱发白细胞产生前列腺素，大剂量的花生四烯酸使血小板产生血栓素（TXA_2），从而使血管收缩，增加毛细血管的通透性。介质白三烯有收缩肺血管及增加肺毛细血管通透性的效应。有学者在动物实验中观察到碳环 TXA_2 进入猫体内后，引起全身血管阻力升高，心输出量显著下降，因此认为血栓烷参与羊水栓塞的病理生理改变。

另外，羊水内容物可阻塞肺小动脉和毛细血管，形成广泛微小栓子，使肺血液循环产生机械性阻塞，使肺泡失去换气功能。肺栓塞后严重影响肺内毛细血管氧的交换，微血管内血液灌注失调而发生缺氧和肺水肿。同时，迷走神经兴奋引起反射性肺血管痉挛和支气管分泌亢进，亦加重肺动脉高压的病理改变。

（三）急性缺氧

羊水栓塞的各种因素引起肺动脉高压及支气管痉挛，导致血流淤滞和阻塞，以及血流通气比例失调。肺血管床面积减少 50% 以上，肺动脉压平均上升超过 20 mmHg。肺动脉高压使肺血液灌注量明显减少。低灌注会出现急性呼吸衰竭，引起急性缺氧。明显的一过性氧饱和度下降，常在开始阶段出现，并在许多幸存者中引起神经系统的损伤。肺缺氧时，肺泡及微血管通透性增加；羊水中的抗原性物质及一些细胞活化因素、内毒素、介质等引起过敏样反应，使肺毛细血管通透性增加，血浆部分渗出，导致肺间质及肺泡内水肿，进一步加重缺氧。白三烯类化合物能使支气管平滑肌强烈持久地收缩，增加毛细血管通透性并促进黏膜分泌，具有收缩肺血管的作用，可导致严重的低氧血症，并产生低氧性肺动脉高压反应。肺局部缺氧可使肺血管内皮损伤，血小板聚集，肺血管内微血栓形成，肺出血，肺功能进一步损害。缺氧还可使肺泡表面活性物质的产生减少，分解增多，肺泡下塌，无效腔增加致难治性进行性缺氧，最终导致急性呼吸衰竭、急性呼吸窘迫综合征等一系列肺部疾病。羊水栓塞发生急性缺氧的原因可归纳为：①肺血管痉挛，肺动脉高压致换气障碍；②支气管痉挛，通气障碍；③肺水肿、急性呼吸窘迫综合征使通气、换气障碍；④心力衰竭、呼吸衰竭、DIC 等进一步加重缺氧。根据美国国家登记统计资料分析，羊水栓塞中有 83% 的患者有试验检测异常和临床缺血缺氧表现。

（四）弥散性血管内凝血

在妊娠后期，无论正常妊娠或病理妊娠均有凝血因子的增加，从血液学角度来说都是处于高凝状态。血液中的凝血因子，如纤维蛋白原、凝血酶原Ⅷ、Ⅶ、Ⅴ因子等的一个或多个凝血因子处于高水平。羊水栓塞作为一个启动因素可加速凝血，造成弥散性血栓形成，发生 DIC。约有 50% 的羊水栓塞患者会发生继发性的 DIC。不管分娩的方式如何，50% 的病例在发病 4 h 以内发生 DIC，起始症状常在发病 20 ~ 30 min 内出现。尽管患者进行积极治疗，仍还有 75% 的患者死于严重的出血和凝血功能障碍。

羊水栓塞造成 DIC 的原因是多方面的：①羊水进入体循环后激活母体凝血系统，造成凝血功能障碍。凝血过程中，羊水中含有大量的凝血因子 X、Ⅱ、Ⅶ 等，并且还含有外源性凝血系统的组织因子。这些组织因子可能是羊膜细胞合成的。另外，胎儿皮肤、呼吸道、生殖上皮的组织因子可能也是羊水中该成分的主要来源。羊水进入母体循环后，促凝物质即可激活外凝血系统，形成复合物，即凝血酶原，使凝血酶原形成凝血酶，后者使纤维蛋白原转化为纤维蛋白。同时，羊水中凝血活酶样物质可直接促使血液凝固，使血液呈暂时性高凝状态。血管内微血栓形成，迅速消耗大量凝血因子，纤维蛋白原减少。②促进血小板聚集及活化：羊水内颗粒物质具有促血小板聚集和血小板破坏的作用，血小板聚集增加促进微血栓的形成。广泛的微血栓形成，会导致血小板的大量消耗，加重了血小板消耗性减少的程度。③激活纤溶系统，同时羊水中的活化因子（纤溶激活酶）可激活血浆素酶（纤维蛋白溶酶原，Pg）形成血浆素（纤维蛋白溶酶 PL），对血浆中的纤维蛋白原和纤维蛋白起水解作用，产生纤维蛋白降解产物 FDP，积聚于血中，FDP 有抗凝作用，使血液的高凝状态迅速进入纤溶活跃状态，迅速出现出血倾向和产后出血，血液不凝，引起出血性休克。④呼吸衰竭和低氧血症时，前列环素（PGI_2）与血栓素烷（TXA_2）比例失去平衡，使血小板聚集，DIC 形成。肺血管内微血栓可加重肺动脉痉挛，肾血管内微血栓可使肾灌注量减少，造成急性肾衰竭。

（五）多脏器功能衰竭

羊水栓塞时，由于急剧的心肺衰竭、严重缺氧及弥散性血管内凝血导致脏器缺血缺氧，常引起多脏器功能衰竭。脑部缺氧可致抽搐或昏迷，造成神经系统损害的后遗症。由于低血容量，肾脏微血管栓塞，肾脏缺血缺氧可引起肾组织损害，导致急性肾衰竭。肺部缺氧可导致肺水肿、肺出血、急性呼吸窘迫综合征、呼吸衰竭等。多脏器功能衰竭是羊水栓塞死亡的重要原因之一，不少患者经紧急抢救虽然度过了肺动脉高压、休克及 DIC 出血，但最终仍因多脏器功能衰竭而死亡。

四、临床表现

羊水栓塞多发生在分娩过程中，尤其在胎儿即将娩出前，或产后短时间内，极少超过产后 48 h。羊水栓塞很少发生在临产前，或妊娠中期手术，经腹羊膜腔穿刺术创伤和生理盐水羊膜腔灌注术中，剖宫产术者多发生在手术过程中。Clark 所分析的羊水栓塞患者，70% 发生在产程中胎儿娩出前，11% 发生在阴道分娩胎儿刚刚娩出后，19% 发生在剖宫产术中。

羊水栓塞的典型临床表现为突然发生的急性心肺功能障碍、肺动脉高压、严重低氧血症、深度低血压、凝血功能障碍和难以控制的出血，主要体现为呼吸困难、发绀、循环衰竭、凝血障碍及昏迷五大主要症状。

（一）急性心肺衰竭

急性心肺衰竭主要是发生在产程中，尤其是在刚破膜后不久，或分娩前后短时间内，产妇突然发生烦躁不安、寒战、气急等先兆症状，继而出现呼吸困难、发绀、抽搐、昏迷、血压下降、肺底部啰音等过敏样反应和急剧的心肺功能障碍的症状。严重者发病急骤甚至没有先兆症状，仅惊叫一声或打一个哈欠，血压迅速下降或消失，产妇可在数分钟内迅速死亡。经肺动脉导管发现羊水栓塞的患者，有瞬时的肺动脉压升高，左心功能不全，以及一定程度的肺水肿或急性呼吸窘迫综合征。

（二）严重的低氧血症

由于肺动脉高压和休克，患者出现严重的低氧血症，出现发绀、呼吸困难，血氧分压及氧饱和度急剧下降，PaO_2可降至80 mmHg以下，一般在60～80 mmHg。

（三）休克

由肺动脉高压引起的心力衰竭、急性循环呼吸衰竭及变态反应引起心源性和过敏性休克。患者出现烦躁不安、寒战、发绀、四肢厥冷、出冷汗、心率快、脉速而弱、血压下降；DIC高凝期的微血栓形成，使急性左心输出量低下，或心搏骤停致循环衰竭；凝血功能障碍，凝血因子消耗致出血等情况，均会引起急性循环衰竭、缺血、缺氧等休克的临床表现。

（四）凝血障碍

高凝期出现与出血不成比例的休克，但此阶段持续时间很短，一般难以发现。凝血后期，微血栓致脏器功能障碍。患者经过短暂的高凝期后，继之发生难以控制的全身性广泛性出血，大量阴道流血，切口渗血、全身皮肤黏膜出血、消化道大出血，甚至暴发性坏疽。部分患者有急性严重的DIC而无心肺症状，这部分患者以致命的消耗性凝血继发严重的广泛性出血为主要表现，这是羊水栓塞的顿挫型。

（五）急性肾衰竭与多脏器功能衰竭

患者在羊水栓塞后期出现少尿、无尿和尿毒症的表现。这主要是由循环功能衰竭引起的肾缺血及DIC高凝期形成的血栓堵塞肾内小血管，引起肾脏缺血、缺氧，导致肾脏器质性损害。羊水栓塞弥散性血管内凝血可发生在多个器官系统，DIC微血栓终末器官功能紊乱的发病率如下：皮肤70%、肺50%、肾50%、神经垂体50%、肝脏35%、肾上腺30%、心脏20%。

一般把呼吸困难、发绀、循环衰竭、凝血障碍及昏迷列为羊水栓塞五大主要症状。1995年，Clark等根据美国国家登记统计资料分析了46例羊水栓塞患者的主要症状，发现她们的体征出现频率为：缺氧100%、低血压100%、胎儿窘迫100%、肺栓塞或急性呼吸窘迫综合征93%、心搏骤停87%、发绀83%、凝血83%、呼吸困难49%、支气管痉挛 15%、瞬时高血压 11%、抽搐 48%、弛缓失张 23%、咳嗽 7%、头痛 7%、胸痛 2%。同时，有报道称超过 50% 的患者出现继发于凝血的产后出血。张振钧等分析上海市 1985—1991 年 75 例羊水栓塞患者的临床表现，结果显示各主要症状出现频率分别为：发绀 38%、苍白 32%、呼吸困难 22%、烦躁 21%、胸闷 18%、抽搐 8%、寒战 8%、出血（DIC）81%。

五、诊断

（一）临床诊断

美国羊水栓塞临床诊断标准包括：①急性低血压或心搏骤停；②急性缺氧，表现为呼吸困难、发绀或呼吸停止；③凝血机制障碍，实验室数据表明血管内纤维蛋白溶解或无法解释的严重出血；④以上症状发生在子宫颈扩张、子宫肌收缩、分娩、剖宫产时或产后 30 min 内；⑤对上述症状缺乏其他有意义的解释。

（二）实验室诊断

1. 检测母亲外周血浆的 Sialyl Tn 抗原浓度

Sialyl Tn 是一种存在于胎粪和羊水中的抗原物质，在出现羊水栓塞症状的患者中，其血清中 Sialyl Tn 明显升高。羊水栓塞的发生是因为母-胎屏障被破坏，使羊水及其有形成分进入血。羊水和胎粪进入母血后使 Sialyl Tn 抗原出现在母血中，可用其敏感的单克隆抗体检测。有学者发现胎粪和羊水中的 Sialyl Tn 抗原能与单克隆抗体 TKH-2 特异性结合。羊水粪染的产妇血清中的 Sialyl 抗原浓度为（20.3 ± 15.4）U/mL，略微高于羊水清亮产妇，而在羊水栓塞或羊水栓塞样综合征患者血清中，Sialyl Tn 抗原有明显升高，达到（105.6 ± 59.0）U/mL，$P < 0.01$。该方法可以较为直接地证实胎粪或羊水来源的黏蛋白是否进入了母体循环，是一种简单、无创、敏感的诊断羊水栓塞的方法。

2. 羊水有形成分的血涂片检查

从孕产妇中心静脉（下腔静脉、右心房、肺动脉）取血，离心后血液分三层，下层为血细胞，上层为血浆，中层一层为薄的蛋白样组织。在中间层可查找到羊水中的毳毛、胎脂、鳞状上皮、黏液。若检测呈阳性，则说明有羊水进入母体血液循环中。另外，也可以从气管分泌物中寻找羊水角化细胞。有作者对血液中羊水成分的检查方法进行改良，取外周血 2~3 mL 置于肝素抗凝管中，混匀、离心，从血浆液面 1 mm 处取 10~20 μL 血浆置于载玻片上寻找脂肪颗粒、羊齿状结晶及羊水其他有形物质。将剩余的全部血浆移到另一试管内，再离心，将沉淀物分别染成涂片、中等厚度片和厚片共 3 张，待干燥或酒精灯烘干后，瑞氏染色，油镜下寻找角化上皮、羊齿状结晶等羊水成分，其中羊齿状结晶在涂片干后不经染色即可镜检。18 例羊水栓塞患者中，有 15 例找到羊水成分，11 例找到脂肪颗粒，其中有 9 例均于同一标本内找到羊水结晶与脂肪颗粒。可见，羊水栓塞患者外周血中羊水的有形物质检出率为83.33%,而对照组正常产妇的外周血中的羊水有形成分检出率为11.11%,差异显著。对照组中未检出角化上皮及羊水结晶,仅见脂肪颗粒。

国外有学者在心脏病产妇分娩时进行Swan-Gang导管监测,在肺动脉内发现羊水成分,无任何AFE临床症状。因此,血液中有羊水成分不能确认为羊水栓塞。在多年的临床实践中,认为有羊水栓塞的典型临床症状,配合外周血羊水成分检测呈阳性,这有利于羊水栓塞的早期诊断处理。因方法简单、快速,在基层医院可进行检测。因此,其目前在临床中仍有一定应用价值,特别是基层医院。

3. 抗羊颌下腺黏液性糖蛋白的单克隆抗体(TKH-2)诊断羊水栓塞

TKH-2能检测到胎粪上清液中极低浓度的Sialyl Tn抗原,被TKH-2识别的抗原不但在胎粪中大量存在,同时也可出现在清亮的羊水中。用放射免疫检测法在胎粪污染的羊水和清亮的羊水中都可测到Sialyl Tn抗原。现发现Sialyl Tn抗原是胎粪和羊水中的特征成分之一。随着免疫组织技术的不断发展,对羊水栓塞死亡的人体组织研究发现,用免疫组织方法诊断羊水栓塞,特别是抗羊颌下腺黏液性糖蛋白的单克隆抗体(TKH-2)诊断羊水栓塞是最敏感的方法之一,也是进一步研究的重点。

4. 检测锌-粪卟啉(Zncp-1)

锌-粪卟啉是胎粪的成分之一,可通过荧光测定法在高压液相色谱仪上测定,是一种快速无损、敏感的诊断方法,以35 nmol/L作为临界值。在国外,有将血清Zncp-1和Sialyl Tn抗原测定作为羊水栓塞首选的早期诊断方法,亦可用于诊断不典型的羊水栓塞。

5. 急性DIC的实验室诊断

(1)血小板计数:血小板减少是急性DIC的一个特征。当发生羊水栓塞时,外凝系统被激活,在凝血酶的作用下,血小板聚集为微血栓存在于肺、肝、脾等内脏器官的微血管内,故外周血液中的血小板数减少,常低于$100 \times 10^9/L$,或进行性下降,甚至低于$50 \times 10^9/L$。血小板下降可作为DIC的基本指标之一。

(2)血浆纤维蛋白原含量< 1.5 g或呈进行性下降。

(3)3P试验呈阳性或血浆FDP > 20 ng/L,或血浆D-二聚体水平较正常增高4倍以上。

(4)PT延长或缩短3 s以上,APTT延长或缩短10 s以上。多数患者APTT在50~250 s,甚至> 250 s。

(5)抗凝血酶Ⅲ(AT-Ⅲ)活性< 60%。

(6)外周血破碎红细胞> 2%~10%、进行性贫血、血红蛋白尿等。

(7)血浆内皮素-1(ET-1)水平> 80 mg/L。

由于DIC早期临床表现缺乏特异性,而常规检查项目在DIC的早期呈现阳性结果的很少,近年提出前DIC(Pre-DIC)的主要诊断依赖分子标志物的检查。主要标志物有:凝血酶原片段1和2(F1+2)、凝血酶-抗凝血酶复合物(TAT)、纤维蛋白肽、可溶性纤维素单体复合物(SFMC)、抗凝血酶Ⅲ(AT-Ⅲ)、β-血小板球蛋白(β-TG)、纤维蛋白降解产物（FDP）、D-二聚体、纤溶酶-纤溶酶抑制复合物（PIC）等，这些项目目前在一般的医院尚未开展。DIC 的早期有血小板进行性下降、FDP 和 D-二聚体进行性增高。SFMC、TAT、PIC 增高或部分项目增高对确定 DIC 的存在有参考意义。羊水栓塞所致的 DIC 是来自羊水中的组织因子进入血液及继发性缺氧激活凝血因子形成微血栓，纤溶系统也被激活。其临床表现为凝血因子消耗所致的出血和微血栓所致的脏器功能不全。实验室检查显示，凝固系统的抑制物 AT-Ⅲ 和纤溶系的抑制物被同等程度地消耗。

（三）其他辅助诊断

1. 胸部 X 线检查

90% 以上的患者可出现肺部 X 线异常改变，主要表现为肺栓塞及肺水肿。肺水肿时可见双肺圆形或密度高低不等的片状影，呈非节段性分布；多数分布于两肺下叶，以右侧多见，一般数天内可消失。同时，伴有肺不张、右心影扩大，上腔静脉及奇静脉增宽。但肺部 X 线正常也不能排除羊水栓塞。

2. 超声心动图检查

超声心动图对提供心脏功能状态并指导治疗具有重要作用，在羊水栓塞的患者中，可见右心房扩大、房间隔移向左边，有时见左心变成 D 型，显示右心高压。三尖瓣关闭不全，显示严重的右心功能障碍。经食管超声心动图（TOE）检查是最近用于羊水栓塞心肺功能检测的方法，常显示严重右心功能不全，包括右心扩大、舒张期室间隔平坦、三尖瓣反流和肺动脉高压，TOE 检查可排除大的肺血栓。

3. 血气分析

其主要表现是严重低氧血症，并且是进行性下降，血氧饱和度常在 80% 以下；严重缺氧时，动脉血气分析显示代谢性酸中毒或呼吸性酸中毒，常呈现混合性酸中毒。此时，$PaCO_2 > 40$ mmHg，BE、HCO_3^- 浓度降低。

4. 心电图

心电图可显示窦性心动过速，ST-T 变化，心脏缺血缺氧的心电图特征。

5. 放射性核素扫描或肺动脉造影

放射性核素 ^{131}I 肺扫描有显影缺如，充填缺损的现象。此方法简单、快速且安全。肺动脉造影可诊断肺栓塞，X 线征象可见肺动脉内充盈缺损或血管中断、肺段血管纹理减少。肺动脉造影还可以测量肺动脉楔压，对辅助诊断有帮助，但该方法并发症较多，目前很少应用。

6. 死亡后诊断及病理诊断

（1）取右心室血液检查：患者死亡后，取右心血置试管内离心，取沉淀物上层做涂片，找出羊水中的有形成分；若涂片中发现羊水中的有形成分，如角化物、胎脂、毳毛等，可作为诊断的参考依据。但非羊水栓塞死亡的产妇的肺中亦有羊水有形成分，因而此法只能作参考。

(2）肥大细胞类胰蛋白酶的免疫组化检测：在变态反应时，T细胞和肥大细胞释放的颗粒中有一种肥大细胞类胰蛋白酶（Met）参与体内变态反应，过敏休克和羊水栓塞死亡的尸体，检测其血液和肺组织，其Met含量增多。Met是一种中性蛋白酶，参与变态反应过程，在血清中相当稳定，是肥大细胞脱颗粒易于观察的一种标识。用免疫组化法检测体内组织发现Met增多，这提示体内存在变态反应，结合病理形态改变，可提高过敏性休克诊断的可靠性。

(3）羊水中角蛋白的检测：在尸解病例中取肺脏组织，在肺脏的小血管内出现角化物、胎脂、胎粪、毳毛等可作为羊水栓塞的诊断依据。传统的苏木精－伊红染色法（简称HE染色法）染出的脱落的角化上皮和血管内脱落的上皮特异性不强，很难鉴别。中国医科大学法医学系用曲利苯蓝–2B染液，在羊水被吸入的死亡胎儿肺脏及羊水栓塞死亡的产妇肺脏的小血管内，均检出条索状蓝色均匀一致的角化上皮。此种方法对脱落的角化上皮染色具有特异性，而对血管内皮不染色，因此能区别血管内皮，具有很强的特异性和准确性。

(4）羊水栓塞主要的病理改变：在肺小动脉和肺毛细血管中发现角化鳞状上皮、无定形碎片、胎脂、黏液或毳毛等所组成的羊水栓子，可诊断为羊水栓塞。羊水成形物质多见于肺、肾，也可见于心、脑、子宫、阔韧带等，最特征性的改变是肺小动脉和毛细管内有羊水有形成分。特殊免疫组化抗羊颌下腺黏液性糖蛋白的单克隆抗体（TKH-2）标记羊水成分中的神经氨酸乙酰氨基半乳糖抗原（Sialyl Tn）、肺肥大细胞类胰蛋白酶等可以协助诊断。

目前，早期诊断羊水栓塞仍然比较困难，临床上仍是依靠典型的临床表现、体征及从中心静脉或动脉插管中找到胎儿鳞状上皮或碎片，以及相应的辅助检查，协助诊断。确诊羊水栓塞的主要依据是病理尸体解剖。

（四）鉴别诊断

羊水栓塞应与肺血栓、过敏性反应、休克、产后出血、子痫抽搐、胎盘早剥、心肌梗死、急性肺水肿、充血性心力衰竭、空气栓塞、气胸等做鉴别诊断。

1. 肺血栓

妊娠晚期，血黏度增加，血液处于高凝状态，但也有因下肢深静脉或盆腔静脉血栓脱落致肺血栓，其症状与羊水栓塞相似。肺血栓多见于阴道产后或剖宫产后数天，下地活动时突然发病，突发性胸痛、呼吸困难、发绀、休克、突然死亡。无羊水栓塞的诱因及发病经过与羊水栓塞不同，血液学检查无DIC改变。胸部X线表现及CT对肺栓塞的诊断有很大帮助。

2. 变态反应

羊水栓塞早期症状常表现为过敏样反应、寒战，需与变态反应相鉴别。变态反应患者常在输液中发生症状，少见发绀、缺氧、呼吸困难等症状。血液检查无DIC改变，无严重的缺氧，X线肺部检查无羊水栓塞的表现。用抗过敏药物，地塞米松推注后，症状迅速好转。

3. 子痫

羊水栓塞常有昏迷、抽搐，应与子痫相鉴别。子痫时血压明显升高，有蛋白尿，出现典型的子痫抽搐。根据发病经过、临床症状、体征、辅助检查常可鉴别。

4. 急性充血性心力衰竭

羊水栓塞会有呼吸困难、缺氧等症状，须与急性充血性心力衰竭相鉴别。后者常有心脏病史，表现为心界扩大、奔马律、双肺弥漫性湿啰音，少见休克。血液学检查无DIC改变。

5. 出血性休克

患者出现出血症状，伴休克；常有面色苍白、出冷汗，其症状与延缓型羊水栓塞相似。而产后出血性休克常有出血原因存在，如宫缩乏力、子宫破裂、胎盘因素、软产道损伤、血液病等；休克时伴中心静脉压下降。根据病史、体征、血液DIC检查、胸片等可以鉴别。羊水栓塞的休克常有呼吸困难、发绀、中心静脉压上升等症状，临床上两者有时难以完全区别，然而在治疗上有相同之处。

6. 心肌梗死

心肌梗死是冠状动脉急性闭塞，血流中断，心肌因严重而持久缺血以致局部坏死所致。患者常剧烈胸痛，胸部紧缩，有冠心病或心肌病病史，少数有梅毒性主动脉炎。无肺部啰音，心绞痛发作时心电图有特殊改变，即ST段明显抬高，或胸前导联出现T波高耸，或缺血图形。

7. 脑血管急症

脑血管瘤或脑血管畸形破裂，常见突然昏迷、抽搐、缺氧、休克、瞳孔散大等。神经系统检查若发现有病理反射定位体征及偏瘫，可通过CT检查鉴别。

8. 气胸

气胸是肺泡和脏层胸膜破裂，肺内气体通过裂孔进入胸腔所致。在产程中用力屏气可发生突发性气胸，常见症状有胸痛、伴刺激性咳嗽、呼吸困难、发绀、肺部呼吸音低等。患侧胸部或颈部隆起，有捻发感。X线见患侧透明度增高，纵隔偏移，血压常正常。

六、治疗

羊水栓塞患者多数死于急性肺动脉高压、呼吸循环衰竭、心搏骤停及难以控制的凝血功能障碍。急救处理原则包括生命支持、稳定产妇的心肺状态、正压供气、抗休克、维持血管的灌注、纠正凝血功能障碍等措施。

（一）纠正呼吸循环衰竭

羊水栓塞时，急剧的血流动力学变化会导致心搏骤停、心肺衰竭，如不能及时复苏，大部分患者可在10 min内死亡。产科急救医师必须熟练掌握心肺复苏（CPR）技术，包括基础生命支持（BLS）和高级生命支持（ACLS），必须熟悉妊娠期间母体生理改变对复苏效果的影响。基础生命支持采用初级 ABCD 方案：①开放气道（Airway，A）；②提供加压呼吸（Breathing，B）；③进行胸外按压、心前区叩击复律（Circulation，C），必要时心脏电击除颤；④评估（Defibrillation，D）。其目标是确保气道通畅，建立呼吸循环。高级生命支持采用高级 ABCD 方案：①尽快气管插管（A）；②确定气管插管位置正确后，确定供氧正常，并实施高流量正压供氧（B）；③建立静脉通道，检查心率并监护，并使用合适药物（C）；④评估，鉴别诊断并处理可逆转的病因（D）。

复苏用药包括：①静脉推注肾上腺素 0.5～1 mg，可重复用药，隔 3～5 min 重复 1 次。②碳酸氢钠，复苏早期不主张用碳酸氢钠纠正酸中毒，主要通过 ABCD 方案改善通气换气及血液循环。在经历一段时间的 CPR 后，若患者临床无明显改善，才考虑用碳酸氢钠，并根据血气分析指导用量。③心率缓慢可用阿托品，每次 0.5～1 mg，静脉推注。④近10 多年来已放弃使用心腔注射，改用静脉注射或气管内给药，稀释 10 mL 的 0.9% NaCl，经导管注入气管内。但多次气管内给药可致动脉氧分压下降，一次注射中断 CPR 的时间不能超过 10 s。

（二）正压供氧，改善肺内氧的交换

羊水栓塞的起始症状是肺动脉痉挛和栓塞，导致血管阻力升高，产生急性肺动脉高压；出现严重的呼吸困难、发绀和低氧，应立即行气管内插管呼气末正压供氧，以改善肺泡毛细血管缺氧，减少肺泡渗出液及肺水肿，从而改善肺呼吸功能，减轻心脏负担及脑缺氧，有利于昏迷后及时复醒。充分吸氧可最大限度地缓解脑和心肌缺血及酸中毒引起的肺动脉痉挛，改善缺氧，避免由于缺氧造成的心、脑、肾缺氧而致的多脏器功能衰竭。

（三）抗过敏

患者出现寒战、咳嗽、胸闷与出血量不成比例的血压下降时，可静脉缓注地塞米松 20 mg。临床诊断为羊水栓塞的患者再用地塞米松 20 mg 加入 10% 葡萄糖液 250～500 mL 中，进行静脉滴注；或静脉推注氢化可的松 200 mg，然后将 100～300 mg 置于葡萄糖液中进行静脉滴注，每日可用 500～1 000 mg。美国国家羊水栓塞登记册中，已认可用高剂量的甾体治疗羊水栓塞，但并无统一的用量标准。目前，临床上用地塞米松较多，较少使用氢化可的松。

（四）抗休克

休克主要因变态反应、心肺衰竭、肺动脉高压、迷走神经反射、DIC 高凝期及消耗性低凝期出血所致。补充血容量、恢复组织血流灌注量是抢救休克的关键。抢救休克时，应立即开放两条输液通道，放置中心静脉导管，测定中心静脉压；必要时也可作输液用。休克早期以补充晶体液及胶体液为主，常选用乳酸钠林格溶液（含钠 130 mmol/L、乳酸 28 mmol/L），各种平衡盐液。胶体液常用右旋糖酐 70、羟乙基淀粉（706 代血

浆)、全血、血浆等。最好选用新鲜冰冻血浆，因其内含有纤维蛋白原及抗凝血酶Ⅲ（AT-Ⅲ)；在补充血容量的同时可有利于改善凝血功能障碍。伴有出血时，如血红蛋白低于 50～70 g/L、红细胞低于 1.8×10^{12}/L、血细胞比容低于 24% 时，应补充全血。补液量和速度最好以血流动力学监测指标作指导，当 CVP 超过 15～20 cmH$_2$O 时，应注意肺水肿的发生。有条件的应采用 Swan Gan 双导管行血流动力学监测。血液循环恢复灌注良好的指标为：尿量 > 30 mL/h，收缩压 > 100 mmHg，脉压 > 30 mmHg，中心静脉压为 5.1～10.2 cmH$_2$O。

对由于急性呼吸循环衰竭而致的休克，以及经补充血容量仍不能纠正的休克，可使用正性心肌药物，常用多巴胺。多巴胺是体内合成肾上腺素的前体，具有 β-受体激动作用，也有一定 α-受体激动作用；低浓度时有增强 α-受体兴奋作用，能增强心肌收缩力，增加心输出量，对外周血管有轻度收缩；高浓度时有增强 β-受体兴奋作用，对内脏血管（肾、肠系膜、冠状动脉）有扩张作用，可增加心、肾的血流量。多巴胺用量一般为 40～100 mg 加入到 250 mL 的 5% 葡萄糖溶液中进行静脉滴注，根据血压调节用量，起始剂量 0.5～1.0 μg/（kg·min）可逐渐增加至 2～10 μg/（kg·min）。多巴酚丁胺 20 mg 加入到 5% 葡萄糖液 100 mL 中，按 5～10 μg/（kg·min）静脉滴注。每日总量可达 240～480 mg，但滴速不宜过快。抗休克的另一个药物为去甲肾上腺素，它可以升压并同时增加心肌输出量和肾灌注量。

（五）解除肺血管及支气管痉挛，减轻肺动脉高压

解除肺血管及支气管痉挛降低肺动脉高压的药物有，①盐酸罂粟碱：可阻断迷走神经反射引起的肺血管及支气管平滑肌的痉挛，促进气体的交换，解除迷走神经对心脏的抑制，对冠状动脉、肺及脑血管均有扩张作用。将盐酸罂粟碱 30～60 mg 加入到 250 mL 的 5% 葡萄糖进行静脉滴注，可隔 12 h 重复使用，每天总量不超过 300 mg，是解除肺动脉高压的首选药物。②血管扩张剂：酚妥拉明为 α-肾上腺素受体阻滞剂，直接扩张小动脉和毛细血管解除肺动脉高压，起始剂量 0.1 mg/min，维持剂量 0.1～0.3 mg/min；可将酚妥拉明 10～20 mg 加入到 250 mL 的 5% 葡萄糖液内缓慢滴注，用静脉泵控制滴速。其不良反应有低血压，心动过速，停药后消失。血管扩张剂可抑制肺动脉收缩，降低肺动脉压力，从而降低右心室后负荷，增加右心输出量，改善通气，改善肺气体弥散交换功能，减轻心脏前负荷。常用药物除酚妥拉明外，还可选用肼屈嗪、前列环素静脉滴注。最近有应用一氧化氮吸入疗法，以及气管内滴入硝普钠的报道，用 0.9% 生理盐水稀释的硝普钠液少量分次滴入气管内。血管扩张剂与非洋地黄类增强心肌收缩力的药物合用更合理、更有效。笔者在临床上对肺动脉高压、肺水肿或伴休克患者多采用多巴胺和酚妥拉明联合静脉滴注，有较好的效果。血管扩张剂常见的不良反应有体循环血压下降，用药过程中应特别注意初始用药剂量，密切观察患者血压的变化。③氨茶碱：能解除血管痉挛，舒张支气管平滑肌，降低静脉压与右心负担，可使心肌兴奋，增加心搏出量，适用于急性肺水肿。每次 250 mg 加

入到 20 mL 的 10% 葡萄糖溶液静脉缓慢滴注。④阿托品：能阻断迷走神经对心脏的抑制，使心率加快，改善微循环，增加回心血量，减轻肺血管及支气管痉挛，增加氧的交换。每次 0.5～1 mg 静脉注射。心率减慢者可使用。

（六）处理凝血功能障碍

羊水栓塞 DIC 的发生率约为 50%，往往造成严重的难以控制的出血，是羊水栓塞患者死亡的主要原因之一。凝血功能障碍表现为微血管病性溶血，低纤维蛋白原血症、凝血时间延长、出血时间延长及纤维蛋白降解产物增加。处理方面包括抗凝治疗、肝素的应用，补充凝血因子等。

1. 抗凝治疗、肝素的应用

由于羊水栓塞并发 DIC 的原发病灶容易去除，是否应用肝素治疗似有争议。大多数学者认为应在羊水栓塞的早期应用肝素。羊水进入母体循环后，血液高凝状态一般发生在起始症状 4 min 至 1 h，在此段期间应该及时应用肝素，早期用肝素是抢救成功的关键。肝素具有强大的抗凝作用，它能作用于血液凝固的多个环节，抑制凝血活酶的生成，对抗已形成的凝血活酶，阻止纤维蛋白的形成。其作用是通过加速抗凝血酶Ⅲ（AT-Ⅲ）对凝血酶的中和作用，阻止凝血酶激活因子Ⅷ，影响纤维蛋白单体的聚合和加速 AT-Ⅲ 中和激活因子Ⅸ、Ⅺ和Ⅹ；阻止血小板及各种凝血因子的大量耗损，并能阻止血小板凝集和破坏，防止微血栓形成。肝素主要用于抗凝，对已形成的血栓无溶解作用，故应用宜早。在羊水栓塞病因已祛除，DIC 凝血因子大量消耗期，以出血为主的消耗性低凝期不宜使用肝素；或在小剂量肝素使用下补充凝血因子。现广州地区使用肝素的方法一般是：肝素剂量 0.5～1 mg/kg（每 1 mg 肝素相当于 125 U），先用肝素 25 mg 静脉推注，迅速抗凝；另再用 25 mg 肝素稀释于 5% 葡萄糖 100～250 mL 中，静脉滴注。亦可采用间歇静脉滴注法，肝素 50 mg 溶于 5% 葡萄糖 100～150 mL 中，在 30～60 min 内滴完。在此之后，根据病情每 6～8 h 用药 1 次，24 h 用药总量不超过 200 mg。在临床实践中，处理过的羊水栓塞患者，多在短期由高凝期进入消耗性低凝期，且病因（妊娠）多已祛除，羊水栓塞在病因祛除后 DIC 过程可自然缓解，一般不必多次、反复使用肝素，更不必达肝素化，故很少用间歇静脉滴注法。一般以在羊水栓塞起始高凝期用肝素 50 mg，检查有凝血因子消耗，应及时补充凝血因子和新鲜冰冻血浆。新鲜冰冻血浆除血小板外，含有全部凝血因子，还含有 AT-Ⅲ 成分，可加强肝素的作用，又有防止 DIC 再发的作用。在应用肝素过程中应密切监测，监测凝血时间在 25～30 min 为肝素适量，＜12 min 为肝素用量不足，＞30 min 是出血症状加重考虑为肝素过量。肝素过量时应立即停用肝素，需用鱼精蛋白对抗，1 mg 鱼精蛋白可中和 100 U（1 mg）普通肝素。临床上，用药剂量可等于或稍多于最后一次肝素的剂量；一般用量为 25～50 次，每次剂量不超过 50 mg，经静脉缓慢滴注，约 10 min 滴完。肝素有效的判断包括：①出血倾向改善；②纤维蛋白原比治疗前上升 400 mg/L 以上；③血小板比治疗前上升 50×10^9/L 以上；④FDP 比治疗前下降 1/4；⑤凝血酶原时间比治疗前缩短 5 s 以上；⑥ AT-Ⅲ回升；⑦纤维蛋白肽 A 转为正常。停用肝素的指征：①临床上病情明显好转；②凝血酶原时间缩短至接近正常，纤维蛋白原升至 1.5 g 以上，血小板逐渐回升；③凝血时间超过肝素治疗前 2 倍或超过 30 min；④出现肝素过量症状，体征及实验室检查异常。

低分子肝素（LMWH）有显著的抗 Xa 和抗Ⅱa（凝血酶）作用。与普通肝素相比，因肽链较短，保留部分凝血酶活性。抗 Xa 与抗凝血酶活性之比为 3.8∶1，在拥有较强抗 Xa 作用的同时对Ⅱa 影响较小，较少引起出血的危险。其主要用于血栓栓塞性疾病的治疗。近年有报道称将其用于治疗早、中期 DIC，但羊水栓塞 DIC 发病急促，用广谱的抗凝药物普通肝素为宜。

2. 凝血因子的补充

DIC 在高凝状态下，消耗了大量凝血因子和血小板，迅速转入消耗性低凝期，患者出现难以控制的出血，血液不凝，凝血因子减低，血小板减少，纤维蛋白原下降。在这种情况下，必须补充凝血因子。新近的观点认为在活动性未控制的 DIC 患者，输入洗涤浓缩红细胞，浓缩血小板，AT-Ⅲ浓缩物等血液成分是安全的。临床上常用的凝血因子种类有以下几种。①新鲜冰冻血浆（FFP）：除血小板外，制品内含有全部凝血因子，其浓度与新鲜全血相似。一般 200 mL 一袋的 FFP 内含有血浆蛋白 60～80 g/L，纤维蛋白原 2～4 g/L，其他凝血因子 0.7～1.0 U/mL，以及天然的抗凝血物质，如 AT-Ⅲ、蛋白 C 及凝血酶。一般认为，若输注 FFP 的剂量为 10～20 mL/kg，则多数凝血因子水平将上升 25%～50%。由于大多数凝血因子在比较低的水平就能止血，故应用 FFP 的剂量不必太大，以免发生循环超负荷的危险。通常，FFP 的首次剂量为 10 mL/kg，维持剂量为 5 mL/kg。②浓缩血小板：当血小板计数 $< 50 \times 10^9$/L，应输注血小板，剂量至少 1 U/kg。③冷沉淀：一般以 400 mL 全血分离的血浆制备而成，每袋冷沉淀中含有因子Ⅷ约 100 U，以及约等于 200 mL 血浆中的 von Willebrand 因子（vWF）。此外，还含有 250～500 mL/L 的纤维蛋白及其他共同沉淀物，包含各种免疫球蛋白等。④纤维蛋白原：当纤维蛋白原 < 1.5 g/L 时，可输注纤维蛋白原或冷沉淀，每天用 2～4 g，使血液中纤维蛋白原含量达到 1 g/L。⑤ AT-Ⅲ浓缩剂：肝素的抗凝作用主要在于它能增强 AT-Ⅲ的生物学活性。若血中 AT-Ⅲ含量过低，则肝素的抗凝作用明显减弱。只有 AT-Ⅲ浓度达到正常时，肝素的疗效才能发挥出来。因此，有人主张对 AT-Ⅲ水平较低的患者，应首先应用 AT-Ⅲ浓缩剂，然后再用肝素抗凝，往往会收到更好的疗效。在肝素治疗开始时，补充 AT-Ⅲ既可以提高疗效，又可以恢复正常的凝血与抗凝血的平衡。现国内已有 AT-Ⅲ浓缩剂制剂，但未普及，可用正常人血浆或全血代替。冻干制品每瓶含 AT-Ⅲ 1 000 U，初剂量为 50 U/kg，静注，维持剂量为每小时 5～10 U/kg。⑥凝血酶原复合物（PEC）：每瓶 PEC 内约含有 500 U 的因子Ⅸ和略低的因子Ⅱ、Ⅶ和Ⅹ，因为该制品内含有不足量的活化凝血因子，所以有些制品内已加入肝素和（或）AT-Ⅲ以防止应用后发生血栓栓塞。使用 PEC 特有的危险是发生血栓性栓塞并发症，虽然在制剂中添加少量肝素后血栓栓塞并发症大为减少。

羊水栓塞所致的DIC的处理原则是积极祛除病因，尽早使用肝素抗凝治疗。当病情需要时，可输注血制品做替代治疗，但所有的血制品必须在抗凝的基础上应用。在采用血制品进行替代治疗之前，最好先测定AT-Ⅲ的含量。若AT-Ⅲ水平显著降低，表明DIC的病理过程仍在继续，此时只能输注浓缩红细胞、浓缩血小板、AT-Ⅲ浓缩剂，或输注含AT-Ⅲ成分的新鲜冰冻血浆，避免应用全血、纤维蛋白原浓缩剂及冷沉淀。AT-Ⅲ含量恢复正常是DIC病理过程得到控制的有力证据。此时，补充任何所需要的血液制品都是安全的。补充凝血因子应在抗凝治疗成功及DIC过程停止后仍有持续出血情况时进行（DIC过程停止的指征是观察AT-Ⅲ水平被纠正）。凝血因子缺乏高度可能性，此时补充凝血因子既必要又安全。凝血因子补充的量应视病情而定，一般认为成功抗凝治疗以后，输注血小板及凝血因子的剂量，应使血小板计数 $> 80 \times 10^9/L$，凝血酶原时间20 s，纤维蛋白原 > 1.5 g/L。若未达到上述标准，应继续补充凝血因子和输注血小板。

3. 抗纤溶治疗

最近多数学者再次强调，抗纤溶药物，如氨基己酸、抗血纤溶芳酸、氨甲环酸等使用通常是危险的，其可以延长微血栓存在的时间，加重器官功能的损害。因此，抗纤溶治疗绝对不能应用于DIC过程高凝状态持续的患者，因为此时仍需要纤溶活性以便尽快地消除微血栓，改善脏器的血流，恢复脏器功能。抗纤溶治疗只有在原发病及激发因素治疗、抗凝治疗、补充凝血因子3个治疗程序中采用，DIC过程已基本停止，但也存在纤维蛋白原溶解亢进的患者。

（七）预防感染

常规预防性使用抗生素。使用对肝肾功能损害较小的抗生素。

（八）纠正酸碱紊乱

羊水栓塞患者常有代谢性酸中毒或呼吸性酸中毒，常呈现混合性酸中毒。羊水栓塞时，治疗代谢性酸中毒的方法是通过加强肺部通气排出 CO_2，并通过肾排出 H^+，使 H^+-Na^+ 交换增加，保留 Na^+ 和 HCO_3^-，以调节酸碱平衡。轻症酸中毒者，清除病因、纠正脱水后，通常能自行纠正，一般无须碱剂治疗，而重症者则需补充碱剂。

（九）产科处理原则

羊水栓塞发生后，原则上应先改善母体呼吸循环功能，纠正凝血功能障碍，病情稳定后应立即终止妊娠，去除病因，否则病情仍会继续恶化。产科处理的几个原则为：①如在第1产程发病，经紧急处理，产妇血压、脉搏平稳后，胎儿未能立即娩出，应行剖宫产术，结束分娩。②如在第2产程发病，则应及时行产钳助产，结束分娩。③产后如大量出血，凝血功能障碍应及时输注新鲜血、新鲜冰冻血浆、补充凝血因子、浓缩纤维蛋白原抑肽酶等。若经积极处理仍未能控制出血时，应立即行子宫切除术，可减少胎盘剥离面大血窦的出血，又可阻断残留子宫壁的羊水及有形物质进入母体血液循环。子宫切除后，因凝血功能障碍导致手术创面渗血而致的腹腔内出血，一般情况下使用凝血因子能止血；若同时伴有腹膜后血肿、盆腔阔韧带血肿等，可在使用凝血因子的同时，行剖腹探查进行止血。亦有使用髂内动脉介入栓塞术，阻止子宫及阴道创面的出血，疗效未明确。④关于子宫收缩剂，可常规地应用适量的缩宫素及前列腺素，但不可大量应用。加大宫缩剂的用量不能达到减少出血的效果，同时，可能将子宫血窦中的羊水及其有形物质再次挤入母体循环而加重病情。

（十）预防

羊水栓塞尚无特殊的预防方法，提出以下几点应注意的问题：①做好计划生育工作。②不行人工破膜引产，人工破膜应避开宫缩，需引产或加强宫缩者，在人工破膜后 2 h 再决定是否采用催产素静脉滴注。③掌握催产素使用指征及常规，专人看护观察，以防宫缩过强。必要时，应用镇静剂及宫肌松弛药物。④严格掌握剖宫产指征，宫壁切口边缘出血处用钳夹后缝合，减少羊水进入母体血液循环。⑤中期妊娠钳刮术，先破膜后再用宫缩药。采用羊膜腔内注药引产，应选用细针穿刺，在 B 超指引下避开胎盘，争取一次成功，避免胎盘血窦破裂而发生羊水栓塞。用水囊引产者，注入量不要过多，速度不要过快，避免子宫破裂而引起羊水栓塞。对晚期妊娠活胎引产的产妇，不适宜应用米非司酮、卡孕栓及各种不规范的引产方法，因其可诱发强烈宫缩而发生羊水栓塞。米索前列醇用于孕晚期引产的适宜剂量仍未明确，宜用最低有效剂量，剂量过大易引起宫缩过强致羊水栓塞及子宫破裂。

（滕　沫）

第二节　产科休克

一、病理生理

（一）休克的定义

休克是由血管内有效循环血容量绝对或相对不足导致急性循环功能障碍，使全身组织及脏器的微循环血液灌流不足，引起组织缺血缺氧、代谢紊乱和各重要脏器发生代谢性及功能性严重障碍的综合征。休克可以发生在各种疾病过程中，在孕产妇中，妊娠与分娩过程亦可能发生各种并发症，严重时发生休克，引起全身各脏器损害，甚至死亡。产科休克是产科临床中一项最突出的紧急情况，是威胁孕产妇和围生儿生命的重要原因之一，与非妊娠相关的休克相比，产科休克在病因、病理和处理上的某些独特性值得重视。

(二)休克的病理生理

休克的发病随病因而异,但其临床表现及生理功能障碍基本相同,由致病因素引起血流动力学变化导致机体组织供氧、需氧失衡的病理状态。以下四种引起循环功能障碍的主要因素可以单独或合并存在。

1. 有效循环血量减少

血管内容量是血流动力学的基础。失血性休克由于出血而引起有效血容量减少;感染性休克及过敏性休克则由血管内皮细胞损害,使血浆物质渗入组织间隙,循环血量分布异常而导致有效血容量减少;心源性休克由于心排量明显降低,导致有效循环血量减少等。各类休克的共性为有效循环血容量减少、心排量降低、组织供氧减少而致需氧增加等。

微循环是执行循环系统功能的最基层结构,担负向全身组织细胞供氧和排出CO_2、输送养料及排出废物等功能,其由小动脉、微动脉、中间微动脉、前毛细血管括约肌、真毛细血管、微静脉、小静脉、动静脉通道、直接通道等组成。真毛细血管是物质交换的场所,其血容量占全身血容量的5%~10%。休克时,出现微循环障碍,大量真毛细血管开放,大量血液积聚,有效循环血量显著减少。休克早期,代偿性出现大量的儿茶酚胺的释放,引起微动脉和微静脉的收缩和痉挛,血压回升,以保证心、脑、肾等重要器官的血液供应,同时也使毛细血管前括约肌痉挛。血液流入毛细血管的阻力增加,使微循环灌注不足,毛细血管内压下降,体液向血管内转移。从机体其他处来的去甲肾上腺素还使细小静脉收缩,进入毛细血管的血液回流受阻,加之局部缺血,毛细血管通透性增加,液体外渗,血液浓缩,使血容量进一步减少,回心血量及心输出量剧减,动脉压下降。

2. 血管运动张力丧失

休克发生后,血管活性物质含量显著增加,血管运动张力失调。失血性休克早期以血管收缩物质的作用为主要优势,而休克晚期则是血管扩张物质起主要作用。感染性休克及过敏性休克存在广泛的炎性反应,而神经源性休克则存在交感神经运动的丧失,这些均可引起血管运动张力失调,从而导致血管扩张和外周血管张力降低。

3. 心输出量不足

心脏的泵血功能是血流动力学的原动力。影响心输出量的主要因素为前负荷、后负荷、心肌收缩力、心率。失血性休克因血容量的绝对或相对减少导致前负荷不足,形成继发性心输出量降低。感染性休克可因代偿机制出现高动力型休克,此时心输出量虽增加,但最终因代偿失调而致心排量减少。在心源性休克中,心排量不足可由心脏内源性缺陷,如心肌病、心瓣膜狭窄或心脏传导系统的病变所引起。而阻塞性休克,则可由广泛性肺栓塞等疾病使心脏充盈受到机械性的阻塞,而导致心排量不足。

4. 继发多脏器功能障碍综合征

休克是继发多脏器功能障碍综合征(MODS)的重要因素。全身循环障碍组织的血液灌注不足,会引起各组织器官细胞缺氧和代谢性酸中毒;能量代谢的障碍,还可以引起电解质平衡紊乱，其结果可造成机体多器官功能损害，尤以肺、肾和凝血系统最为重要；微循环功能障碍及血管内皮细胞损伤，易激活凝血系统而形成 DIC，DIC 的形成使各器官组织细胞进一步发生严重缺氧、变性、坏死，进而加重脏器功能损害；而当心、肺、脑、肾等重要脏器出现功能障碍时，又可使休克状况加重。若 MODS 处理不当、不及时，可导致死亡。

（三）产科休克的病理生理及特点

产科休克是指发生在孕产妇这一特殊人群、与妊娠及分娩直接有关的休克，是产科临床中一项最突出的紧急情况，是威胁孕产妇和围生儿生命的重要原因之一。与非妊娠相关的休克相比，产科休克在病因、病理和处理上的某些独特性值得重视。产科休克的常见类型为失血性休克、感染性休克、心源性休克、神经源性休克、过敏性休克等。失血性休克是产科休克常见的原因，也是孕产妇死亡中最主要的致死原因；羊水栓塞虽不多见，但可以引起产科过敏性休克伴凝血功能障碍，并导致失血性休克；孕妇具有患各种泌尿生殖道感染的高危险性，如化脓性肾盂肾炎、感染性流产、长时间破膜后的绒毛膜羊膜炎、产后及手术后发生盆腔感染等。增大的妊娠子宫，尤其在胎膜早破或宫口开大胎膜破裂后，为细菌进入创造了条件；坏死的胎盘残留，有利于细菌的大量繁殖；产后母体抵抗力低下，一旦合并感染，机体失去防御能力，极易并发感染性休克；产妇在采用区域性麻醉进行分娩镇痛时，偶有麻醉药剂量过量的情况发生，从而引起血压下降，甚至全脊髓阻断，导致神经源性休克；另外，分娩时产道的特殊损伤、子宫内翻，也因子宫韧带的牵拉而致神经源性休克等。产科休克严重者多存在混合性休克，如低血容量性休克并心源性休克、神经源性休克伴低血容量性休克、过敏性休克伴低血容量性休克、感染性休克合并心源性休克等，这些混合性休克的临床表现常是各类休克症状的综合，给治疗带来困难。但孕产妇循环血容量和血管外液量显著高于非妊娠期女性，且呈高凝状态，使孕产妇对失血的耐受力较强，且由于患者年轻，多无基础疾病；病变多局限于生殖器官及相邻区域，利于及时祛除病因，为尽快控制休克提供了有利条件。

二、失血性休克

世界范围内，每年大约有 500 000 名孕产妇死亡。在发展中国家，产科出血所致死亡占孕产妇死亡的 30%～50%。失血性休克是妊娠相关的导致孕产妇死亡的首要原因。该原因导致的死亡都是由低血容量性休克引起的，并与多种脏器功能衰竭相关，如急性肾衰竭、急性呼吸窘迫综合征、垂体坏死等。

妊娠期母体发生生理变化以备产时失血。妊娠中期末，母体血容量增加 1 000～2 000 mL，外周血管阻力降低使得心输出量增加 40%～45%，20%～25% 的心输出量分流到胎盘形成约 500 mL/min 的血流。因此，母体在受孕期间已经做好了能够丢失 1 000 mL 血液的准备。当失血量小于 1 000 mL 时，产妇的生命征象可能并不能反映其真正的失血量。

（一）原因

孕产期间任何破坏母体血管系统完整性的因素都有引发严重产科出血的可能。孕产期失血性休克的原因有两大类，一类为发生与妊娠相关的各妊娠并发症，如异位妊娠、前置胎盘、胎盘早剥、宫缩乏力及产道损伤或胎盘滞留等原因所致产后出血等；一类为存在与妊娠无密切相关的全身性疾病，如血液系统凝血功能障碍性疾病、肝脏疾病、免疫系统疾病等。

文献综述指出，异位妊娠是妊娠前半期引起致死性产科出血的首要原因。妊娠晚期的产前出血多为胎盘附着部位破裂（包括胎盘早剥及前置胎盘）或者子宫破裂（自发性或者创伤性）的结果。妊娠相关的失血原因不同，导致孕产妇妊娠结局也不同。

值得重视的是子痫前期患者，血压的波动等因素可导致胎盘早剥，而分娩期间子痫前期患者也更容易发生低血容量性休克，因为此时患者血管内容量降低，即使正常分娩时的出血也有可能会导致生命体征的不稳定。另一个与子痫前期有关的病理生理变化是血小板减少，病情严重时将导致产后出血。另外，低蛋白血症所致全身水肿（包括子宫肌层水肿），以及为预防子痫使用的硫酸镁都有可能影响子宫收缩而导致产后出血。

绝大多数产科出血发生于产后，最常见的原因是胎盘娩出后子宫收缩乏力。正常情况下，不断缩短的子宫肌纤维是胎盘部位动脉血管床的生理性止血带。因此，子宫收缩乏力时子宫肌纤维收缩障碍导致动脉失血。引起子宫收缩乏力的因素包括急产或者滞产、缩宫素使用过量、硫酸镁的应用、绒毛膜羊膜炎、宫腔内容量增大而导致的子宫增大及手术分娩。产科创伤是另一个常见的产后出血原因，如中骨盆平面的阴道手术助产常导致的宫颈和阴道损伤，以及剖宫产时子宫切口延裂；其他还包括子宫内翻、分娩时损伤，或者会阴侧切术后导致的会阴血肿或盆底腹膜后血肿等。另外，病理性胎盘植入或粘连、羊水栓塞及任何导致凝血功能障碍的因素都可导致产后出血。

（二）机体对失血的反应

低血容量性休克涉及一系列机体应对急性低血容量的病理生理阶段。休克通常由低血压、少尿、酸中毒及后期的毛细血管塌陷来诊断，然而这种理论知识使用起来并不是非常便捷。在大出血的早期，平均动脉压、心输出量、中心静脉压、肺小动脉楔压、每搏输出量、混合静脉血氧饱和度及氧消耗都降低。而收缩期血管阻力及动静脉氧饱和度的差异增加，当血流降低后这些改变能改善组织供氧。儿茶酚胺释放调节小静脉，使血液从容量储备池输出，伴随这些变化的还有心率、全身小血管阻力、肺部血管阻力及心肌收缩力等的增加。失血性休克后幸存的患者在复苏的最初24 h内，其平均动脉压、心输出量、氧输送及氧消耗的降低都不会太大，而复苏后这些指标的恢复却都更接近于正常值。

此外，中枢神经系统通过选择性收缩小动脉从而对心输出量及血容量进行重新调配。这些改变使得肾脏、小肠、皮肤及子宫的血供减少而维持心脏、大脑及肾上腺血供的相对稳定。在产前出血患者的这种改变甚至在母体低血压出现之前就导致胎儿致死性的低氧和窘迫。这时，妊娠期子宫相对于那些维持生命的器官来讲显得次要。无论母体血压如何，严重的休克都会伴有胎儿窘迫。

胎盘血流与子宫动脉灌注压成正比，从而与收缩压成正比。任何导致母体心输出量降低的事件都会导致胎盘血供成比例的下降。子宫血管对外源性血管活性物质非常敏感。然而，子宫动脉对妊娠相关性肾素血管紧张素刺激及血管压力效应的反应似乎比较迟钝，其机制尚不明确。

产前出血患者胎儿血氧饱和度随母体心输出量减少而成比例降低，应引起产科医生关注。母体肾上腺髓质分泌的肾上腺素可增加胎盘部位螺旋动脉的阻力，进一步引起胎儿血氧饱和度的降低。此时，即使母体的代偿机制尚可以维持母体生命体征稳定，其胎儿却非常危险。因此，为了胎儿的安全，即使没有明显的低血压表现，也应该迅速增加产前出血患者的血容量。

尽管所有重要脏器的血流量在妊娠期间都会增加，但三个器官（腺垂体、肾脏及肺）在失血性休克发生时容易受损。妊娠期间，腺垂体增大，血流量增加。但当发生休克时，血流由腺垂体分流至其他器官，因而导致缺血性坏死。Sheehan 和 Murdoch 首先报道了继发于产后失血性低血压的低垂体功能综合征。这种情况在现代产科已经罕见。其临床表现多种多样，但是继发于垂体性腺激素的降低而导致的闭经却很常见。严重情况下，甲状腺及垂体促肾上腺激素的分泌也减少。也有学者报道部分性或者非典型性腺垂体或后叶综合征。任何原因引起的低血容量都会降低肾脏血流，从而导致急性肾小管坏死。大约75%产科肾衰竭的患者的诱因是失血和低血容量，及时进行补血补液治疗对避免这种结局至关重要。心输出量急剧减少使得氧摄取功能受损，而氧运输的变化与 ARDS 的发病机制相关。

当失血达到血容量的 25% 时，代偿机制将不足以维持心输出量及动脉血压。从这一点来讲，即使发生少许再次失血，都将导致临床症状的迅速恶化，导致大量细胞坏死及血管收缩、器官缺氧、细胞膜稳定性破坏及细胞内液流失到细胞外的空间。低血容量性休克时血小板聚集性也增加，聚集的血小板释放血管活性物质，这些物质促使微小血栓形成、不可逆的微血管低灌注及凝血功能障碍等。

由于孕期特有的生理变化，产科出血有着不同于正常人群的特点：孕期血容量增多，一旦出血往往来势迅猛，不易准确估计出血量；孕产妇多较年轻、身体基础好，对出血有一定的耐受性。因此，当出现明显临床症状时，往往已达中重度休克标准，贻误了抢救时机。特别是不少患者的产后出血发生于家庭分娩或基层医院，上述因素及医疗条件的限制常导致产后出血呈非控制性状态，不能被及时发现和处理。这些是导致产科休克患者不良结局的原因。

（三）产科低血容量休克的临床救治

大多数产科出血往往来势凶猛，短时间内大量失血而导致失血性休克。抢救失血性休克关键就是止血、恢复血容量及快速祛除病因。

1. 产科失血性休克患者的监护

该监护对休克患者的监测十分重要。从休克的诊断治疗开始，直至治愈，必须始终观察并掌握病情变化，以免出现治疗不足或治疗过度的错误而影响急救效果。

（1）基本生命体征监测：休克是一种以组织灌注不足为特征的临床状态。虽然低血压常常合并休克发生，但是血压正常并不能排除休克的发生。应结合患者的神志、四肢末梢的温度及尿量等情况了解组织灌注情况。休克早期可通过对患者的神志、体温、血压、脉搏、呼吸及尿量等基本生命体征进行监护，可以评估出血量、出血速度及制订治疗方案，一般监测间隔可为半小时至1小时。

（2）产科失血性休克患者血流动力学的监测：血流动力学的监测能进一步评估心室充盈压、心输出量及血管内血容量，并指导输液治疗。临床上常用以下监测指标：心输出量监测（CO），中心静脉压（CVP），氧饱和度监测，肺毛细血管楔压（PAWP），肺动脉压（PAP），经食管超声心动图（TEE），pH值及PCO_2、PO_2监测，血乳酸水平，血碳酸氢盐水平，凝血功能，电解质等。必须强调动态监测，了解病情变化，并及时纠正治疗措施。

2. 保持有效呼吸通气是抢救休克的首要原则

休克时，肺循环处于低灌注，氧和二氧化碳弥散都受到影响，严重缺氧时引起低氧血症，低氧血症又能加重休克，导致恶性循环。休克患者最常见的死因是呼吸系统氧交换不全而导致的多器官功能衰竭。对危重症患者的研究发现，因组织灌注减少而产生的组织氧债是导致继发性器官功能障碍及衰竭的最主要的潜在生理机制。通过面罩以8~10 L/min的速度给氧以增加肺毛细血管膜的局部氧分压，可能阻断组织缺氧的发生，而且产前出血患者提高母血中局部氧分压也能够增加胎儿组织氧供。两项前瞻性随机对照试验研究发现，恢复混合静脉血氧饱和度（SvO_2）至正常水平或者将血流动力学维持在高于生理状态的水平并无益处。而另外7项随机试验却发现，当早期或者预防性地给予这种积极治疗方法时可以获得明显的临床改善。因此，必须保证充足供氧，鼻导管插入深度应适中，通常取鼻翼至耳垂间的长度，必要时采用人工通气以保证有效通气。如果患者气道不通或者潮气量不足，临床工作者应该果断地行气管插管及正压通气给氧以促进足够的氧合作用。对于经简单复苏后没有迅速好转的患者，采用侵入性方法（气管插管）恢复氧输送及氧容量至正常甚至超常水平是十分必要的。

3. 积极正确的容量复苏是产科失血性休克救治成功的关键

休克均伴有绝对或相对血容量不足，扩充血容量是维持正常血流动力、保证微循环灌注和组织灌注的物质基础，是抗休克的基本措施，而输液通道至关重要。急性大出血休克时，末梢血管处于痉挛状态，依靠静脉穿刺输液常遇到困难，以往常采用内踝静脉切开，其输液滴速也常不理想。近年来，多采用套管针，选颈内静脉穿刺，成功后保留硅胶管针套，衔接好输液管进行输液，可直接经上腔静脉入心脏，保证液体迅速灌注，更便于插管测中心静脉压，增加抢救成功率。广州市重症孕产妇救治中心近5年救治483例严重产科出血患者救治情况中，有456例患者采用颈内静脉穿刺，确保输液通道，救治成功率达98.5%。

建立通道后，尽快恢复血管内容量是治疗失血性休克的重要措施，特别是休克早期。一旦到休克中、晚期，由于机体微循环床开放，尽管输入了大量的液体，但疗效并不理想。因此，合理输液对休克救治的效果至关重要，临床工作中需要把握好以下关键点。

（1）适宜的补液速度及补液量：一般最初20 min输注1 000 mL，第一小时内应输入2 000 mL，以后根据一般状态、血压、心率、实验室检查结果等综合指标酌情调整。同时，应严密观察出血量，并尽快配合有效的止血措施，对中、重度休克的输液治疗应用中心静脉压（CVP）配合血压监测予以指导。

（2）选好补液种类：扩容治疗时常用的液体包括晶体液、胶体液、血制品和血液代用品。总的来说，晶体液主要补充细胞外液；胶体液主要补充血管内容量，不同种类胶体溶液扩容效力和持续时间不同；休克早期，应用晶体液配合血浆代制品；失血量超过1 000 mL时，需补充浓缩红细胞；新鲜冰冻血浆则主要用于纠正凝血因子缺乏。由于血源缺乏，且输血可能造成艾滋病、病毒性肝炎等，应严格掌握输血指征。1996年美国麻醉医师协会（ASA）输血指南指出，血红蛋白一般应用＜6 g/dL或＜10 g/dL（伴有心肺疾病）时，新鲜冰冻血浆一般用＞1.5倍对照值，血小板一般应用血小板数＜5×10^9/L等。上述条件对冠心病和肺疾病患者可适当放宽条件，另外参考患者血气分析结果、心指数等综合决定。对于非控制性出血者，输血指征应为血红蛋白＜10 g/dL；而对于已控制出血者，血红蛋白一般应用＜6 g/dL。

大量血液替代疗法是指在24 h内，输入个体的液量至少为其血容量的一倍。美国国立卫生院会议报道，在接受大量血液替代治疗的患者中，血小板减少的患者比凝血因子耗损的患者更容易引起病理性失血。这一发现在一项27例大量液体替代治疗的患者的前瞻性研究中得到证实，对这些患者输注全血并不能改善其凝血因子Ⅴ、Ⅷ、Ⅸ及纤维蛋白原的缺乏。一项临床救治研究指出，在需要大量补液的患者中，血小板减少是比凝血因子减少更重要的引起大量出血的原因。这项报道中指出，采用FFP迅速恢复凝血酶原时间（PT）及部分凝血活酶时间（APTT）至正常水平对改善异常出血效果甚微。没有证据表明"每使用一定数量的RBC就常规给予PPF"的做法能够降低那些正在接受大量液体替代治疗的患者或者既往没有凝血因子缺陷症患者的输注需要。因此，在大量补液治疗的过程中，应重视纠正具体的凝血功能障碍（纤维蛋白原＜100 mg/dL）及血小板减少（＜30 000/mL）会减少更进一步的输注需求。急性失血性休克情况下，侵入性血流动力学监测，通过CVP及PCWP反映毛细血管内容量状态，可能有利于指导补液治疗。但对于危重症患者，CVP作为反映血管容量状态的指标可能并不绝对可靠，因为此时还伴有静脉血管壁的改变。幸运的是，产科失血性休克患者通过迅速止血及充分及时的复苏治疗能够迅速恢复。

近年来出现了关于休克治疗中限制性液体复苏的观点，国内教授余艳红对产科出血限制性输液进行了探索性的基础研究,认为限制性输液有利于减少出血量,保障重要组织器官的灌注,减少休克造成的各器官功能损害,可能有效改善免疫功能等。但目前国内外均未有相关临床资料。

4. 止血

迅速止血是治疗产科失血性休克的最根本、最关键的措施。应根据不同部位、不同病因的出血采取相应的止血措施控制出血,治疗原发疾病。在积极容量复苏支持下,活动性出血但出血部位明确的患者应尽快手术或介入治疗,而对活动性出血但出血部位不确切的患者应迅速通过各种辅助手段,如穿刺、超声检查、血管造影等查找定位出血部位以止血。

某些情况下,如子宫破裂或者腹腔内出血,可能在血流动力学稳定之前就需要进行外科手术。子宫收缩乏力引起的产后出血,如果用传统的压迫法或者稀释的缩宫素无效时,应该考虑使用甲基麦角新碱或者 15-甲基-前列腺素 $F_{2\alpha}$。后者的推荐使用量为 $250\mu g$,如果有需要最大可以使用到 $1\,000\mu g$。少数患者通过直肠给予米索前列醇(一种前列腺素 E 的类似物),对治疗子宫收缩乏力是有效的。

持续性阴道流血的患者,一定要仔细检查阴道、宫颈、子宫及宫内妊娠残余物等。如果患者有生育要求且临床表现稳定时,可以考虑子宫动脉结扎或者子宫动脉栓塞。某些情况下,宫底加压缝扎,如 B-Lynch 缝扎能够有效止血。极少数情况下,需要进行髂内动脉结扎方能止血。子宫收缩乏力保守治疗失败、子宫胎盘卒中或者子宫破裂时,单纯的保守缝合术可能无效,这时要考虑剖腹探查或者子宫切除术。也有学者报道,子宫卒中时可以采用球囊压迫或者栓塞髂内动脉的方法。

在子宫切除手术止血治疗中强调评估术后腹腔内出血再次开腹手术的风险。术后腹腔内出血的监测中,留置腹腔引流管的引流量有助于评定,但应结合临床上生命体征的变化、血红蛋白的进行性监测、腹围变化、必要时的 B 超检查等手段。产科休克子宫切除术后,因残端出血再次做开腹手术与凝血功能障碍未纠正、手术方式欠妥及术者技巧等相关。因此,对于术前、术中已存在凝血功能障碍的患者要在积极纠正凝血功能障碍的基础上进行仔细的残端止血,对于子宫切除的方式应根据病理妊娠的特点及子宫切除的指征慎重考虑,需防止次全切除术后再次开腹行宫颈残端切除,此类手术应由经验丰富的专家完成。

有些本可以通过外科手段避免死亡的产科失血性休克救治失败病例,反映的并非临床工作者知识体系缺陷或者手术技能低下,而是他们错误的判断延误了剖腹探查或子宫切除的时机。严重产科失血的成功处理需要及时的容量复苏、睿智的用药、果断的手术止血决策等综合应用。

5. 血管活性药物的使用

失血性休克在纠正容量之后,如果血压仍偏低,可以考虑给予适当的血管活性药物。但在产前及分娩期慎用,因血管升压素虽能够暂时缓解母体低血压,然而却是以降低子宫胎盘灌注为代价的。因为子宫螺旋动脉对该类药物十分敏感,不到万不得已的情况下,一般不用血管升压素来治疗产前出血性休克。变性肌力药物,如多巴胺可能对急性循环衰竭情况下的血流动力学有积极改善作用。不过，对正常及低血容量的孕羊的研究发现，多巴胺会降低子宫动脉血供。低血容量性休克时，除非毛细血管前负荷（PCWP）已经得到最佳改善，否则一般不使用血管加压药物或者变性肌力性药物。当给药剂量相同时，血管升压素比多巴酚丁胺升高 MAP 及 PCWP 的作用更强，而多巴酚丁胺能够使心排血指数、VO_2 及 DO_2 上升更多。因此，一些危重症专家更推崇多巴酚丁胺。

6. 纠正酸中毒

代谢性酸中毒常伴休克而产生。酸中毒能抑制心脏收缩力，降低心输出量，并能诱发 DIC。因此，在抗休克同时必须注意纠酸。首次可给碳酸氢钠 100～200 mL，2～4 h 后再酌情补充。有条件者可监测酸碱平衡及电解质指标，按失衡情况给药。

7. 防治

MODS 休克发生后，在心肌缺氧、能量合成障碍及酸中毒的影响下，可致心肌收缩无力，每搏输出量减少，甚至发生心力衰竭，因此治疗过程中应严格监测脉搏及注意两肺底有无湿啰音。有条件者应做中心静脉压监测，如果脉率达 140/min 以上，或两肺底部发现有湿啰音，或中心静脉压升高达 12 cmH_2O 以上，可给予快速洋地黄制剂，一般常用毛花苷 C 0.4 mg 加入到 25% 的 20 mL 葡萄糖液中，缓慢静脉注射 4～6 h 后，尚可酌情再给 0.2 mg 毛花苷 C，以防治心力衰竭。血容量补充已足，血压恢复正常，肾脏皮质的血流量已改善，但每小时尿量仍少于 17 mL 时，应适时利尿，预防肾衰竭，并预防感染等。

8. 进一步评估

病情的评估应贯穿在产科失血性休克患者的每项处理前后。当患者的氧合状态得到改善，容量复苏完成及病情趋于稳定时应对患者进行进一步评估，评估治疗效果、基础疾病、休克对循环的影响及产前出血患者胎儿宫内情况等，系统的评估包括生命体征、尿量、酸代谢情况、血液生化及凝血功能状态等。某些情况下，可以考虑放置肺动脉漂浮导管对心功能及氧输送参数进行综合评估。不过，一般的低血容量性休克都不需要进行侵入性血流动力学的监测。

产前出血患者胎心率评估可以提示母体危重情况下胎儿窘迫情况。然而，大多数情况下，只有待母体情况稳定且持续出现胎儿宫内窘迫的证据时，临床工作者才会考虑终止妊娠。应意识到只有当母体的缺氧、酸中毒及子宫胎盘灌注得到改善后，胎儿才有可能转危为安。当母体血流动力学不稳定时，建议对胎儿进行宫内评估及复苏，而不是紧急地终止妊娠。

（四）产科失血性休克的预防

1. 产科出血高危因素的评估与干预

产前检查时，产科医师应仔细询问病史及妊娠史，结合辅助检查，及早发现或评估存在的可能引起产科出血的高危因素，重视与妊娠相关的有出血风险的妊娠病理或并发症，以及重视合并出血风险的全身性疾病，如肝炎、血液系统疾病、免疫系统疾病等与凝血功能异常相关的病症。与患者知情沟通，告知其出血高危状况及风险，并做出预见性诊断、恰当会诊、及时预防性准备及处理，将失血可能性降低或将失血程度降到最低。

2. 围产期的评估与干预

恰当的围产期的评估与干预可将患者的失血可能性降低或将失血程度降到最低，减少创伤。

分娩前评估：复习病史及妊娠史、仔细体检、完善辅助检查。根据患者出血的高危因素及目前母胎病情状况评估分娩时机与方式。

分娩前的准备与干预：为分娩中可能发生产科失血性休克的患者进行减少出血量的措施准备（使用抗凝剂者停用或调整药物；强力宫缩剂的准备，如欣母沛、卡贝缩宫素等；ITP患者术前血小板提升；患者凝血功能异常的分娩前纠正等）；进行减低失血创伤的准备，如准备充足血源等。

分娩时的干预：阴道分娩者应重视产程管理，缩短产程，第2产程减少产伤发生，积极处理第3产程；剖宫产术分娩者应强调麻醉管理，维持血流动力学的稳定，仔细止血与缝合等；认真评估与监测出血量，如创面出血与凝血状况；评估宫缩及加强宫缩，必要时的各种保守缝扎止血措施及恰当评判不得已时果断的子宫切除术等；必要时及时恰当的容量复苏与输血，凝血功能异常的纠正，生命体征及器官氧合的监测与管理，以及必要时及时的生命支持等。

重视心脏病患者产科失血对血流动力学的影响，心脏基础疾病对此的适应性，如艾森曼格综合症患者应积极防止产后出血以降低死亡风险；重视肝损害患者分娩时再发生产科出血对疾病的影响，以及副反馈加重产科出血等；重视低体重患者、贫血患者对失血耐受差等。

通过产前、产时的评估与干预能很好地将患者失血可能性降低，将失血程度降到最低。患者相关严重创伤程度降低，并有可能降低孕产妇死亡风险。

三、感染性休克

感染性休克是指由感染引起的血液灌流呈急性锐减的综合征，又称中毒性休克或内毒素性休克，多由细菌感染引起。败血症是指同时伴有低血压（收缩压 < 90 mmHg）或较基础值下降 ≥ 40 mmHg，在扩容的同时（或需要使用升压药），患者依然存在灌注不足，或者存在乳酸堆积、少尿及急性精神状态改变等症状。

败血症、重度败血症及感染性休克是机体对感染产生的一系列连续反应，患者多死于多器官功能障碍综合征（MODS）。在北美，感染性休克是ICU患者死亡的主要原因，10%的感染性休克死亡直接与产科有关。

引起产科感染性休克的最常见原因为肾盂肾炎、绒毛膜羊膜炎、产褥感染、子宫破裂、感染性流产、外伤性感染、坏死性筋膜炎、胆囊炎及胰腺炎等。其常见的致病菌为产生内毒素的革兰阴性杆菌、厌氧链球菌、产生外毒素的溶血性链球菌和金黄色葡萄球菌等，产气荚膜杆菌感染产生外毒素所致休克病情常常险恶，另外病毒及真菌也可引起感染性休克，但在产科领域少见。菌血症到败血症的发展与免疫抑制、药物使用等一些因素相关。革兰阴性杆菌是引起败血症的最常见致病菌。但由革兰阳性杆菌造成的败血症逐渐升高，已接近革兰阴性杆菌所致败血症发生率。感染性休克的发生、发展与预后均与致病菌的毒性和机体的免疫力有关。如果发展为多脏器功能衰竭，其死亡率为40%~70%。

（一）病理生理

败血症的心血管系统的临床表现是外周血管紧张度和心功能改变的结果。血管紧张度下降可能由平滑肌细胞松弛剂氧化亚氮的增加引起；微血管的改变，如血管内皮细胞的肿胀，纤维蛋白沉积，血流异常导致循环中细胞的聚集；心输出量依赖于患者血容量的多少。在败血症性休克的早期，心输出量因血容量不足和心脏灌注减少而降低，而在容量替代治疗后，患者心输出量有所增加。心肌功能障碍也可以见于多数感染性休克的患者，可以影响左右心室功能。感染性休克可根据其过程分为三期。

1. 原发性早期（可逆性温暖期）

由于广泛性毛细血管扩张及血管内皮通透性增加，血流动力为高排低阻型（高动力型）。通过代偿性心跳加速使心输出量增加，但同时会发生心脏收缩力减弱和心肌抑制，患者心跳加快，周围血管扩张，皮肤温暖，面色潮红。体温常在38.5~40.5℃，可伴寒战，尿量正常或增加，此期可持续30 min至16 h。

2. 原发性后期（寒冷期）

心肌功能紊乱趋于显著，心输出量下降，外周阻力大，组织出现血流灌注不足。患者血压降低，心跳加速，皮肤苍白，四肢湿冷，反应迟钝，体温可低于正常，尿少。发绀和少尿的发生提示心、肺和肾功能受损。

3. 继发性期（不可逆期）

此期亦称低动力型。休克未及时得到纠正，导致血管麻痹，心功能障碍，血管内凝血，细胞缺氧，代谢紊乱而产生多器官功能障碍，伴急性呼吸窘迫综合征。患者表现为皮肤发绀、厥冷，无尿，心、肺衰竭，昏迷，体温不升，脉细或不能触及，弥散性血管内凝血，低血糖，血压测不到等。当伴有急性呼吸窘迫综合征时，死亡率可达25%。

（二）诊断与治疗

对患者进行评估，寻找感染源时应考虑妊娠和产后女性常见的感染因素。检查包括：胸部X线照射排除肺炎，盆腹部CT、MRI扫描排除脓肿、子宫肌层的坏死和产后铜绿假单胞菌性子宫感染，羊膜腔穿刺排除羊膜内感染等。感染的诊断依赖于相关临床表现及感染源。在诊断思路的指导下，收集影像学证据，并对感染部位取样进行革兰和真菌染色及培养。化脓性伤口、播散性蜂窝织炎应擦拭伤口后再取样本进行培养。血培养应在发热和寒战出现的开始及时进行。根据国际败血症论坛的建议，血培养应在非感染部位进行静脉抽血，局部皮肤使用70%的异丙基酒精或碘溶液擦拭2遍。每个培养瓶注入10～30 mL的血液，如果所取血液有限应优先对血液进行需氧菌的培养。静脉穿刺针在将血液注入培养瓶后应更换。对不同种属的可疑细菌应进行2～3次血培养。对重症患者，感染经常是医源性的，如中心静脉置管（CVC）、停留导尿管或辅助通气。对此应采用特殊技术和方法来获取培养结果并对结果进行分析，包括中心静脉穿刺部位血样的培养、中心静脉置管头端细菌定量分析和中心静脉置管部位的细菌培养。抽取气管内分泌物行革兰菌染色，并进行细菌或真菌培养。胸膜腔积液超过10 mm应进行抽吸，并进行革兰菌染色及细菌、真菌培养。在怀疑存在通气相关肺炎时，在没有禁忌证的情况下，应进行支气管镜检查。不主张对住院患者常规进行念珠菌筛查。在败血症患者中，侵入性真菌感染更易见于细菌培养呈典型克隆性生长的患者。对败血症患者进行念珠菌血培养时，需要进行多处取材。

感染性休克的治疗包括：使用广谱抗生素，根据中心静脉压和肺动脉毛细血管楔压进行扩容、输血，应用血管升压药和正性肌力药物，去除感染源，及时通气，以及支持治疗（预防深静脉血栓形成，营养支持，预防应激性溃疡，血液滤过）等。此外，免疫治疗也是重要的手段之一，除绒毛膜羊膜炎外，终止妊娠为最后措施。

及时使用抗生素可以降低感染性休克患者的患病率和死亡率。首先，对患者使用广谱抗生素进行经验性用药。对妊娠相关感染，联合使用青霉素、氨基糖苷类药物，并同时使用克林霉素或甲硝唑治疗厌氧菌，使抗菌谱更广。也可选择碳（杂）青霉烯，第三、四代头孢菌素针对非中性粒细胞减少的患者。氨曲南（β-内酰胺类）和氟喹诺酮对革兰阴性杆菌没有足够的作用，因此不建议早期经验性用药。万古霉素应用于甲氧西林耐药的葡萄球菌感染（留置管相关感染或对甲氧西林耐药为主的葡萄球菌感染）。抗真菌药不能作为经验性用药的常规选择。氟康唑和两性霉素B一样有效，并对非中性粒细胞减少的患者毒性小。但对中性粒细胞减少症的败血症患者明确感染源并确定药敏试验有效后，两性霉素B应作为一线治疗药物。抗生素的选择应考虑患者的过敏史、肝肾功能、细菌培养结果及医院或社区特异性微生物检测，但要注意细菌培养的假阴性结果或某些微生物未能测到时造成的信息收集不全，尤其是产科易发生混合微生物感染的情况下更易造成这种情况。

血流动力学的支持是治疗感染性休克的主要方法之一。治疗的目标是保证患者组织有效灌注和正常细胞代谢。扩容治疗可以有效地纠正低血压并维持患者的血流动力学的稳定性，改善患者血液携氧能力。补液速度根据患者血压（保持收缩压不小于90 mmHg或平均动脉压在60～65 mmHg）、心率和尿量≥0.5 mL/（kg·h）确定。建议在5～15 min内快速注射250～1 000 mL晶体液。在妊娠期间胶体渗透压下降，营养不良和子痫前期患者下降更加明显。因败血症患者毛细血管通透性增加和妊娠期胶体渗透压的下降使孕产妇更易发生肺水肿。应注意补液速度及种类。补液速度可以根据患者的中心静脉压（保持8～12 mmHg）或肺动脉毛细血管楔压（保持12～16 mmHg）的监测进行，后者比前者更有参考价值，因中心静脉压并不能反映左室舒张末压（如子痫前期），并易有人为性的升高。另外，血液运氧能力取决于心输出量和红细胞携氧能力。心输出量的增加与血容量的扩张成正比，而血红蛋白的增加可以提高红细胞携氧能力。建议感染性休克患者的血红蛋白浓度保持在 9～10 g/dL。

在补液和输入红细胞后，依然不能保证组织器官有效灌注时需要使用血管加压药。升压药的选择依据该药对心脏和周围血管的作用，多巴胺和肾上腺素比去甲肾上腺素和去氧肾上腺素更易升高心率，多巴胺和去甲肾上腺素可以加快心率并增加心指数。最近的研究表明，去甲肾上腺素是最好的升压药，因其较少引起心动过速，并与下丘脑垂体轴没有交叉作用，且相比其他升压药患者生存率高。对感染性休克的治疗，与多巴胺相比，去甲肾上腺素可以更有效地升压，增加心输出量，改善肾脏血流和尿量。尽管感染对心功能有不良影响，但多数患者无论采用去甲肾上腺素治疗与否，在补液治疗后其心输出量均可增加。如果心输出量处于正常低值或下降，应使用促进心肌收缩药物，首选为多巴酚丁胺，开始剂量 2.5 μg/(kg·min)，每 30 min 以 2.5 μg/(kg·min) 的剂量调整用药浓度，直至心指数升至 3 或者更高。在低血压患者中，多巴酚丁胺应与升压药联合应用，首选去甲肾上腺素。如果患者组织灌注依然不足时，可以联合使用血管升压素，剂量为 0.01～0.04 min，避免内脏血管、冠状动脉缺血和心输出量下降。常规使用碳酸氢盐纠正阴离子间隙性酸中毒。

早期识别感染患者的休克表现，抓住对治疗反应良好的最初几小时对患者进行及时有效的心血管治疗是保证患者良好预后的关键。在患者病情允许的情况下及时消灭感染源。对创伤性感染和筋膜炎进行创面清创，并去除坏死组织。子宫超声检查判断宫腔内是否存在组织残留，并确定是否需实施清宫术。对 CT 和 MRI 下诊断明确的腹盆腔脓肿进行经皮穿刺引流，剖腹探查作为在纠正患者病情时的期待疗法或最后治疗措施。在证据不足时不主张进行剖腹探查，而在需要清除坏死组织和引流无效的情况下使用。对妊娠期败血症患者及尚无分娩先兆的患者采用羊膜腔穿刺，通过羊水革兰染色和葡萄糖检测是否存在羊膜腔内感染以排除绒毛膜羊膜炎等。因妊娠期和产后女性更易发生胆结石，应排除患者患有胆囊炎的可能性，必要时进行胆囊切除。因泌尿道梗阻造成的肾盂肾炎，除抗感染外，应置入支架进行引流。

根据国际感染性休克论坛的建议，对重度败血症和感染性休克的患者应于早期进行气管内插管和辅助机械通气。机械通气的指征包括重度呼吸急促（呼吸频率 > 40 次/min），呼吸肌衰竭（使用辅助呼吸机呼吸），精神状态的改变，给氧下依然患有严重低氧血症。

对产科感染性休克患者应有一套相应支持治疗措施。这些治疗包括预防血栓栓塞，营养支持治疗，预防应激性溃疡，对肾功能不全患者进行血液透析。败血症和妊娠是血栓栓塞的高危因素，应重视预防深静脉血栓形成。另外，应对患者进行营养支持治疗，肠内营养应为首选，而肠外营养作为替补治疗，将在其他章节对此详细讨论。抗酸治疗常用硫糖铝或组胺 –2 受体类似物预防应激性溃疡出血。

皮质甾体激素作为难治性感染性休克的治疗手段之一，不主张用于非休克或轻度休克的败血症患者。低剂量（或冲击剂量）氢化可的松是感染性休克治疗的选择之一，但应在最初的几小时内及时使用，不推荐大剂量应用。使用胰岛素维持血糖在 80～100 mg/dL 水平，可以降低感染造成的多器官功能衰竭患者的死亡率；使用时应监测患者血糖水平，以避免可能的过度治疗造成的低血糖性脑损伤。除此之外，感染性休克患者也可以考虑血液滤过治疗，这也是目前感染性休克治疗的新趋势。

妊娠期感染性休克会增加早产风险和子宫胎盘灌注不足的风险。临床应根据孕周和孕妇情况决定是否持续胎心监护和（或）应用子宫收缩抑制药物。对于胎心基线不稳和子宫频发收缩等可以通过纠正母体低氧血症和酸中毒来改善。但应考虑母体长期缺氧和酸中毒会导致胎儿永久性损伤或引起不可避免的早产。在没有绒毛膜羊膜炎、未临产或无胎儿窘迫状态时，同时考虑孕周和孕妇情况决定是否分娩。如果治疗时患者呼吸和心血管功能持续损伤，对妊娠28周以上的患者可以考虑终止妊娠，以改善母体呼吸循环功能。

四、心源性休克

心源性休克是由于心脏泵衰竭或心功能不足所致，心输出量降低是其基本的病理生理。影响心脏搏出量的主要因素为前负荷、后负荷、心肌收缩力和心率。妊娠合并心脏内源性缺陷，如先天或后天的瓣膜病变、心肌病变、心脏传导系统的病变、肺动脉栓塞及妊娠特有的围生期心肌病等均可引起心输出量下降，导致心源性休克。另外，产科各类休克的严重阶段最终都可导致心输出量降低，而并发心源性休克。

在妊娠合并心脏病的患者中，如左室流出道狭窄型（瓣膜狭窄，如二尖瓣狭窄、主动脉瓣狭窄等），其心输出量固定，当妊娠晚期或围产期，发生血流动力学变化（尤其在第2产程或产后出血、硬外麻醉等情况下），心输出量不能与之相适应变化，从而造成心源性休克。因此，需加强此类患者孕前咨询和分娩期的管理，加强麻醉管理及防止产后出血的发生，维持血流动力学稳定。

房室传导阻滞患者虽然能耐受非孕期甚至孕期的心脏负荷，但正常分娩中氧耗与输出量需增加一倍以上才能满足孕妇的需要，如此类患者发生心功能不能适应分娩时的血流动力学变化，容易引起心源性休克。必要时应使用体外临时起搏器以保证一定的心率以提供足够的心输出量。

妊娠合并心肌梗死或者扩张型心肌病、病毒性心肌炎、围生期心肌病等均可影响心肌的收缩功能，心脏泵血功能衰竭，不能供给全身各脏器足够的血氧，造成心源性休克。

其他各种休克造成容量减少，前负荷不足，影响心功能。另外，由于各种休克引起冠状动脉供血不足，造成心肌受损等均可引起心源性休克的发生。

心源性休克处理重要的是维持心输出量，通过容量复苏保持一定的前负荷，通过血管活性药物维持血压（可应用多巴胺、间羟胺与多巴酚丁胺等），防治心律失常；必要时应用合适的正性肌力药物，如强心苷等。强调不同类型妊娠合并心脏病患者在围产期及麻醉的特殊管理，防止心源性休克的发生。

（滕　沫）

第三节　子宫破裂

一、疾病概述

子宫破裂（rupture of uterus）是指在分娩期或妊娠晚期子宫体部或子宫下段发生破裂。若未及时诊治可导致胎儿及产妇死亡，是产科的严重并发症。国外报道，其发生率为 0.005%~0.08%。梗阻性难产是引起子宫破裂最常见的原因。骨盆狭窄、头盆不称、软产道阻塞（发育畸形、瘢痕或肿瘤所致）、胎位异常（肩先露、额先露）、巨大胎儿、胎儿畸形（脑积水、连体儿）等，均可因胎先露下降受阻，为克服阻力，子宫强烈收缩，使子宫下段过分伸展变薄发生子宫破裂。其次，剖宫产或子宫肌瘤剔除术后的瘢痕子宫，于妊娠晚期或分娩期宫腔内压力增高可使瘢痕破裂；前次手术后伴感染及切口愈合不良者再次妊娠，发生子宫破裂的危险性更大。另外，子宫收缩药物使用不当，尤其用于高龄、多产、子宫畸形、发育不良、有多次刮宫及宫腔严重感染史等的孕妇，更易发生子宫破裂；宫颈口未开全时行产钳或臀牵引术，暴力可造成宫颈及子宫下段撕裂伤；有时毁胎术、穿颅术可因器械、胎儿骨片损伤子宫导致破裂；肩先露在无麻醉下行内转胎位术，或强行剥离植入性胎盘，或严重粘连胎盘，均可引起子宫破裂。子宫破裂按其发生原因，分为自然破裂和损伤性破裂；按其破裂部位，分为子宫体部破裂和子宫下段破裂；按其破裂程度，分为完全性破裂和不完全性破裂。

二、诊断

子宫破裂多发生于分娩期，通常是个渐进发展的过程，多数可分为先兆子宫破裂和子宫破裂两个阶段。

（一）先兆子宫破裂

先兆子宫破裂常见于产程长、有梗阻性难产因素的产妇，表现为：①子宫呈强直性或痉挛性过强收缩，产妇烦躁不安，呼吸、心率加快，下腹剧痛难忍，出现少量阴道流血。②因胎先露部下降受阻，子宫收缩过强，子宫体部肌肉增厚变短，子宫下段肌肉变薄拉长，在两者间形成环状凹陷，称为病理缩复环。可见该环逐渐上升达脐平或脐上，压痛明显。③膀胱受压充血，出现排尿困难及血尿。④因宫缩过强、过频，胎儿触诊不清，胎心率加快或减慢或听不清。子宫病理缩复环形成、耻区压痛、胎心率异常和血尿，是先兆子宫破裂四大主要表现。

(二)子宫破裂

1. 不完全性子宫破裂

子宫肌层部分或全层破裂，但浆膜层完整，宫腔与腹腔不相通，胎儿及其附属物仍在宫腔内，称为不完全性子宫破裂。其多见于子宫下段剖宫产切口瘢痕破裂，常缺乏先兆破裂症状，仅在不全破裂处有明显压痛、腹痛等症状，体征也不明显。若破裂口累及两侧子宫血管可导致急性大出血或形成阔韧带内血肿，查体可在子宫一侧扪及逐渐增大且有压痛的包块，多有胎心率异常。

2. 完全性子宫破裂

子宫肌壁全层破裂，宫腔与腹腔相通，称为完全性子宫破裂。继先兆子宫破裂症状后，产妇突感下腹撕裂样剧痛，子宫收缩骤然停止。腹痛稍缓和后，因羊水、血液进入腹腔，又出现全腹持续性疼痛，伴有面色苍白、呼吸急促、脉搏细数、血压下降等休克征象。破裂口出血流入腹腔，出现内出血。全腹压痛、反跳痛，腹壁下可清楚扪及胎体，子宫位于侧方，胎心胎动消失。阴道检查：阴道有鲜血流出，胎先露部升高，开大的宫颈口缩小，部分产妇可扪及宫颈及子宫下段裂口。子宫体部瘢痕破裂多为完全性子宫破裂，多无先兆破裂典型症状。

根据以上典型子宫破裂病史、症状、体征，容易诊断。子宫切口瘢痕破裂，症状体征不明显，诊断有一定困难。根据前次剖宫产手术史、子宫下段压痛、胎心改变、阴道流血，检查胎先露部上升，宫颈口缩小，或触及子宫下段破口等均可确诊。B超检查能协助确定破口部位及胎儿与子宫的关系。

但也有例外，有些病例可以毫无症状和临床体征。某些患者子宫破裂，却因胎儿填塞裂口，压迫致出血不多，则无临床症状，在开腹手术时才获得诊断。值得一提的是，还有一类毫无临床症状的妊娠期子宫破裂，多发生在剖宫产术后瘢痕子宫妊娠者，称为妊娠期子宫"静止"破裂。临床表现为"开窗式"，尤其当破口未波及血管时，无明显症状和体征。分娩者多在宫缩当时发生，可用超声诊断。

另外，临床上，子宫破裂常需与以下疾病相鉴别。

1. 胎盘早剥

胎盘早剥有起病急、腹痛剧烈、胎心变化、内出血休克等表现，可与先兆子宫破裂混淆，但常有妊娠期高血压疾病史或外伤史，子宫呈硬板状，无病理缩复环，胎位不清；B超检查常有胎盘后血肿。

2. 难产并发腹腔感染

难产并发腹腔感染有产程长、多次阴道检查史，腹痛及腹膜炎体征，容易与子宫破裂混淆；阴道检查胎先露部无上升、宫颈口无回缩；查体及B超检查，发现胎儿位于宫腔内、子宫无缩小；患者常有体温升高和血白细胞计数增多。

三、治疗纵观

子宫破裂多发生于子宫曾经手术或有过损伤的产妇及难产、高龄多产妇。治疗应根据破裂的不同原因，采取相应的抢救措施。

（一）瘢痕子宫破裂

以往行剖宫产术、子宫穿孔后子宫修补术、肌瘤剔除术，若这些手术的切口接近或达到内膜层，会留下薄弱部分。对曾发生过妊娠子宫破裂者，若原瘢痕愈合不良，伴随妊娠月份增加，子宫逐渐增大，尤其到妊娠晚期或分娩期，子宫张力更大，承受不了子宫内压力增加，瘢痕裂开，自发破裂。此时，应积极抢救休克，预防感染的同时，行裂口缝合术。如产妇已有活婴，应同时行双侧输卵管结扎术。子宫体部肌层较厚，对于曾行剖宫产术、子宫穿孔后修补术或妊娠子宫破裂者，术后子宫复旧时出现收缩，切口的对合和愈合均不如子宫下段创口，故子宫体部切口瘢痕比下段瘢痕容易发生破裂，前者发生率是后者的数倍。且子宫体部瘢痕破裂多为完全破裂，而子宫下段瘢痕多为不完全破裂。但无论子宫体或子宫下段瘢痕裂开，处理原则都是一样的。也有报道妊娠晚期瘢痕子宫隐性破裂的病例，患者为瘢痕子宫，孕足月，无产兆，产前B超发现子宫下段异常，考虑有隐性子宫破裂的可能，及时行剖宫产手术，术中见子宫下段原切口瘢痕处有裂口，结果得到证实。产程中的先兆子宫破裂尚可被发现，但妊娠晚期的隐性子宫破裂不易被发现。Gibbs 描述子宫破裂的情况有开窗、裂开、破裂三种。临床上极易被忽略的是，子宫瘢痕已逐渐裂开，但因出血少，子宫浆膜尚保持完整，胎儿仍能在宫内存活。这些产妇如果继续妊娠，甚至临产以至阴道试产，不可避免地造成子宫完全破裂，给母婴生命造成严重威胁。子宫隐性破裂的外因是妊娠晚期子宫腔张力逐渐增大。内因可能与以下几点有关：①上次手术切口愈合不良，至妊娠晚期下段形成时，原手术瘢痕限制了子宫下段的形成，造成子宫切口瘢痕裂开；②胎动、羊水流动，造成宫壁的压力不均匀；③妊娠晚期子宫自发性收缩，使手术瘢痕发生解剖学上的病理变化。由于瘢痕子宫隐性破裂诊断十分困难，应对瘢痕子宫妊娠晚期需进行常规的B超检查，认真探查子宫瘢痕处。若发现子宫下段厚薄不均，或手术瘢痕处出现缺陷，子宫下段局部失去原有的肌纤维结构，或羊膜囊自菲薄的子宫下段向母体腹部膀胱方向膨出，应考虑先兆子宫破裂的可能。因此，凡有剖宫产史的产妇均应于预产期前2~3周入院，详细了解上次手术、术中、术后情况，并行产前B超检查。结合此次B超检查报告，对伤口愈合情况进行综合判断，决定分娩方式及时间。子宫切口瘢痕愈合好坏是剖宫产后阴道试产的先决条件。

（二）无瘢痕子宫破裂

无瘢痕子宫破裂可分为自然破裂和损伤性子宫破裂。

1. 自然破裂

梗阻性难产为自然破裂最常见和最主要的原因，尤其好发于子宫肌壁有病理性改变的情况，如畸形子宫导致的肌层发育不良，或曾经有多次分娩、多次刮宫甚至子宫穿孔史，以及人工剥离胎盘史等。当出现头盆不称、胎位异常（如忽略性横位）、骨盆狭窄或胎儿畸形（如脑积水）等情况时，胎儿先露下降受阻，造成梗阻性难产。为克服阻力，子宫体部肌层强烈收缩，宫体变厚、缩短；子宫下段肌层则因过度牵拉而变薄、伸展，受阻的胎儿先露将子宫下段薄弱处撑破。裂口为纵行或斜纵行，多位于前壁右侧，亦可延伸至宫体部和宫颈口、阴道，甚至撕裂膀胱。遇此情况，应考虑行子宫全切术，开腹探查时，除注意子宫破裂的部位外，还应仔细检查宫颈、阴道及膀胱、输尿管，同时行邻近损伤脏器修补术。

2. 损伤性子宫破裂

损伤性子宫破裂主要是由于分娩时手术创伤或分娩前子宫收缩剂使用不当引起。不适当和粗暴地实行各种阴道助产术，如臀牵引手术手法粗暴；对忽略性横位行内倒转术、断头术、毁胎术等手术时操作不慎；人工剥离胎盘时手法不当；暴力或不妥当的人工加压子宫底助产，促使胎儿娩出同时，致使子宫破裂。宫口未开全时行臀牵引助产或产钳助产，以及困难产钳，均可造成宫颈裂伤，甚至延伸至子宫下段造成子宫破裂。根据损伤情况不同，针对性给予处理：破裂口较大，有感染可能或撕裂不整齐者，考虑行子宫次全切除术；损伤不仅在下段，且自下段延及宫颈口，应行子宫全切术；个别产程长，感染严重的病例，应尽量缩短手术时间，为抢救产妇生命，手术宜尽量简单、迅速，达到止血目的。患者是做次全子宫切除，还是全子宫切除，或者仅行裂口缝合术加双侧输卵管结扎术，需视具体情况而定。同时，术前、术后应用大剂量抗生素防治感染。

使用缩宫素引产或催产，适应证为胎位正常，头盆相称。若子宫收缩剂使用不当，如分娩前肌内注射缩宫素；无适应证，无监护条件下静脉滴注缩宫素；或前列腺素阴道栓剂、麦角制剂等用法用量不正确，均可引发强烈子宫收缩，导致子宫破裂。特别是高龄、多产和子宫本身存在薄弱点者，更容易发生子宫破裂。由于孕妇个体对缩宫素敏感程度不同，有的即便按照用药原则使用缩宫素，也可能出现强直性宫缩。因此，应采取稀释后静脉滴注缩宫素，同时专人负责观察产程进展情况，随时调整滴速，使其产生近乎生理性的有效宫缩。

一旦出现异常宫缩，如宫缩过强、过频、持续时间过长或宫缩强度基线过高等，应立即停止使用缩宫素，或紧急使用宫缩抑制剂舒张子宫。据报道，海索那林（hexoprenaline）等 β 肾上腺素受体激动剂能有效地抑制宫缩，但有显著的不良反应，包括心动过速、心悸、高血压等。

阿托西班（atosiban）是新开发的宫缩抑制剂，能与缩宫素竞争性结合子宫平滑肌细胞膜上的缩宫素受体，而无缩宫素活性，且不良反应轻微。

此外，偶见植入性胎盘穿透子宫浆膜层造成子宫破裂。若子宫破裂已发生休克，尽可能就地抢救，以避免因搬运而加重休克与出血。如必须转院，也应在大量输液、抗休克、输血以及腹部包扎后再行转运。2006 年，某医院曾报道一例孕中期、前置胎盘伴胎盘植入导致子宫破裂、出血性休克、DIC 及败血症的抢救成功案例。其经验概括为：①救治及时，患者从入院到手术仅用了 20 min；②及时深静脉置管至关重要，这能使患者在最短时间内补充血容量，避免重要脏器的缺血缺氧及再灌注损伤，进而避免了 MODS 的发生；③及时补充血容量及凝血因子，保证了有效血容量的维持，改善了组织细胞的缺血缺氧，并且随着自身凝血功能的代偿，DIC 渐渐得到控制；④相关科室密切配合，使患者得到全方位抢救。

四、治疗方案

（一）先兆子宫破裂

本病应立即抑制子宫收缩，肌内注射哌替啶 100 mg 或静脉全身麻醉，立即行剖宫产术。

（二）子宫破裂

在输液、输血、吸氧和抢救休克的同时，无论胎儿是否存活均应尽快手术治疗。

（1）子宫破口整齐、距破裂时间短、无明显感染者，或患者全身状况差不能承受大手术，可行破口修补术；子宫破口大、不整齐、有明显感染者，应行子宫次全切除术；破口大、撕伤超过宫颈者，应行子宫全切除术。

（2）手术前后，给予大量广谱抗生素，控制感染。

（三）特殊子宫破裂

特殊子宫破裂即妊娠期子宫"静止"破裂。

（1）疑有先兆子宫破裂时，应尽量避免震动，转送前注射吗啡，在腹部两侧放置沙袋，以减少张力，同时有医护人员护送。

（2）在家中或基层发生子宫破裂，应在检查无小肠滑入宫腔内后，谨慎用纱布行宫腔填塞。若技术条件和经验受限，在填塞纱布时，一定要注意不宜盲目实施，可考虑用腹部加压沙袋包裹腹带，适当应用吗啡，边纠正休克边转送。

严重休克者应尽可能就地抢救，若必须转院，应输血、输液、包扎腹部后，方可转送。DIC 的患者，应按 DIC 的抢救措施处理。

五、预防

子宫破裂的潜在根源，基本上都包含有人为因素，如瘢痕子宫破裂的手术史，损伤性子宫破裂的手术创伤，或分娩前子宫收缩剂使用不当，自然破裂中的多次分娩、刮宫甚至子宫穿孔史，人工剥离胎盘史等，极少数患者因子宫先天发育不良而引发。因此，要规范手术操作和治疗流程，减少子宫破裂发生隐患。同时，严密观察产程，及时发现和处理可能发生的危险，提高产科质量，可以避免绝大多数子宫破裂的发生。

1. 做好计划生育工作

避免多次人工流产，节制生育、减少多产。

2. 做好围生期保健工作

认真做好产前检查，有瘢痕子宫、产道异常等高危因素者，应提前1~2周入院待产。

3. 提高产科诊治质量

（1）正确处理产程：严密观察产程进展，警惕并尽早发现先兆子宫破裂征象并及时处理。

（2）严格掌握缩宫剂应用指征：诊为头盆不称、胎儿过大、胎位异常或曾行子宫手术者，产前均禁用；应用缩宫素引产时，应有专人守护或监护，按规定稀释为小剂量静脉缓慢滴注，严防发生过强宫缩；应用前列腺素制剂引产应慎重。

（3）正确掌握产科手术助产的指征及操作常规：阴道助产术后应仔细检查宫颈及宫腔，及时发现损伤给予修补。

（4）正确掌握剖宫产指征：第1次剖宫产时，必须严格掌握手术适应证。因瘢痕子宫破裂占子宫破裂的比例越来越高，术式应尽可能采取子宫下段横切口式。有过剖宫产史的产妇试产时间不应超过12 h，并加强产程监护，及时发现先兆子宫破裂征象转行剖宫产术，结束分娩。对前次剖宫产指征为骨盆狭窄、术式为子宫体部切口、术式为子宫下段切口有切口撕裂、术后感染愈合不良者、已有两次剖宫产史者，均应行剖宫产终止妊娠。

（李志莹）

全书参考文献

［1］杨雁鸿，杜雪莲，林华，等．妇产科疾病临床诊疗技术［M］．上海：上海科学技术文献出版社，2023．

［2］李佳琳．妇产科疾病诊治要点［M］．北京：中国纺织出版社，2021．

［3］廖建梅，杨舒萍，吕国荣．现代妇科超声诊断与治疗［M］．福州：福建科学技术出版社，2021．

［4］宋继荣．妇产科基础与临床实践［M］．北京：中国纺织出版社，2022．

［5］杨增金，姚琼，张春云，等．妇产科诊疗基础与应用［M］．上海：上海科学技术文献出版社，2024．

［6］何年安，杨冬妹，叶显俊．超声医学精要［M］．合肥：中国科学技术大学出版社，2023．

［7］贾娜莎，李小丹，籍霞．实用临床妇产科诊疗学［M］．汕头：汕头大学出版社，2022．

［8］孙丽丽，吴新荣，叶滨滨，等．妇产科诊断与治疗精要［M］．昆明：云南科技出版社，2020．

［9］张迎春，张花．中医妇儿诊疗常规［M］．武汉：华中科技大学出版社，2021．

［10］李彦俐，徐燕敏，王娟，等．妇产科疾病诊治纲要［M］．上海：上海科学普及出版社，2022．

［11］李明梅，等．临床妇产科疾病诊治与女性保健［M］．汕头：汕头大学出版社，2019．

［12］唐军．实用妇科与盆底超声［M］．北京：中国医药科学技术出版社，2021．

［13］于雪梅，等．实用妇产科疾病诊断与治疗［M］．上海：上海交通大学出版社，2020．

［14］李淑红，蒋鸿晶，杜超，等．妇产科疾病诊疗研究［M］．长春：吉林科学技术出版社，2023．

［15］郝翠云，申妍，王金平，等．精编妇产科常见疾病诊治［M］．青岛：中国海洋大学出版社，2021．

［16］刘晓琰．临床中医妇科治疗学［M］．长春：吉林科学技术出版社，2020．

［17］雷森．实用临床妇产科疾病诊疗学［M］．昆明：云南科技出版社，2020．

［18］于丽波．妇产科疾病临床实用诊治技术［M］．北京：中国纺织出版社，2023．

［19］荆菁，宿淑平，周雪峰，等．妇产科疾病现状与进展［M］．沈阳：辽宁科学技术出版社，2020．

［20］王玎，等．临床妇产科疾病诊治［M］．汕头：汕头大学出版社，2022．